RUEDIGER DAHLKE

Gesund und glücklich älter werden

arkana

Ruediger Dahlke

GESUND UND GLÜCKLICH ÄLTER WERDEN

Meine ganzheitliche Lebensstil-Medizin

arkana

MIX
Papier aus verantwortungsvollen Quellen
FSC® C014496

Penguin Random House Verlagsgruppe FSC® N001967

1. Auflage
Originalausgabe

in der Penguin Random House Verlagsgruppe GmbH,
Neumarkter Straße 28, 81673 München
Lektorat: Ralf Lay
Umschlaggestaltung: ki 36 Editorial Design, München, Daniela Hofner
Coverfoto: © Jens-Gerhard Schnabel
Satz: Satzwerk Huber, Germering
Druck und Bindung: GGP Media GmbH, Pößneck
Printed in Germany
ISBN 978-3-442-34296-9

www.arkana-verlag.de

»[…] und ich möchte Sie, so gut ich es kann, bitten […] Geduld zu haben gegen alles Ungelöste in Ihrem Herzen und zu versuchen, die Fragen *selbst* liebzuhaben wie verschlossene Stuben und wie Bücher, die in einer sehr fremden Sprache geschrieben sind […] *Leben* Sie jetzt die Fragen. Vielleicht leben Sie dann allmählich, ohne es zu merken, eines fernen Tages in die Antwort hinein.«[1]

Rainer Maria Rilke

Vorbemerkung

Die Hinweise, Sichtweisen und Empfehlungen in diesem Buch beruhen auf persönlichen Erkenntnissen des Autors. Dieses Buch soll dabei herkömmliche Behandlungsmethoden und medizinische Ansätze nicht ersetzen, sondern idealerweise ergänzen. Die im Buch dargelegten Sichtweisen und Erfahrungssätze des Autors spiegeln dessen Lebenserkenntnisse und Ansichten wider und stimmen nicht notwendigerweise mit den Sichtweisen des Verlages überein. Der Autor zeigt seine ganz eigenen persönlichen Denkansätze und Lebenserfahrungen auf, um nicht zuletzt Denkimpulse anzustoßen.

Inhalt

Teil II
Praktische Erfahrung geht über alle Theorie

Anhang

Persönliche Einleitung: Mein Geheimnis, fit zu bleiben

Mein Geheimnis ist gar keins, ich gebe es – schon immer – gern weiter, genau wie in meinen viel-und-siebzig Büchern. Letzteres ist rasch erklärt: Immer wenn ich x-mal dasselbe gefragt wurde, schrieb ich ein Buch darüber. Eine dreifache »Win-win-win-Situation«: 1. Fragenden gibt es ausführlichere Antworten und spart Zeit und Geld, 2. mir Wiederholungen, und 3. schreibe ich gern und mit Begeisterung in (m)einer Art Schreibmeditation.

Um keine falschen Erwartungen zu wecken: Es gibt keine Garantien, aber gute Hoffnung. Studien werde ich in diesem Buch nur wenige anführen, obwohl es viele gibt. Lieber stütze ich mich auf meine und aus Natur- und Volksheilkunde erprobten Erfahrungen, die, aus alten Zeiten bewahrt, sich alle Zeit bewährt haben. Hier nur angedeutet, werden sie im Mittelteil ausgeführt und zum Schluss noch stichpunkthaft zusammengefasst.

Altwerden ist keine Krankheit, sondern Ziel des Lebens. Unser Ziel hier ist, das Alter von Krankheit freizuhalten, um es zu genießen. Da ist einiges zu tun und noch mehr wegzulassen. Zurzeit leiden 85-jährige Frauen in Deutschland durchschnittlich unter fünf und Männer unter vier sogenannten Alterskrankheiten. Das müsste nicht sein. Wir können sehr viel besser sehr viel älter werden und sogar die Kunst erlernen, beim Altern jünger zu bleiben. Je früher wir damit beginnen, desto besser *natürlich*. Allerdings geht es mir um viel mehr, als Krankheitsbilder zu vermeiden. Gelänge es, unsere Haupttodesursache, die Herz-Kreislauf-Krankheiten, völlig auszuschalten, stiege die Lebenserwartung durchschnittlich nur anderthalb Jahre. Ließen sich alle Krebserkrankungen vermeiden, wären es nur gut zwei.[2]

Meine Art, fit zu bleiben, behandelt dieses Buch. Ein Geheimnis soll auch das nicht sein und jedenfalls nicht bleiben. Mit zunehmendem Alter erreichten mich viele Fragen in dieser Richtung. Sie häuften sich, seit ich siebzig wurde. Und so teile ich gern, was sich in siebzig Lebens- und guten vierzig Arztjahren ergeben und mir und anderen geholfen hat.

Da kommt einiges zusammen und ergibt Synergien. Dieses Zusammenspiel der Kräfte und Energien hat mich immer fasziniert. Es enthüllt, wie viel mehr das Ganze ist als die Summe seiner Teile, führt aber auch dazu, dass wir vieles gleichzeitig bräuchten, was ich nur hintereinander formulieren kann. So sind einige Vor- und Rück- sowie hoffentlich wenige Übergriffe notwendig.

Vor allem brauchen wir für ein *langes*, *gesundes* und *glückliches* Leben eine Sichtänderung. Diese drei Adjektive gehören – aus meiner Sicht – unbedingt zusammen und dazu.

Wenn weiter alle alt werden, es dann aber nicht sein wollen, bleibt das Alter eine unglückliche Zeit der Unzufriedenheit. Dabei können und wollen wir uns doch das gerade am Ende unserer Zeit gar nicht leisten und brauchen es auch nicht. Das Alter eignet sich im Gegenteil besonders als Zeit des Glücklichseins und des Friedens.

Wo aber jeder alt werden will und niemand älter, wird Älterwerden das Synonym für unaufhaltsamen körperlichen und geistig-seelischen Abbau und sogar Verfall, einhergehend mit Schmerzen und Zipperlein, Gewichtszu- und -abnahme von Libido und Gedächtnis. Das Alter(n) ist aber gar nicht das Problem, wie beeindruckende alte Zeitgenossen zeigen. Eher ist der Verfall und schließlich Verlust von Vitalität problematisch. Körper, Geist und

Seele können bis ins hohe Alter gesund und stark bleiben, so wir die richtigen Stellschrauben bedienen, uns zu einem heilsamen Lebensstil durchringen und unseren Geist weiter fordern und fördern. Das kann Alterungsprozesse nachweislich stoppen und vermeintlich chronische Krankheitsbilder wie Altersherz und -diabetes, Übergewicht und sogar Alzheimer vorbeugen. Bluthochdruck etwa lässt sich wieder senken.

Was ich hier vermitteln möchte, ist der notwendige Perspektivenwechsel. Das beginnt mit dem zugrunde liegenden Muster. Erkennen und Vermitteln von Mustergültigem gehört zu meinen Lieblingsbeschäftigungen. Insofern freue ich mich, dieses Buch wie einen sehr langen ausführlichen Brief (an dich) zu schreiben und mit dem Wesentlichen zu beginnen.

Wobei ich natürlich nicht weiß, wie alt ich werde. Was ich aber sagen kann: Die vergangenen siebzig Jahre brachten viel Abwechslung mit sich, und ich habe viel er- und gelebt. Im deutschen Osten geboren, wurde ich schon als Kind geflohen und erlebte ungezählte Umzüge und -brüche mit zwei Vätern und Scheidungen von ihnen. Auf vielen Reisen durfte ich unsere Welt anschauen und Weltanschauung erwerben, als Therapeut in Namibia und als Arzt im Amazonas.

Zusammengenommen war ich Jahre auf Seminarwochen in Italien, kürzer in anderen europäischen Ländern, auch in beiden Amerikas und sogar in Nowosibirsk. Übersetzte Younity-Ausbildungs-Webinare erlauben mir heute, noch mehr Menschen über alle möglichen Grenzen hinweg zu erreichen, wofür ich sehr dankbar bin.

Bezüglich Langlebigkeit habe ich beileibe nicht die besten Gene. Mit 71 bin ich schon so alt, wie mein Vater wurde, beide Großväter erreichten die siebzig nicht. Eine Großmutter ging schon in ihren Fünfzigern. Es muss sich also zeigen, was Epigenetik gegenüber Genetik kann.

Da habe ich große Hoffnung, denn alles spricht für diese noch relativ junge Wissenschaft: Das Wort *epí* heißt im Altgriechischen »daneben, bei, darüber«. Tatsächlich scheint die Epigenetik über die alte Genetik weit hinauszugehen und auf ihr aufzubauen. Dazu gibt es eine interessante Studie aus Dänemark zum Krebsrisiko adoptierter Kinder, die von Dr. David Servan-Schreiber in seinem »Antikrebsbuch« aus dem *New England Journal of Medicine* zitiert ist:[3] Die Wissenschaftler ermittelten die genetischen Eltern von tausend adoptierten Kindern und konnten zeigen, dass deren Krebserkrankung keinerlei Einfluss auf ihre leiblichen Kinder hatte. Erkrankte aber ein Adoptiveltern-Teil an Krebs, verfünffachte sich das Risiko der nicht blutsverwandten Kinder.

Noch viel anschaulicher, wenn auch weit von uns entfernt, ist ein Beispiel aus dem Bienenstock. Königinnen stammen aus genetisch identischen Larven wie Arbeitsbienen, übertreffen diese aber – dank anderer Kost – um ein Vielfaches, was Aussehen, Gewicht, Lebenslänge, aber auch Physiologie angeht. Während Arbeitsbienen unfruchtbar sind, kann eine Königin an einem Tag bis zu 2000 Eier legen. Das ist weit mehr als ihr eigenes Gewicht, das jenes der Arbeitsbienen um das Vierfache übertrifft. Der Unterschied ergibt sich – nachweislich – aus unterschiedlicher Fütterung. Königinnen bekommen nicht nur zu Beginn, sondern lebenslang (bis zu fünf Jahren), und das ist bei ihnen länger als bei Arbeiterinnen (35 Tage bis neun Monate), Gelée royale. Allein königliches Futter prädestiniert sie zur Königin. Ernährung gehört also eindeutig zur Epigenetik. Natürlich sind wir weder Bienen noch Mäuse. Insofern ist Vorsicht geboten bei Analogien zwischen Tier- und Menschenreich. Aber vieles spricht dafür, auch bei uns könne Epigenetik in vielen Bereichen die Genetik überstimmen.

Inzwischen gibt es sogar einen epigenetischen Code, der relativ genaue Aussagen erlaubt, ob unser chronologisches, im Pass ausgewiesenes Alter mit dem biologischen übereinstimmt. Wie sehr die Epigenetik und damit der Lebensstil über die Genetik bestimmt, ergibt sich daraus, dass diese (mittels sogenannter Methylgruppen) Gene abschalten kann. Wir wissen heute, wie ungünstig sich Traumata, Übergewicht, Rauchen und Stress auswirken, grüner Tee dagegen und die Sulforaphane aus den Kohlgewächsen günstig. Abschaltungen von Genen lassen sich durch Lebensstilveränderungen auch wieder aufheben. Insofern ist die epigenetische Uhr eine relativ verlässliche, aber auch augenblickliche Lebenslängenanzeige. Bevor man sich diese mittels Test zumutet, empfehle ich den Film »Das brandneue Testament«.[4] Er zeigt, was passiert, wenn Menschen ihr Ablaufdatum kennen. Also Vorsicht! (Gute Filme sättigen Geist und Seele und öffnen den Blick für neue Horizonte, deswegen komme ich immer wieder auf einzelne zu sprechen.)[5]

Meinen siebzigsten Geburtstag feierte ich bei guter Gesundheit in unserem Rückzugsort »TamanGa«,[6] und ich konnte am Abend ein Seminar beginnen mit einer Mischung aus altem und neuem Schwung. Letzteren will ich gern vermitteln und vor allem das Gefühl: Es ist nie zu spät. Im Gegenteil: Je später, desto größer sind die Chancen. Wir Alten haben hoffentlich materiell unseren Teil abbekommen – und nichts mehr zu verlieren, aber viel Entscheidendes zu gewinnen …

Wir sind ja schon ein nachhaltiger Erfolg, haben so und so viele Jahrzehnte hinter uns, sie über- und durchgestanden und sind immer noch da. Du liest gerade ein Buch, das dir weitere Jahre und Jahrzehnte bringen, vor allem aber Lebensfreude, Zuversicht und Hoffnung schenken kann. Vielleicht bist du manches Mal hingefallen, aber immer einmal mehr aufgestanden. Gratuliere! Denn genau darauf kommt es an. Das ist das entscheidende Erfolgskonzept, um dich nicht vorzeitig unterkriegen zu lassen: Immer wieder aufrappeln, um schließlich dich selbst zu finden.

Gelebt habe ich, wie ich es beschreibe, und ich führe das auch später gern genauer aus, kann es tatsächlich empfehlen. Es sind einfache Dinge, die Freude vermitteln und Zuversicht schenken. In ihrer Einfachheit mögen sie erstaunen und überraschen. Ich habe gern so gelebt und tue es weiter.

Manchmal erlebe ich die Überraschung selbst. Bei einem Kongress war so ein Andrang zu meinem Vortrag, dass ich selbst in der Schlange anstand, um mich nicht vorzudrängeln. Vor mir stand eine – aus meiner Perspektive – junge Dame, zu der eine ältere, offenbar mit ihr befreundete, kam und fragte, wo sie hingehe. Antwort: »Zum Dahlke.« Darauf die Ältere: »Ja, lebt denn der noch?« Ich konnte es le(i)bhaft(ig) bestätigen.

Ihre Überraschung hatte – wie sie mir entschuldigend versicherte – damit zu tun, dass ich schon so lange Bücher schreibe. Länger als das erste Buch von 1979 und das letzte von diesem Jahr. Denn schon als Kind schrieb ich Tiergeschichten in Schulhefte, die bestenfalls meine Mutter las. Das war verfrüht und brachte den Nachteil schulischer Langeweile mit sich. Die mündete in Frechheit und schlechte Betragensnoten, die meine Mutter, eine engagierte Sonderschullehrerin, entsetzten. Mein Vater bat mich anschließend in einem Vier-Augen-Gespräch »unter Männern«, meine Mutter als Lehrerin zu verstehen. Aber solche Betragens-Bemerkungen seien ihm egal, solange ich ansonsten Einsen hätte. Schlimm wäre das Gegenteil: gute Betragensnoten bei schlechten Zensuren. Seinem Rat bin ich gefolgt, und im Anfang liegt alles. Ihr werdet es erleben: Frechheit im Denken siegt (nicht immer), aber auch nicht so selten.

Meiner Mutter verdanke ich andererseits viel. Sie prägte die Stimmung bei uns, und die stand unter dem später von uns vier Kindern identifizierten Motto »evangelo-sozialo-humano«. Mit dem Evangelischen wurde es nichts, denn ich wuchs im katholischen Dorf auf. Erst mit dem Eintritt ins Gymnasium kam das

Evangelische ins Spiel, und da war es für mich zu spät. Die wertende Gerichtssaalatmosphäre verfing nicht mehr, und mir fehlten die Rituale und der Duft von Weihrauch. Aber das Soziale und Humane stellte unsere Mutter immer in den Mittelpunkt und ein großes Arbeitsethos. Sie war wirklich fleißig und lebte für uns Kinder. Während ich unterwegs war, brach sie ihr Studium ab. Als wir vier groß waren, schloss sie es ab und lebte für ihre Schulkinder und schließlich für alle Kinder. Selbst in ihren Achtzigern und schon nicht mehr gut zu Fuß, sprach sie noch Texte für Blinde auf Kassetten. Das relativ große Erbe verteilte sie großzügig an Bedürftige und jene, die im Gegensatz zu ihr etwas mit Geld anfangen konnten. Mir machte das nichts aus, denn ich hatte mich enterbt. Dafür gab sie mir aber vor allem die Liebe zur Arbeit und zum Arztberuf mit und unterstützte mein Schreiben mit all ihren Möglichkeiten.

Auch wenn ich diese Entwicklungsgeschichte natürlich kenne, blieb die Wirkung erhalten. Ich lebe weiter gern für meine Aufgabe und Arbeit, die mir immer Freude war, der ich mich gern verpflichtet fühlte und ihren vorrangigen Stellenwert (an)erkannte. Als ich – durch partnerschaftliche Vorwürfe animiert – merkte, wie viel Zeit erst in die Praxis, dann zusätzlich in Seminare und ins Schreiben floss, musste ich mich entscheiden. Schreiben hatte ich immer als Freude empfunden. Denken und die Gedanken in Worte zu fassen entwickelte sich bald zu meiner Art Schreibmeditation. Als ich erkannte, mehr Zeit in Seminaren als in sogenannter Freizeit zu verbringen, hörte ich auf, Kurse als Arbeit zu empfinden, und lebte in ihnen (auf).

Mein Vater war wenig präsent, setzte aber an entscheidenden Punkten Akzente. Prägend entlastete er mich schon zu Beginn der Schulzeit bezüglich schlechter Noten in Schönschrift. Meine vorzeitig in weitgehender Eigenregie und in Wildwuchs entstandenen Buchstaben passten nie so recht in das dafür vorgesehene Zeilenschema. Er erklärte mir Unterschied und Zusammenhang von Form und Inhalt und wie viel wichtiger Letzterer sei. Es brauchte lange, bis ich diese frühe Prägung relativieren konnte, um auch Formen angemessene Bedeutung zuzugestehen.

Außerdem habe ich ihm die Tendenz zu verdanken, anzuschauen und kennenzulernen, wen oder was mich interessierte. Selbst sehen, hören und vor allem denken war seine Lehre aus den Leiden der Nazizeit und immer wissen, wie man rechtzeitig in die Schweiz kommt.

Im Anfang liegt alles, besagt das dritte der Schicksalsgesetze,[7] und diese elterlichen und später die Spielregeln des Lebens haben meines entscheidend geprägt. Andererseits ist es nie zu spät, weil unser Gehirn dank der wundervollen Gabe der Neuroplastizität jederzeit wachsen und sich neu und (noch) besser organisieren und der jeweiligen Situation anpassen kann.

Schon früh hörte ich von meiner Mutter: »Du bist mir eine Marke«, was eine Mischung aus »frech« und »wach« ausdrückte. Sie meinte es eher anerkennend, wenn ich ihre Vorgaben und Gebote kreativ auslegte.

Jahrzehnte später, schon Mitte sechzig, fing meine Partnerin wieder davon an, mir klarzumachen, ich sei eine Marke. Ich wehrte mich, aber sie beharrte darauf. Wer auf Facebook ein Interessengebiet sei und in Buchläden ein eigenes Regal habe, sei eine Marke und möge sich dessen bewusst sein. In Erinnerung an meine Kindheit nahm ich ihren Vorschlag an. Das bewährte sich verblüffend, bewahrte mich davor, mich weiter ausnutzen zu lassen, und half, Prioritäten zu setzen.

So akzeptierte ich mich als Marke, neudeutsch »Brand«. Aber trage ich deswegen ein Brand-Zeichen? Manchmal kommt es mir so vor. JournalistInnen packen Autoren oft in die Schublade ihres letzten Erfolgs. So bekam ich Etiketten wegen *Krankheit als Weg* und *Krankheit als Symbol* wie Psychosomatik-Guru,[8] wegen *Peace Food* Vegan- und auf dem Gegenpol »Fasten-Papst«[9] und für *Schick-*

salsgesetze und *Das Schatten-Prinzip*[10] »Esoterik- oder Hobbyphilosoph«. *Philosophía* heißt im Altgriechischen »Weisheitsliebe«, und dazu bekenne ich mich gern. Die Wahrheit und insbesondere die der Seele haben mich immer fasziniert und beschäftigt. Hobby ist etwas Geschätztes, das den Beruf ergänzt. »Esoterik« kommt vom griechischen *esōterikós*, womit der innere Kreis von Pythagoras' Schule beschrieben wurde. Hobbys und Philosophie in meinen Arztberuf zu integrieren als Basis meiner Arbeit in Bezug auf Philosophie, Krankheitsdeutung, Ernährungslehre und andere Themen, die krank machen, wie gerade Corona, zu denen ich schreibe und ausbilde, war mir und ist mir weiter Anliegen und Freude. »Guru« heißt auf Hindi im Grunde einfach »Lehrer«, und dagegen habe ich auch nichts, nur gegen den Beigeschmack, den das Wort bei uns hat. Selbstverständlich bin ich nicht der einzige Psychosomatiker und freue mich, wenn jüngere wie Professor Christian Schubert von der Uni Innsbruck nachkommen.[11] Vieles, was ich aus Erfahrung in *Krankheit als Symbol* beschrieben habe, belegt er mit Studien und eröffnet ihm damit hoffentlich noch erfolgreicher Eingang in die Schulmedizin.

Weder bin ich Vegan- noch Fastenpapst, spreche nie ex cathedra und habe keinesfalls den Anspruch, absolute Wahrheiten zu »verkünden«. Ich halte viel von pflanzlich-vollwertiger Kost, und obwohl ich weiß, dass sie uns vor so vielen Krankheiten bewahren könnte, bin ich entschieden gegen jeglichen Zwang zu veganer Kost. Ich schreibe und spreche »nur« von meiner, von mir erfahrenen Wahrheit.

Viele Mittel und Rezepte probierte ich in den vergangenen vier Jahrzehnten aus, für mich und an mir zuerst. Was mir gut bekam und sich anschließend bei PatientInnen bewährte, habe ich – über Bücher und Videos – weitervermittelt.

Mir zumeist in Frageform zugespielte Bälle bemühte ich mich stets aufzufangen. Wer die Augen offenhält und sich für solche

Zuspiele öffnet, bekommt viele Bälle. Da ich die Anregungen und die für mich passenden beibehalte und selbst ausprobiere, bin ich heute das Ergebnis einer Synergie verschiedenster Impulse.

Peace Food und Fasten(wandern) bewahrten mich zusammen mit Seminarzeiten in unserem Waldsaal in TamanGa seit fünf Jahrzehnten vor der Teilnahme an Grippewellen. Und das ist nicht etwa meiner guten Konstitution oder dem Glück geschuldet, denn es fing ganz anders an. Ich sammelte vieles auf, um meine eigenen gesundheitlichen Probleme zu lösen. So entdeckte ich früh Rechtsregulat und gutes Wasser aus reifen Quellen und wie gut es tut, es ausreichend und regelmäßig zu trinken. Bürsten sorgte schon morgens für Kribbeln in meinem Leben. Ganzkörper-Kneippen half der Durchblutung, und immer genug Sonne sorgte für genug Vitamin D und hoffentlich eine gewisse Besonnenheit. Gegen die Angst vor Rückenmarkschwindsucht wegen Onanierens half die Aufklärung des Großvaters, der ebenfalls Arzt war.

Einzelnen Komponenten allein ist Gesundheit selten zu verdanken. Das Ganze ist immer mehr als die Summe seiner Teile. Insofern darf – in diesem Buch – mein persönlicher Lebensstil durchscheinen.

Er scheint sich zu bewähren. Im Jahr 2021 beim fünfzigjährigen Abiturtreffen war ich doch froh über ihn. In den Augen ehemaliger Mitschüler war Ähnliches zu lesen. Einige waren schon gar nicht mehr da, andere fragten, was mein Trick sei. Dabei habe ich wie sie geatmet, nur wohl oft bewusster bei der Zen-Meditation oder mit »verbundenem Atem«, der mir so viele wundervolle Gipfelerlebnisse schenkte. Da sie meine Seele sehr beflügelten, werden wir dieser Art zu atmen noch ausführlich begegnen. Gegessen habe ich natürlich auch, aber seit fünfzig Jahren mit regelmäßigen Fastenpausen. Wohl auch nicht so viel, doch wahrscheinlich bewusster. Seit über vierzig Jahren ist Kurzzeitfasten mein täglich Brot, wobei ich schon seit Jahren kaum noch Brot esse. Da ich das Frühstück auslasse, ist jedes Mittagessen *breakfast*, Fastenbrechen. Dadurch erspare ich mir täglich eine Mahlzeit, viel Zeit, einiges Geld und gewinne viel Gesundheit.

Seit guten fünfzig Jahren meide ich Fleisch und Fisch, Molkereiprodukte und Eier, und seit zwölf Jahren und *Peace Food* achte ich strikt darauf, auch keinen Spuren von Tierprotein zu erlauben, sich versteckt einzuschleichen. Neben dem Schleim von Molkereiprodukten meide ich auch den Getreidekleber Gluten, weil beide meinem Hirn nicht bekommen.

Getrunken habe ich auch, aber wohl weniger Alkohol und viel mehr gutes Wasser. Bewegung war mir vielleicht wichtiger, jedenfalls bewusster bei sechs bis sieben Fastenwanderwochen im Jahr und vor allem auch geistige. Ich musste nie Jobs annehmen, sondern arbeitete immer in (m)einem Beruf, den ich ständig erweiter(t)e. Vielleicht war ich deshalb als Einziger beim Abitreffen nicht in Pension, sondern weiter meiner Berufung und konsequent (m)einem spirituellen Weg treu.

Die meisten hatten sich in Pension und Ruhestand vermehrt ihren Hobbys gewidmet. Ich bin froh, dass ich alles, was sie als Hobby außerhalb der Arbeit lebten, von Anfang an in meine Arbeit integrieren konnte. Seit über vierzig Jahren war Zen(-Meditation) für mich weit mehr Lebensstil als Beruf, und ich gebe seit Jahrzehnten Zen-Wochen »Fasten – Schweigen – Meditieren«. (M)ein Vorteil war wohl, all das weder als Arbeit noch als Verzicht oder Einschränkung, sondern als Chance und Glück mit Genuss und Freude zu erleben.

Meine Schreibmeditationen erfüllen mich bis heute mit Dankbarkeit, und ich freue mich, sie in warmen Wintern an schönen Plätzen zu genießen.

Zentral war für mich immer, meiner Liebe zu folgen, in Partnerschaft wie Beruf. Dem Arztberuf und der Berufung zu schreiben bin ich treu geblieben. Mit meiner ersten Frau Margit war ich 25 Jahre verheiratet, und wir sind weiter über unsere Tochter Naomi verbunden wie auch über die Arbeit vom Schreiben über gemeinsame Seminare bis zu Ausbildungen. Wundervolle Partnerschaften durfte ich erleben, und selbst wo sie in Enttäuschungen mündeten, konnte ich noch lernen und schließlich das Ende der Täuschung annehmen. Immer konnte ich »arbeiten« und meiner Aufgabe nachgehen und akzeptierte diesbezüglich keine Einschränkungen. So versäumte ich einiges an sozialer Gemütlichkeit, verbrachte keine Zeit in Cafés oder Bars und entwickelte wohl auch wenig Familiensinn. Möglicherweise standen LeserInnen und KursteilnehmerInnen immer mehr im Vordergrund.

Aber auch mit über siebzig bin ich noch glücklich mit (m)einer großen späten Liebe verbunden. Zusammen genießen wir viele Lebensfreuden und tanzen auf einigen uns wichtigen Hochzeiten sogar ausgelassener denn je. Das fünfzigjährige Abiturjubiläum war insofern eine gute Gelegenheit, zufrieden und dankbar auf meinen Weg zurückzublicken.

Aber was so beschwingt nach Dauerglück klingt, hatte natürlich auch Schatteneinbrüche und Tiefpunkte, die sich zumindest rückblickend als Wachstumschance entpuppten. Als ich eine frühe Jugendfreundin nach über zwanzig Jahren wiedertraf, kam sie auf mich zu und sagte spontan: »Ma, und du warst mal so fesch.« Selbst erschrocken über die ernüchternde Begrüßung, zeigte sie mir ein Foto aus Jugendzeiten. Dass sich meine schulterlangen blonden Locken schnöde davongestohlen hatten, war mir selbst aufgefallen. Aber die ehedem volleren Lippen nun so schmal zu sehen erstaunte und erschreckte auch mich. Aber es war ein guter Impuls zu Lebensstilvariationen in Richtung mehr Sinnlichkeit, Lebensfreude und -genuss.

Mit meinen 71 bin ich heute zufrieden. Ich musste in keinen Krieg und – wie gesagt –, seit ich mich erinnern kann, an keiner

Grippewelle teilnehmen. Wegen Krankheit bin ich in meinem Berufsleben nie ausgefallen, und es gab so viel Schönes und Wunderbares.

Die drei Knochenbrüche, die ich in der Jugend erlitt, brauchte ich, um mich vor einer Skikarriere zu bewahren. Rückwirkend bin ich ihnen dankbar. Zu Studienbeginn war ich kränklich, unrund und unsicher und traute mich nicht, vor vielen zu sprechen. Das Schreiben hatte ich schon lange aufgegeben. Auf intensiven Reisen und durch Umstellung meines Lebensstils, Entdeckung von Meditation, Naturheilkunde und Homöopathie erholte ich mich und fand zu Vitalität und Fitness zurück. Dazu möchte ich in diesem Buch anregen.

Besonders schön ist dabei für mich, so viele Fortschritte in Theorie und Praxis melden zu können. Gesundes Essen und der Gegenpol Fasten sind so viel angenehmer und leichter geworden und obendrein auch noch nachhaltiger. Es gibt so viel mehr Wissen über gesunde Bewegung und den Erhalt der Gesundheit.

Auch bei mir gibt es persönliche gesundheitliche Herausforderungen. Mein Großvater und seine Tochter, meine Mutter, sind an Parkinson gestorben. Daher setze ich, auf Epigenetik vertrauend – auf Vorbeugung.

Froh, noch nicht am Stock zu gehen, laufe ich dennoch viel mit Nordic-Walking-Stöcken, um den ganzen Körper in Rhythmus zu bringen, achte besonders auf Darmgesundheit und den Erhalt (m)eines guten Riechers.

Neben der Therapie typischer Alterssymptome werde ich vor allem auf deren Vorbeugung eingehen und hoffe, meinen LeserInnen damit einiges zu ersparen. An Heilungen mitzuwirken und den Rahmen dafür zu bieten ist immer beglückend. Euch durch Vermittlung der Spielregeln des Lebens, der Krankheitsbilderdeutung und *Peace Food* sowie Fasten viel Leid durch Vorbeugung zu ersparen erfüllt mich aber noch mehr. Viele mögen das gar nicht erkennen. Für erspartes Leid wird man selten geschätzt. Die Arztseele beglückt es umso mehr.

Persönlich war entscheidend für mich, wie es mir gelang, schwere Herausforderungen zu bewältigen und daran zu wachsen, statt zu (zer)brechen. Das Wissen um den großen Herzfehler unserer Tochter und ihr Downsyndrom schon zu Beginn der Schwangerschaft war mit Abstand am schwersten für zwei so ausgesprochene Glückskinder wie meine erste Frau und mich. Aber auch diese Herausforderung wandelte sich in großes Glück. Diesbezüglich ist bis heute jeder Gedanke ein Danke.

Entscheidend dafür war die rechtzeitige Entdeckung der Schicksalsgesetze, die unser und alles Leben bestimmen. Sie hat so vieles erleichtert und war ein großes, wenn nicht das größte Geschenk. Sie sind zentral, um Heilung, Vorbeugung und die Verwirklichung von Vorsätzen auf die Reihe zu bekommen, genau wie die zwölf *Lebens-* und U*rprinzipien* kennen, verstehen und anwenden zu lernen, was ich meiner ersten Frau Margit verdanke.[12]

Ein kleines Geheimnis gibt es vielleicht doch: Im Laufe der Zeit durfte ich lernen, mehr meinem eigenen (Körper)gefühl zu vertrauen als Studien. Das hat sich bewährt, und ich rate es allen. Ich trinke einfach keinen Rotwein mehr, auch wenn es noch so viele Studien über seine kardioprotektive (herzschützende) Wirkung gibt. Er führt bei mir zu mehr Schlafbedürfnis und bekommt mir im Gegensatz zu roten Trauben schlecht. Nach Rotwein auf dem Rücken schlafend, soll ich sogar schnarchen. Also stelle ich lieber maulend fest, dass die meisten der Studien aus Bordeaux stammen, und überlasse Rotwein meiner Partnerin nach minimaler Kostprobe. Die soll zeigen, wie aufgeschlossen ich weiterhin bin.

Was gesund ist, was wir brauchen, ist kein Geheimnis: gute Luft, gutes Wasser, das Feuer der Begeisterung und gesunde Mutter Erde. Obendrein gute Kost, Sinnenlust und begeisternde Ideen – und natürlich intelligente GesprächspartnerInnen, bevorzugt solche, die auch nicht (viel) googeln ... und intelligente und geneigte LeserInnen. Danke, dass ihr mich immer noch lest!

Ein kleiner Geheimtipp doch noch: Mir selbst helfen, indem ich anderen helfe, ging immer Hand in Hand und gut. Medizin wurde (mir) so zum Weg, Nachdenken zum Hobby, Schreiben zur Meditation und Sprechen zur Freude. Rückwirkend für mich eine gute Kombination und Synergie.

Die meisten dieser Impulse sind jederzeit, später und auch in ganz anderen Lebensabschnitten umzusetzen, wie ich immer wieder den Rückmeldungen vieler SeminarteilnehmerInnen entnehmen kann. Danke auch dafür!

Zusammen mit den Filmen, auf die wir noch zu sprechen kommen, mag sich unser Unterfangen über ein Buch hinaus entwickeln. Mein persönliches Alter wird durch Meditationsübungen und Filme jedenfalls sehr bereichert. Warum also nicht zusammen älter werden und dabei jünger bleiben?

Teil I
Deutung und Be-deutung

Embracing Age – Das Alter annehmen und umarmen

Wir säen Gemüse und pflanzen Bäume, um die Früchte zu ernten, aber natürlich erst im Herbst, damit sie reif sind und uns energetisch durch den Winter helfen. Keinesfalls verlieren wir im Hochsommer oder vor der Erntezeit das Interesse an ihnen. Im Gegenteil erwarten wir sehnsüchtig ihre Reife im Herbst.

Beim Hausbau lässt ebenfalls unser Interesse mit Richtfest oder Firstweihe nicht etwa nach, sondern wir bauen engagiert fertig und richten ein. Alles zielt auf die letzte Phase, Einzug und anschließendes Bewohnen. Was sich ein Leben lang an materiellen Erinnerungsstücken angesammelt hat, findet seinen Platz – so wie die immateriellen Erinnerungen im Bilderalbum unserer Seele und die großen Ideen im Gehirn.

Warum nur sollte es im Leben umgekehrt sein? Warum genießen wir nicht das ruhigere Leben im Körperhaus, das wir uns ein Leben lang gebaut und im Idealfall gut erhalten und gepflegt haben? Warum nicht den Schatz der gesammelten Bilder, Erlebnisse und Ideen zu einer umfassenden Weltanschauung reifen lassen, einer Lebensphilosophie, die trägt und dem Ganzen Sinn gibt?

Also lasst uns das Alter nicht als unliebsamen letzten Lebensabschnitt missverstehen und es falsch einordnen. Es ist die Zeit der Ernte mit mehr Freiheit und weniger Verpflichtungen. Nun geht es vielmehr um Reife und Exzellenz als um Üben, Pflicht und Müssen, um Bewusstsein statt Arbeit, Transzendenz statt

Transpiration, um Ein- und Loslassen zugleich. Mehr um Weisheit als Faktenwissen – und wenn, dann mehr um Wissensvermittlung als Lernstress.

Lehren und leeren sind kein Widerspruch. »Integrale Medizin« lehrend, rede und schreibe ich mir einiges von der Seele in der Hoffnung, andere können es brauchen und ich es im Alter allmählich loslassen und übergeben. Bei der Zen-Meditation leere ich meinen Geist, versuche es jedenfalls über Jahrzehnte immer wieder von Neuem in der Hoffnung, letztlich mein Bewusstsein so zu leeren, dass die Erleuchtung Platz darin findet. Exzellenz und Brillanz und letztlich Transzendenzerfahrungen entstehen so. Nur durch Schleifen kann ein Diamant zum Brillanten werden. Darauf zielt der Vajrāyana-Buddhismus. Seine Anhänger sprechen vom »Diamant-Fahrzeug« und meinen damit den Körper. Sie schleifen ihn ein Leben lang mit Hingabe, um schließlich zu brillieren, wenn er die Erfahrung der Freiheit und des Seins nicht mehr mit Blockaden oder Verunreinigungen stört.

Das Wesentliche aber bleibt die geistig-seelische Einstellung, weswegen sie hier gleich am Anfang kommt. Es gibt auf allen Ebenen so viel Hoffnung. Folgen wir der Quantenphysik, ist fast alles Energie und entsteht ständig neu.

Dass 90 Prozent unserer Gedanken dieselben sind wie gestern, ist erforscht und bekannt, muss aber nicht so bleiben. Wir könnten jeden Tag als Chance zum Neuanfang und -start nutzen. Selbst auf der vergleichsweise trägen Körperebene ist ständige Erneuerung im Gange. Jede Minute tauscht unser Organismus circa 3000 Millionen alte Zellen gegen neue aus. All unsere Organe erneuern sich auf Zellniveau in einem fort. Innerhalb von zwei Jahren wird die gesamte Leber ersetzt. Bei ihr geht das so weit, dass sie – etwa wegen Krebsbefall zur Hälfte weggeschnitten – nach zwei Jahren völlig regeneriert und wie neu ist. Selbst so feste Gewebe wie die Knochen sind nach zehn Jahren komplett erneuert. Unser Körper kann es also, auch wenn die Regenerationsfähigkeit der Leber einzigartig ist. Aber unser Gehirn kann ebenfalls wahre Wunder vollbringen beim Kompensieren entstandener Schäden.

Mein Lieblingsheiliger Franz von Assisi nennt den Körper »Bruder Esel«, wohl weil er so viel aushält, so zäh und so leistungsfähig, aber auch so stur ist. Bruder Esel braucht unsere Zuwendung und viel Erziehungsarbeit und -einsatz.

Aber da ist immer noch der Schatten und manchmal ein Zuviel – sogar des Guten. Eltern von Einzelkindern, die diese mit der Energie und Liebe überschütten, die früher zehn bis vierzehn Kinder abbekamen, könnten das als ein Zuviel des Guten erkennen. Der Jugendkult der Konsumgesellschaft mag wirtschaftlich verständlich sein, aber ist er auch vernünftig und förderlich? Bekommt er wenigstens den Jungen gut, und wie wirkt er auf Alte, die auf der Strecke bleiben?

Modernen Gesellschaften, in denen der Tod tabuisiert wird, in denen Hochbetagte zum Teil in Heime abgeschoben werden, fehlt ein wichtiger Fixpunkt der Auseinandersetzung. Für mich zeigt sich dies an der Angst vor dem Tod, die bei jeder Gelegenheit aufbrechen kann. Ob jemand Angst vor der Pandemie, der Impfung oder dem wirtschaftlichen Konkurs hat, in der Tiefe ist es immer Panik davor unterzugehen und somit letztlich Todesangst. Wo schon aus Todesangst alle ur- oder steinalt werden, aber nicht sein wollen, weil das Alter keine Achtung und wenig Respekt erfährt, verwickeln wir uns in Teufelskreise. Wenn – wie schon angedeutet – alle etwas werden wollen, was dann niemand sein will, werden und enden alle (tod)unglücklich.

Von der ursprünglichen Einschätzung des Todes als (Er)lösung sind wir inzwischen meilenweit entfernt. Das spiegelt sich auch in unserer Sicht seiner Gestalt. Vom weisen Hüter der Schwelle verkam er zum gnadenlosen Sensenmann. Aus Freund Hein und

Gevatter Tod wurde eine schrecklich bedrohliche Unperson. Tod und Angst gehören zur zehnten Lebensbühne (siehe Anhang), der wir im weiteren Verlauf des Buches noch öfter begegnen werden. In Todesangst vereinen sich beide (Lern)aufgaben.

Nun weiß die indische Philosophie und sagte angeblich schon Oscar Wilde: »Am Ende wird alles gut, oder es ist noch nicht das Ende.« Demnach ist, was wir heute ansteuern, gar kein Ende – jedenfalls kein angemessenes. Andererseits wissen wir mit dem Volksmund: »Ende gut, alles gut.« Daraus folgt: Ist das Ende nicht gut, ist alles ungut. Das heißt, wir müssen etwas ändern, um uns aus diesem kollektiven Elend mit schlechtem Ende zu befreien.

An der fortschreitenden Missachtung des Lebensendes nehmen auch andere Lebensphasen Schaden. Neben dem Theater um Einzelkinder, die das Ausmaß an Zuwendung und »Overprotection« kaum noch ertragen, haben wir den Jugendkult, der die meisten Jugendlichen keineswegs glücklich aussehen lässt. Aber auch das moderne Beziehungsdesaster, das Verkommen der Berufe zu Jobs wie auch das Elend mit der kollektiv verpassten Umkehr in der Lebensmitte stellen Lernaufgaben dar. Im Rückblick sind diese Themen leichter zu erkennen und oft noch nachholbar.

All das lässt den Herbst des Lebens nicht gerade in bunten Farben erstrahlen und auch keinen goldenen Oktober erwarten. Das Ende als Projektionsfläche für die Lebens- und Todesangst statt als (Er)lösung schlägt auf das ganze Leben zurück und beschädigt es nachhaltig. Wer also nur aus Todes- und meist auch Lebensangst alt werden will, am Alter und glücklichen Abschluss des Lebens aber kein Interesse hat, ist auf schlechtem Weg in großer Ver(w)irrung.

Beispiele anderer Kulturen wie etwa die auf Bali, die das Alter nicht nur schätzen, sondern ehren, könnten uns mit ihren glücklicheren Menschen durchaus bessere Wege weisen. Als Flüchtlingskind glücklich, mich nirgends festgeklammert, sondern viele schöne, lange, sonnige Winter in Asien genossen zu haben, fühlte ich mich in Bali besonders wohl. In der Achtung des Alters können wir vom Osten lernen, von Bali, aber vor allem auch von der japanischen Kultur.

Um Glück zu finden, reicht es aber nie, auf gesellschaftliche Änderungen zu warten. Vater Staat hat uns diesbezüglich bisher fast immer enttäuscht. Mutter Natur ist da der bei Weitem verlässlichere Elternteil. Wir sollten nur Vater Staat und uns nicht erlauben, sie so nachhaltig zu zerstören.

Tatsächlich kann jede(r) von uns ganz für sich allein beginnen, glücklich zu werden – jetzt gleich. Dazu will dieses Buch anleiten und (Lebens-)Lust vermitteln.

Natürlich wäre es für uns alle in einem entwicklungsförderlichen kollektiven Feld leichter und beglückender. Insofern hoffe ich besonders auf neue LeserInnen. Über die Vorbereitung auf ein gesundes, glückliches Ende lassen sich alle Lebensphasen auf dem Weg dorthin befruchten, und das Feld ansteckender Gesundheit lässt sich ausbauen. Hier ist eine im wahrsten Sinne des Wortes wundervolle Synergie möglich: Während wir uns persönlich helfen und nützen, bauen wir am gemeinsamen Feld. Hoffentlich gelöst von der verarbeiteten und überwundenen Vergangenheit – im erfüllten Leben einer glücklichen Gegenwart angekommen, können wir uns auf ein gutes Ende einstellen und besonnen darauf zuleben.

Wer das Alter, statt es als unliebsamen letzten Lebensabschnitt zu verkennen, als Zeit der Ernte begreift – mit mehr Freiheit und weniger Verpflichtungen –, kann *Altern als Geschenk* annehmen. Als Zeit der Reife und Exzellenz, der Bewusstseinserweiterung und Erfahrung von Transzendenz – als eine Zeit, in der nichts mehr zu verlieren, aber noch vieles zu gewinnen ist, lässt es sich als Chance erleben und wahr- und wichtig nehmen. Wir erkennen dann zunehmend, wie sehr das Alter(n) die Zeit ist, in der wir entscheiden, ob und inwieweit unser Leben gelingt.

Die Weitergabe von Wissen und Weisheit

Die Aussichten sind hervorragend, besonders wenn wir unsere Erfahrungen den Kind(eskind)ern weitergeben. Damit bereichern wir ihr Leben mit Weisheit und unseres mit der Wiederentdeckung des »Inneren Kindes«. Das ist besonders beglückend, wenn wir im Sinne indigener Kulturen, kaum sind die eigenen Kinder aus dem Haus oder Tipi, alle Kinder der Gemeinschaft als unsere (an)erkennen und annehmen. Aus der Zuwendung der Groß(en)-eltern zu den Enkeln sei unsere Erfolgsgeschichte unter den verschiedenen Menschentypen entstanden, besagt die sogenannte Großmutter-Hypothese aus der biologischen Anthropologie.

Die Übernahme der Verantwortung der Groß(en)mütter habe deren Töchter als neue Mütter wesentlich entlastet. Sie konnten die Stillzeiten von über vier auf gute zwei Jahre reduzieren und so mehr Kinder bekommen. Das führte einerseits zu Kinderreichtum und wachsenden Familien, wo Kinder miteinander spielten und voneinander unter Anleitung und Aufsicht der Groß(en)mütter und vielleicht -eltern lernten. Dadurch wurden diese wichtig, fanden Anerkennung und blieben länger. So entwickelte sich überhaupt erst eine zweite Lebenshälfte. Tatsächlich sind wir die einzige Menschenart, die sich diese Chance eröffnet und damit ein ganz neues Kapitel in der Geschichte des Lebens aufgeschlagen hat, das der Kultur.

Nach dem Schweizer Psychiater C. G. Jung (1875–1961) ist die erste Lebenshälfte der Natur, dem Zeugen von Kindern und dem Lebenserhalt, die zweite der *Kult*ur im Sinne von Kult, (Lebens)-kunst und Muße zu schönen Dingen, aber vor allem auch geistig-seelischer Entwicklung zu widmen. Insofern verdanken wir nicht nur das Thema dieses Buches, sondern noch so unendlich viel mehr den Groß(en)müttern.

Wen andererseits die Großmutter-Hypothese nicht überzeugt, der könnte doch zur Kenntnis nehmen, dass bis heute – laut Studien – die Zahl der Kinder einer Familie pro 100 Kilometer Entfernung zum Wohnsitz der Großeltern um 0,6 abnimmt und auch die kindliche Gesundheit. Das heißt, bei 500 Kilometern Entfernung sind es schon drei Kinder weniger, und die wenigen sind weniger gesund.[13]

Hier wird deutlich, was das typische moderne Leben Kindern antut: Neben den Groß(en)eltern entzieht es ihnen oft auch noch den Vater durch Arbeitsüberlastung und die Mutter wegen der Notwendigkeit des Hinzuverdienens. Wen wundert es da, wenn Kinder mit zunehmender Tendenz selbst hyperaktiv und immer öfter auch autistisch reagieren? Darüber hinaus entwickeln sie zunehmend psychiatrisch relevante Krankheitsbilder von Essstörungen bis zu Depressionen mit Suizidneigung. Auch das ist »nur« die Übernahme von Mustern der Erwachsenen, leidet doch – laut EU-Untersuchung – in dieser denkwürdigen Union ein erheblicher Teil der Bevölkerung unter psychiatrischen Krankheitsbildern. Knapp 8 Prozent der Gesamtbevölkerung sind depressiv. Deutschland liegt mit über 9 Prozent an zweiter Stelle hinter Luxemburg mit 10 Prozent. Eine andere Untersuchung kam zu dem Ergebnis, in Deutschland erlitten 1 bis 2 Prozent der Bevölkerung im Laufe ihres Lebens eine Psychose.[14] Das sind zwischen 800 000 und 1,6 Millionen. Psychische Störungen nehmen insgesamt dramatisch zu. In der Corona-Pandemie haben Depressionen und Angstsyndrome noch erheblich zugenommen.[15] Die seelischen Folgeschäden sind für Familien teilweise schwerwiegend, insbesondere durch Maßnahmen wie Homeschooling und dergleichen überfordernde »Maßnahmen«.

Für spirituelle Menschen ist jedes Ende ein neuer Anfang, hängt doch alles mit allem zusammen. Insofern ist es noch wichtiger, das Alter von seinem Grauschleier und dem Grauen zu befreien, das es bei vielen modernen Menschen auslöst.

Vitale Groß(e)eltern können den Enkeln schon die Spielregeln des Lebens und überhaupt spirituelles Wissen vermitteln. An der eigenen Geschichte zu demonstrieren, wie Altern gelingen kann und dass es keine Leidenszeit sein muss, ist für uns Alte durchaus beglückend. Wir dürfen mit unserer Erfahrung dafür einstehen, was für ein Irrtum die vom christlichen Bodenpersonal heute so häufig vermittelte Drohbotschaft ist. Christus, als Begründer unserer Kultur, hatte mit den Evangelien ausdrücklich eine Froh(e)botschaft im Sinn.

Groß(e)eltern können vorführen, wie sich mittels echter Vorbeugung auch aus der Drohbotschaft der Schulmedizin eine Frohbotschaft, angelehnt an Mutter Natur und die Weisheit der Volksmedizin, entwickeln und verwirklichen lässt.

Das Alter bleibt wie alle (Lebens)zeit eine des Lernens. Aus der eigenen und der allgemeinen Geschichte lässt sich so viel lernen. Ersteres läuft auf Psychotherapie und ein persönlich glücklicheres Leben hinaus, Letzteres auf Friedenssicherung.

Die Geschichte sei eine wundervolle Lehrerin, betonte die österreichische Dichterin Ingeborg Bachmann, sie finde nur keine Schüler. Das können und dürfen wir ändern. Als Alte sind wir die bevorzugten SchülerInnen der Geschichte, des Lebens und des Schicksals. Wir könnten Erkanntes an die (über)nächste Generation weitergeben, allerdings weniger durch Belehrung und Ratschläge als bevorzugt durch lebendige gute Beispiele. Wundervolle Vorbilder, wie wir sie zuhauf in geeigneten Filmen und im Leben finden, können im wahrsten Sinne des Wortes entscheidende Hilfe bieten. Was etwa ist die alte lebensfrohe und -satte Maude für eine begeisternde Lehrerin für den jungen lebensmüden Harold im nach beiden benannten zeitlosen Kultfilm?[16]

Altern und Zeitmanagement

Wer nichts mehr zu verlieren hat, kann nur noch gewinnen und geistig-seelisch und spirituell wachsen, während der Körper etwas schrumpft, was die nun anstehende Grundtendenz verdeutlicht: Die Schwerpunkte dürfen sich vom Körperlich-Materiellen zum Immateriellen und idealerweise Spirituellen verschieben. Was für eine Entlastung! Wir müssen uns nicht mehr in Fitnessstudios abmühen, in Boutiquen modisch einkleiden und in Friseursalons in langweiligen Sitzungen stylen lassen. Statt sich lange Zeiten vor immer schamloser die alte Wahrheit enthüllenden Spiegeln zu quälen, ist es so viel beglückender, einfach zu lesen und zu leben, worauf wir Lust haben und was uns Spaß und Freude bringt.

Von jetzt an geht es mehr um Seele als Körper, den wir mit geringem Aufwand in Schuss halten können, ohne mit ihm noch hervorstechen oder irgendeinen Vogel abschießen zu müssen.

Deshalb können wir uns auf dieser gemeinsamen Wegstrecke auch duzen, denn die Seele zu siezen ist wirklich lächerlich. Das entspricht weder ihrer noch irgendeiner Natur. Wir haben das in Mutter Natur auch nie getan, etwa auf den Höhen ihrer Berge oder in den Tiefen ihrer Meere. Oberhalb von 1000 Metern gibt es kein »Sie«, wie auch nicht beim Segeln auf hoher See oder einem See, weder in ihren Dschungeln noch Wüsten, beim Schwimmen und Tauchen in ihren Wassern, nicht beim freien (Drachen)fliegen oder auch nur Wandern in ihren Auen und Wiesen, Wäldern und Klettern in ihren (Fels)wänden. »Siezen« hat mit Vater Staat zu tun, von dem wir uns im Alter erleichtert und unabhängiger, insgesamt (be)frei(t)er von seinen Vorschriften,

Maßnahmen und seiner Bürokratie absetzen dürfen. Dabei bewährt es sich, immer öfter in Mutter Natur Zuflucht zu nehmen und sich in Sicherheit zu bringen. In ihr dürfen wir den langen Atem der SiegerInnen entwickeln und ihn genießen und nebenbei zu gesundem Altern nutzen.

Per Du wird das Alter noch mehr zur Chance und zum großen Geschenk. Da darf eine neue Freiheit wachsen, die weit über die der Ökonomie hinausgeht. Wer nicht mehr arbeiten muss und mit Pension und Rente trotzdem sein Auskommen findet, bekommt viel Frei(e)zeit geschenkt.

Im Alter darf ruhig vieles viel länger dauern. Beim Essen ist das besonders wichtig, betrifft es doch das »Wie« von den vier »Ws« des Essens, das bei mir gleich nach dem »Wann« und noch vor dem »Was« und »Wie viel« rangiert.

Nachsicht und andere angenehme kleine Vergünstigungen gibt es reichlich – die Kundenkarte der österreichischen Bundesbahnen (ÖBB-Vorteilscard) zum Beispiel kostet nur noch einen Bruchteil. Vor allem wäre es höchste Zeit, mit uns selbst nachsichtiger und so einfach glücklicher zu sein. Wir müssen uns nicht mehr hetzen lassen, vor allem uns selbst nicht hetzen – und andere ebenso wenig. Die Zeit haben wir (bekommen). Wir müssen sie uns jetzt nur auch nehmen.

Was aber anfangen mit Freiheit und -zeit? Wer (s)einen Beruf aus (s)einer Berufung entwickelt hat, die einem inneren Ruf entsprang, kann manchmal – soweit freiberuflich – einfach weiterarbeiten. So wie ich, nur vielleicht mit anderen Akzenten. Wer nicht mehr müssen muss, aber noch dürfen darf, kann sich einige Freiheiten und Freizügigkeiten leisten und selbst genehmigen.

Persönlich habe ich meine Devise weiterentwickelt, alles zu delegieren, was auch andere können, und nur zu tun, was vor allem ich kann. Da habe ich immer staunen dürfen, was andere so alles können, aber auch, was vor allem ich kann. Obwohl es immer gut funktioniert hat, wurde es früher gern als arrogant verachtet. Im Alter ist das nun kein Problem mehr. Da wird uns leichter mehr verziehen. Der alte Dahlke wird fauler, erkennt der innere Kreis. Der äußere bestreitet das angesichts von über siebzig Büchern. Beide liegen richtig. Aber ich denke, rede und schreibe natürlich weiter. Warum sollte ich auf solche Freude verzichten, solange ihr mir noch zuhört und mich lest. Danke!

Der entscheidende, letztlich springende Punkt ist, mit sich selbst mehr und mehr Nachsicht zu üben, uns selbst leichter und immer öfter zu verzeihen. Wir müssen nicht mehr alles schaffen, sonst sind wir zum Schluss geschafft. Bei »Younity«, wo ich meine bisher größte Ausbildung online gebe, tauche ich jeweils in eine ganz junge, dynamische Welt ein. Das ist geistig sehr erfrischend, und auf dem Massagesessel halte ich besser mit denn je. Die Zahl der Klimmzüge an einer mir kaum mehr erreichbaren Stange annähernd im Himmel ist allerdings auf null zurückgegangen. Seit dem vorletzten Versuch mit 24 Klimmzügen habe ich meinen Bizeps vernachlässigt, tatsächlich ignoriert. Der 24. ist mein Geburtstag, der Juli der siebte Monat, 51 mein Geburtsjahr. Deshalb dachte ich lange, 24 Stunden am Tag, sieben Tage die Woche, 51 Arbeitswochen im Jahr sei mein Muster.

Bei Klimmzügen und Liegestützen hatte sich das lange bewährt. Aber das Leben fordert Anpassung, auch was die wirklich wichtigen persönlichen Kennzahlen angeht. Also, ab jetzt sieben Stunden am Tag statt sieben Tage die Woche. Und Klimmzüge und Bizeps sind nicht mehr wichtig, Sit-ups für die Bauchmuskeln von jetzt an statt sechzig 24, damit auch diese Zahl gewürdigt bleibt.

Schaffst du nicht, so zurückzustecken? Wenn's dich tröstet, ich auch nicht. Die Welt ist noch so spannend mit ihren immer raffinierteren Täuschungen, die alle noch in Ent-täuschungen zu (ver)wandeln sind. Dabei kann uns mein Buch *Mind Food* geistig helfen,[17] so wie *Peace Food* im materiellen Bereich.

Aber wie gesagt, ich übe auch noch an »Weniger ist mehr« ... und ihr werdet anhand meiner und eurer Zahlen später persönlich wirklich Wichtiges lernen. Versprochen!

Vieles ist ganz einfach: Hast du von den Jungen gelernt, das Leben sei im Handy, haben sie dich getäuscht. Da kannst du draufglotzen, solange du willst, da kommt kein Leben raus. Wer seine überwiegende Lebenszeit ins Handy abfließen lässt, wird es gründlich und weitgehend ungelebt versieben und verschwenden. Das kannst du dir ab jetzt sparen. Das Handy ist ein Lebens- und Menschenfresser. Schalte es nur noch im Notfall ein, und definiere den sparsam. Damit nicht dein Leben ein einziger Not-, sondern ein Glücksfall wird. Du brauchst doch nur in deinem langen Leben zurückdenken, da gab es kein Handy. Und war's so schlecht? Es hatte Nachteile, aber auch viele Vorteile. Hol dir die doch zurück, und bewahre dankbar die wenigen Hilfen.

Wenn du am GPS erlebt hast, wie du geografisch verblödet bist – wie ich –, kannst du aufs Googeln gleich verzichten, denn das schafft das auf allen Bewusstseinsebenen. Damit verrate ich dir gleich hier das beste Bewusstseins-, Intelligenz- und Gedächtnistraining: einfach weniger googeln und selbst mehr erinnern, denken und kombinieren. Klappt vollkommen und bringt dir ein weiteres Geschenk: mit anderen Alten zu denken, zu analysieren und zu diskutieren, die auch nicht (viel) googeln, sondern ihr Hirn nicht nur erhalten, sondern es fordern und fördern. »Use it or lose it«, wissen die Jungen, und das gilt auch fürs Hirn, wobei das nur die Drohung ist. Schöner und wirksamer sind »Use it and keep it« oder gegebenenfalls »Use it and win it«.

Ihr seid enttäuscht und wolltet eine »Pille« für gesunde Langlebigkeit? Gibt's noch. Wenn wir mit dem Wichtigsten durch sind, wenden wir uns dieser Möglichkeit zu. Das Thema hat schon Hufeland, den Hausarzt von Goethe, beschäftigt, aber wir haben heute so viel mehr Wissen.

»*Panta rhei* – alles fließt«, sagt ein Aphorismus, der dem vorsokratischen griechischen Philosophen Heraklit zugeschrieben wird, und insofern ist umstellen und lernen jederzeit notwendig und möglich. Früher bin ich eher gerannt, und dann rannte auch einiges, später mehr gelaufen, und es lief vieles. Heute gehe ich mehr, und dann geht sogar noch mehr. »Weniger ist mehr«, wissen Volksmund und Osten. Das Alter ist eine wundervolle Zeit, das zu verwirklichen, zu erleben und zu genießen. Hinzu kommt, dass bei mir heute vieles viel rascher geht, weil mein Gehirn sich mitverändert und Übung den Meister macht. Und wie der Volksmund ebenfalls weiß, ist noch kein Meister vom Himmel gefallen, vielmehr muss er üben. Jahrzehntelange Übung kann sehr helfen, und wahrscheinlich ist Meisterschaft in einzelnen Gebieten ideale Vorübung für Meisterschaft im Leben.

Wer (Karriere)ehrgeiz herunterfährt und sich mehr Freu(n)de gönnt, wird auch mehr Freu(n)de haben und obendrein beglückende Erfolge feiern. Ein wundervoller alter Film dazu ist »Mr. Holland's Opus«.[18]

Hohe Ansprüche können uns zu Versagern degradieren, bescheidene beglücken. Der österreichische Kabarettist Bernhard Ludwig machte das einer ganzen Nation an der »Orgasmustorte« deutlich.[19] Wer sich 365 Orgasmen im Jahr wünscht, könnte leicht Enttäuschung ernten. Wer dagegen nur 36 anvisiert, leicht all seine Erwartungen übertreffen. Alles ist relativ und das Leben ständig im Fluss und wie dieser in jedem Moment neu. Wer sich dieser ständigen Bewegung und Entwicklung hingibt und mit ihren Möglichkeiten spielen lernt, kann spielerisch sein Glück finden. Alles ist relativ. Drei Haare in der Suppe sind viel, auf dem Kopf aber wenig. Das ist bei mir wieder mit eigener Erfahrung unterfüttert.

Wer weiß, was er wirklich will, kann so zu fragen lernen, dass er es auch bekommt. Wir programmieren (Miss)erfolg immer selbst. Der Franziskaner, der im Vatikan anfragt, ob er beim Brevierlesen rauchen darf, bekommt sicher (s)eine Absage. Der geschickt-raffinierte Jesuit, der fragt, ob er beim Rauchen Brevier lesen dürfe, (s)eine Zusage. Wer die Kunst lernt, die wichtigen Fragen richtig zu stellen, dem wird das Leben die Antworten schenken, die er braucht, um zu wachsen und sich zu entfalten. Spätestens im Alter dürfen wir das lernen. Es ist einfach nie zu spät. Das ist jetzt vielleicht der Moment, nochmals die Eingangsworte Rainer Maria Rilkes zu lesen und sich zu Gemüte zu führen.

Wenn du das jetzt liest, ohne dem Rat gefolgt zu sein, hast du kaum Zeit gespart, jedoch eine ziemliche Chance versiebt. Aber macht nichts, es kommen noch andere.

Alters(ver)wandlungen

Wer statt eines Berufes, der ihm Berufung war und seine Seele rief, einen Job hatte, der ihn kaltließ, darf aufs Alter hoffen. Es kann ihm erlauben, aus Hobbys etwas und aus einem möglicherweise sogar (s)einen Traumberuf zu entwickeln. Wird dir beim Gedanken daran warm ums Herz, spricht das für die richtige Spur. Da es nie zu spät ist, wird noch das meiste drin sein, und möglich (ist alles).

Ein(e) Alte(r) kann sogar noch PontifexIn oder BrückenbauerIn werden wie Robert De Niro im Film »Man lernt nie aus«.[20] Als alter Praktikant holt er seiner jungen Chefin einige Kartoffeln beziehungsweise heiße Eisen aus dem Feuer und bringt ihr die Vorzüge des reifen Alters wie Verlässlichkeit, Überblick und sogar (Lebens)stil nahe. Sie werden beste Freunde. Er schlägt eine liebevolle Brücke über die Generationenkluft, gewinnt das Herz ihrer kleinen Tochter mit seinem und hilft sogar taktvoll, ihre moderne Ehe zu reparieren, sodass sie besser wird als vorher. Er stammt noch aus der Zeit des Reparierens, wo Wegschmeißen nicht die erste Option war. Das können wir alle wieder lernen – im Alter besonders gut. Im Gegenzug weiht sie ihn in die technischen Mysterien der modernen IT-Welt ein.

Wo Sein das Wollen ersetzt, kann sich möglicherweise die Traumberufung noch spät entwickeln. Nach seiner Karriere an die Spitze der Schweizer Migros erlebte deren pensionierter Chef Kurt Pfister seine noch herausforderndere Berufung. Seine Seele erreichte ein Ruf von den kahlen Hügeln und der beispiellosen Armut Äthiopiens. Wie so häufig in der modernen Welt hatte eine rücksichtslose Elterngeneration die Zukunft ihrer Kinder bedenkenlos ihrem Egoismus geopfert und die heimatlichen Wälder gnadenlos abgeholzt. Er gründete (s)eine private Entwicklungshilfeorganisation »Green Ethiopia«. Die (ver)half den Bauern mit Schweizer Know-how, die Hügel wieder zu begrünen und natürlichen Regen anzulocken, den Kindern zu Schulbildung, damit sie die Bäume nicht wieder für schnelles Geld abholzten wie ihre (Groß)eltern. Das alles geschah aus warmem Herzen mit kühlem Kopf und seinem Engagement und Franken, die er frank und frei in der reichen Schweiz einsammelt. Mit diesem Buch steuerst du auch wieder einen Baum zu diesem modernen Wunder bei. Nach intensiver Kenntnis und gründlicher Enttäuschung bezüglich deutscher Entwicklungshilfe unterstütze ich diese Schweizer Version mit Hingabe in den Jahren meiner Altersfreizeit.

Bevor wir aber auf die Äthiopier projizieren: Wer hat es zugelassen, dass unsere Erbschaft für unsere (Kindes)kinder aus über viele Generationen strahlendem Atommüll besteht? Wer hat die Erde in diesen Zustand verkommen lassen? Ihre fruchtbaren Böden verbraucht und die Müllberge so wachsen und überhandnehmen lassen? Wir bräuchten viele solche alten Manager, die, ihre persönlichen Karrieren hinter sich, die Dinge in die eigenen, noch immer kompetenten Hände nehmen, Nägel mit Köpfen schmieden und für Ordnung sorgen.

Wo sich Karriereehrgeiz gelegt hat, kann durchaus Groß(artiger)es aus der neuen Freiheit erwachsen. Wer entspannt und weniger (ehr)geizig, also großzügiger und toleranter lebt und allen alles gönnen kann, was sie sich wünschen, ist liebenswürdiger, liebenswerter und insofern beliebter und geliebter. Vielleicht münden die eigenen Erfahrungen in die berühmte Altersweisheit, und man kann Gunst und Gönnen mit dem Hinweis verbinden: Bedenke, was du dir wünschst, es könnte dir gewährt werden. Bescheidenere und besser mit der eigenen Seele abgestimmte Wünsche lassen sich leichter erfüllen und ein erfülltes Leben, der Auftrag christlicher Kultur, leichter fördern.

Alter als Ernte(dank)zeit

Das Erntedankfest fällt in den Herbst des Jahres. Entsprechend ist die Erntezeit der Herbst des Lebens, das Alter. Nach meiner persönlichen Erfahrung ist Ernten tief in unserer Seele verankert und eine Wohltat für diese. In der frühesten und längsten Zeit menschlichen Lebens haben unsere nomadisierenden Sammler-Vorfahren geerntet, ohne zu säen und zu pflegen, und dürften sich dabei sehr beschenkt und dankbar gefühlt haben. Bei der Obst- und Beerenernte fühle ich bis heute große Freude und Lust, obwohl der Aufwand dafür angesichts der Annehmlichkeiten der steten Verfügbarkeit aller denkbaren Lebensmittel in unserer Konsumgesellschaft in keinem ökonomisch sinnvollen Verhältnis zu stehen scheint. Von daher gesehen lohnt sich solche Ernte für die meisten von uns nicht mehr. Es ist wohl das Geschenk von Mutter Natur, unserer Großen Mutter, das uns gleichermaßen berührt und beglückt – und auch immer noch dankbar sein lässt.

Das Alter ist als Herbst des Lebens und Erntezeit auch eine des Verschenkens von Erfahrungen und erworbener Lebensweisheit. Wir können Impulse und Anstöße geben, ohne anstößig zu werden, und Mut machen, ohne eigene Erwartungen daran zu knüpfen. So wird es möglich, unsere Mitmenschen wieder auf Augenhöhe, als Subjekte wahr- und wichtig zu nehmen. Allein der Abschied von ihrer herablassenden Betrachtung als Objekte nach dem Motto »Was nützen sie mir?« oder »Wie kann ich von ihnen profitieren?« erleichtert ungemein und befreit sie und uns selbst, entlässt es uns alle doch in Unabhängigkeit und Freiheit.

Überflüssiges oder nicht mehr Wichtiges aus dem materiellen Bereich können wir verschenken. Was uns erleichtert, kann andere beglücken – eine klassische Win-win-Situation. Persönlich hat mir das Verschenken meiner Skier und meines Surfboards schon früh und vor der Lebensmitte rituellen Abschied von viel Aufwand beschert. Es hat enorm viel Zeit zurückgebracht – ein Geschenk an mich selbst, das ich immer mehr schätzen lernte. Allein kein Problem mehr mit der Befestigung der Brille zu haben bringt Erleichterung und Genuss. Die bleibt ganz selbstverständlich und von selbst auf der Nase sitzen, weil ich mich nicht länger auf Skipisten und Brandungswellen überschlage. All die ersparten Transportprobleme, die beim Packen früher vergeudete Zeit, was für ein Geschenk!

Je weniger wir wollen, desto weniger müssen wir uns und anderen die Peitsche geben, was Schmerzen, Not und Nötigungen erspart: Je mehr wir sein lassen können, desto mehr können wir sein.

Wer sich und andere sein lässt, wie sie sind, wird sich und ihnen auch vieles ermöglichen. Er muss sich nicht mehr dauernd um andere im Sinne von Überwachen und Kontrollieren kümmern, sondern kann sich vermehrt seiner Seelenentwicklung widmen, etwa im Sinn von Meditation. Kümmern hat – wie alles – zwei Aspekte. Wir müssen durchaus nicht an Kummer verkümmern, sondern dürfen uns im Alter vermehrt ums Wesentliche kümmern.

Auch das hilft, andere wieder in Subjekte zu wandeln, was einer wahren und wundervollen Wiederverzauberung der Welt gleichkommt. Wen wir als Mitmenschen sehen, den wir mögen, statt als Objekt zu behandeln, das uns nützen kann und das wir benützen, den befreien wir gleichsam und uns damit auch. Das wird unser Verhältnis komplett wandeln und uns selbst vom Egoismus zum Altruismus bringen. Die bisher eher feindliche Umwelt wandelt sich in eine freundlichen Mitwelt.

Wir entwickeln uns wie nebenbei von einem Menschen, der über andere redet, zu einem, der *mit* ihnen spricht und Freiraum für größere, weitere Gedanken und Ideen schafft.

Viele kennen das: Wer keine Tiere mehr isst und folglich auch nicht mehr (ge)braucht, sieht sie mit ganz anderen Augen und kann sie wieder lieben. Sie dürfen von einem Moment zum anderen ganz für sich da sein statt für uns, und sie danken es uns berührend. Das erlebt, wer auf Tierprotein und damit Schlachthäuser und Folterställe verzichtet. Tiere lassen sich wieder so gern haben wie in der Kindheit. Jemanden, den man am Ende aufessen will, kann man nicht gernhaben. Wer das behauptet, ist meist in Wahrheit gnadenlos und überheblich. Keine Tiere mehr zu essen bedeutet, sich nicht mehr über sie zu erheben, sondern auch ihnen auf gleicher Ebene zu begegnen. Nur so ist Liebe möglich. Tiere spüren es, verlieren die Angst vor uns (Veganern) und begegnen uns ungewohnt zutraulich.

Was wäre, würden wir auch Menschen auf solch gleicher Ebene und auf Augenhöhe begegnen, weil wir sie nicht mehr (ge)brauchen, ihnen nichts ver- und abkaufen, nichts mehr von ihnen wollen, sie einfach nur mögen? Nicht zufällig essen viele Menschen niemanden mehr, der Augen hat. Es ist so ein wundervolles Gefühl, allen in die Augen schauen zu können und dann auch wieder vorbehaltlos in den Spiegel.

Wer alles hat, was er braucht, hat die ganze Welt. So könnten wir zufrieden sein und Frieden mit uns und allen Wesen finden und diese Zu*frieden*heit genießen. Das Alter ist die ideale Zeit für (diesen) Friedensschluss.

Ein amerikanischer Spruch mag als Test dienen, wo und wie wir uns auf dieser Entwicklungsleiter befinden:

Small minds discuss people,
average minds discuss events,
great minds discuss ideas.

Kleine Geister reden über Leute,
durchschnittliche über Ereignisse,
große über Ideen.

Das Geheimnis der Dankbarkeit

Hier eine wahre Geschichte, die Catharina Roland in ihrem Film »Awake 2 Paradise«[21] von einem US-Therapeuten und Coach bebildert. Der hatte von einem indischen Guru gehört, der eine Art Wunder-Mantra vergebe, das augenblicklich Glück und Erleuchtung schenke. Er begibt sich also umgehend auf die lange, beschwerliche Reise und sitzt einige Tage später vor dem Guru. Aber statt ihn augenblicklich per Mantra zu erlösen und zu erleuchten, redet der langatmig um den heißen Brei herum und treibt die Spannung unerträglich hoch. Als der Suchende schon ziemlich nervös ist und immer dringender um sein Mantra bittet, wird es ihm schlussendlich anvertraut: »Thank you.« Der Coach fragt spontan entnervt, ob das alles sei. Nein, sagt der Guru, das sei sein Mantra.

Weil ihm nun und angesichts seiner langen strapaziösen Reise schon alles egal ist, versucht es der Coach statt mit seinem »Das ist alles?« mit dem Mantra des Gurus: »Danke dir.« Und tatsächlich kann er dieses Mantra, das auch unseren Kindern manchmal so schwer eingeht, täglich und stündlich, ja minütlich und bei unzähligen Gelegenheiten denken und danken und innerlich wiederholen – und wird sehr glücklich durch seine neue Wahrnehmung.

Wir bräuchten es nur dem Suchenden aus der Neuen Welt nachzutun und könnten umgehend tiefes Glück und Befreiung erleben. Was für eine Chance, würden wir unseren Kindern wirklich nachhaltige Dankbarkeit beibringen, und sie könnten von klein auf damit wachsen und groß(artig) werden!

Indem wir dankbar sind, bringen wir unsere Wertschätzung für das zum Ausdruck, was schon alles in unserem Leben ist. Statt überwiegend an das zu denken, was wir gern hätten oder was uns noch zu fehlen scheint, richten wir unser Augenmerk darauf, was wir bereits haben. Dieser Wechsel der Perspektive sorgt schon dafür, dass sich unsere Stimmung verbessert. Es gibt für uns alle so viele Gründe, dankbar zu sein. Wir Alten können auf so manches voller Dank zurückblicken. Unseren Eltern verdanken wir unsere Zeugung, unserer Mutter das Geschenk des Lebens und dass sie uns so lange in sich und dann mit sich herumgetragen und genährt hat. Wir haben Ausbildungschancen bekommen und konnten in viele Lehren gehen, an all den Problemen und Herausforderungen lernen und wachsen. Innere Krankheitsbilder und äußere Probleme waren allein solch eine anspruchsvolle Schule, die uns weiterbrachte. Wir durften reisen und andere Länder und Menschen kennen und schätzen lernen, haben Schulen, Universitäten oder Akademien besuchen dürfen, Bildung bekommen und so viele innere Bilder – aber auch so viele Härten und Hindernisse zum Lernen und Wachsen –, unendliche Möglichkeiten für so viel Dank! Von unseren Freunden und vor allem Feinden und Widersachern könnten wir so viel lernen und besonders an Letzteren wachsen. Wir Alten können jeden Gedanken zum Danken nutzen, schließlich leben wir noch und können noch so viel tun, erleben und sein …

Alter, Entwicklung und Beruf(ung)

Unsere »Kultur« der Geld-Welt-Religion mit ihrer Praxis des Konsums entwöhnt frühzeitig von der Seele und lenkt von unserem Gewissen ab. Kaum jemand wird noch dazu erzogen, seiner Seele, seinem Herzen oder »Bauch« zu lauschen. Wer horcht noch auf die innere Stimme oder die seines Gewissens und *ge*horcht ihnen gar? Der kühle Kopf wird zur *Haupt*sache, dominiert alles andere, auch ein heißes Herz. Von »Bauchgefühl« ist kaum noch die Rede. Und selbst im Oberstübchen geht es schon lange fast nur noch um die linke archetypisch männliche Gehirnhälfte. Sie tritt in den Vordergrund und wird von der Grundschule bis ins Studium einseitig gefordert und gefördert. Schon früh beginnt das Programm: »Schlaf nicht, träum nicht, spiel nicht, spinn nicht herum, hör auf zu fantasieren, tanz nicht aus der Reihe, schlag nicht über die Stränge, konzentrier dich auf das Wesentliche, die Arbeit.« Dieses Aversionsprogramm gegen den archetypisch weiblichen Pol unseres Seins ist sehr erfolgreich. Dreißig Jahre nach der Schule erlebte ich in Managementseminaren Führungskräfte, die nicht mehr schlafen und spielen, weder träumen noch fantasieren konnten, die nicht kreativ waren, sich nicht trauten, aus der Reihe zu tanzen und über irgendwelche Stränge zu schlagen. Lediglich das mit der Konzentration hat nicht geklappt.

Bei dieser nicht zufällig entstandenen Ausgangslage ist es fast selbstverständlich, dass so viele nie einen Ruf an ihre Seele vernommen und nie gelernt haben, nach innen zu horchen, ihre innere Stimme zu erkennen und ihr zu gehorchen. Die Warnungen des Gewissens ließen sich so auch nicht beachten, denn die melden sich ebenfalls über die innere Stimme.

Aber es ist nie zu spät. Das Alter ist geradezu ideal, sich auf seine innere Stimme zu besinnen. Über einen simplen Trick ist sie rasch zu orten: den ersten aufsteigenden Gedanken wahr- und wichtig nehmen. Um deine innere Stimme besser wahrzunehmen, solltest du dich nicht so sehr nach der Meinung anderer richten. Achte auch auf deine Körpersignale: Wenn du dich in einer Situation oder in einem Gespräch unwohl fühlst, hat das einen Grund. Sehr gut findest du den Zugang zu deiner inneren Stimme auch in der Natur oder wenn du meditierst.

Ein, wenn auch spät gehörter Ruf der Seele kann unser eigentliches (Lebens)thema enthüllen. Dafür ist es nie zu spät, sondern immer höchste Zeit. Wir können uns im Ruhestand wunderbar weiterentwickeln, wenn wir den Ruf hören und annehmen. So manche(r) hat so schon den/die KünstlerIn in sich entdeckt und ohne Druck, Geld zu verdienen, ihre/seine Lebenszeit jenem einen, wirklich erfüllenden Hobby gewidmet. Andere haben eine(n) SchriftstellerIn in sich gefunden, und es war nie so leicht wie heute, das umzusetzen und die eigenen Werke in Eigenregie drucken zu lassen. Auch wer sich »nur« seine Lebensgeschichte von der Seele schreibt, kann sich ungemein erleichtern und seine Nachkommen damit beschenken und ihnen auf die Sprünge helfen.

Ehrenamtliche Tätigkeiten, welche die Seele berühren und die Welt bereichern, könnten jetzt ihre Blütezeit finden. Es wäre aber auch höchste Zeit, um Verantwortung aus eigener Lebenserfahrung heraus zu übernehmen. Bei der Corona-Pandemie waren es zumindest zu Beginn vor allem pensionierte Ärzte, die Stellung bezogen zum eingeschlagenen Weg der Politik. Wer nur noch wenig zu verlieren hat, kann vieles gewinnen. Auch mir war es Gelegenheit, meinen schon ein ganzes Arztleben währenden Traum eines weiten Feldes ansteckender Gesundheit weiter zu verbreiten und das Vertrauen in die eigene Abwehr zu stärken. Der Krieg gegen Viren muss schließlich – wie jeder Krieg – mit einem Friedensschluss und Aussöhnung enden. Möglicherweise konnte ich mit dem Buch *Corona als Weckruf*[22] sogar mehr Menschen aufwecken und zu einfachen Gesundheitsmaßnahmen in Eigenregie anregen.

In der Politik ist uns, ausgehend von den USA, die Rolle des Elder Statesman vertraut. Was für ein Segen wären Politiker, die nicht mehr auf ihre Popularität mit Blick auf Wahlen Rücksicht nähmen, sondern einfach erkannte Wahrheit verkündeten, also weiter als die wenigen Jahre bis zur nächsten Wahl denken?

Und vor allem, was für ein unglaubliches Geschenk wären Groß(e)eltern, die alle Kinder des Volkes und sogar der Welt als ihre (an)erkennen und verantwortlich für sie eintreten würden. Mir ist da der Hamburger Pathologe Prof. Klaus Püschel ein Beispiel, der einerseits Anfang 2020 entgegen den Anweisungen von oben seine Pathologenarbeit hingebungsvoll erledigte und andererseits noch kurz vor der Pension seinen Ruf für die Wahrheit riskierte und der Medizin so enorm weiterhalf. Der aber auch andererseits betonte, sich als Großvater nicht von seinen Enkeln distanzieren zu lassen, sondern sie weiter nicht nur zu lieben, sondern ihnen diese Liebe auch zu zeigen und zu schenken. Hätten wir lauter solch mutige Ärzte, stünde es viel besser um uns, weil wir mehr wüssten, besser therapierten und beeindruckende Beispiele und Vorbilder abgäben.

Wie wunderbar auch, wenn wir die als Eltern verpassten Chancen als Groß(e)eltern verwirklichen und unseren eigenen großen Kindern und Enkeln entscheidend weiter auf ihren Weg helfen, ihnen zu Vorbildern würden. Die entsprechenden Archetypen des Alters weisen bis zu den verrückten Alten im Sinne von Maude aus dem bereits zitierten Film »Harold und Maude«. Nach einem schweren Leben wandelt sie ihr Alter in ein Freudenfest und beglückt damit auch Harold, ihren unwilligen »Enkel« des Lebens, und rettet schließlich durch ihren bewussten Tod sein Leben. Der Film ist eine *wunder*volle Vorlage für ein ausgelassenes, mutiges und witzig-verrücktes Leben im Alter. Maude spürt und lebt die Devise, wer nichts mehr zu verlieren hat, kann noch so viel gewinnen, und daran lässt sie sich von nichts und niemand hindern.

Die Rückbesinnung auf die Großmutter-Hypothese mag uns die Chancen enthüllen. Immerhin verdanken wir danach unseren Siegeszug als Menschenart der engen Zusammenarbeit der großen mit den kleinen Müttern. Ein wenn auch spät erhörter Ruf der Seele kann solch große in der eigenen und der ganzen Menschheitsfamilie liegende Chancen offenbaren.

Er kann eine zum Job verkommene Routinearbeit wieder in eine Berufung wandeln, die in einen erfüllenden Beruf mündet. Oder unsere Aufmerksamkeit in einen ganz anderen Bereich lenken.

Gabriele von Lutzau etwa, die im Jahr 1977 durch ihr heldenhaftes menschlich vorbildliches Verhalten als »Engel von Mogadischu« bekannt wurde, verarbeitete das Trauma der Entführung der Lufthansa-Maschine »Landshut« durch ein palästinensisches Terrorkommando für sich und wurde Künstlerin. Wahrscheinlich hat dieser Schritt ihre Seele noch mehr bereichert als die Rolle der Flugbegleiterin, die sie so vorbildlich ausfüllte. Sie ist ein klassisches Beispiel für die östliche Weisheit »Wenn du irgendwo Meisterschaft erlangt hast, fang etwas Neues an, das dich wieder ins Schülerbewusstsein bringt«. Die moderne Glücksforschung untermauert das heute durch die vielfach studienbelegte Erfahrung, wie viel Glück Lernen schenkt.

Die durch steigende Lebenserwartung sich laufend verlängernde Zeit des Alters ist so voller Chancen und zauberhafter Gelegenheiten. Aus sich und dem eigenen Leben kann so viel wachsen, was der Seele entspricht, sie erfüllt und »zu guter Letzt« zu einem erfüllten Leben verhilft. Im gleichnamigen Film[23] zeigt das Shirley MacLaine sehr bezaubernd, gerade weil sie in dieser Rolle von einer so miserablen Ausgangsposition kommt.

Steigende Lebens- ist vor allem Alterserwartung. Wir bekommen – vom Schicksal – mehr Zeit fürs Alter. Also muss es aus Schicksalsperspektive wohl wichtig und notwendig sein. Sollten wir nicht viel mehr daraus machen beziehungsweise entwickeln?

Altern als Zeit des Fertig- und Glücklichwerdens

Viele lassen sich heute in den Mühlen der Konsumgesellschaft fertigmachen. Andere sind mit allem fertiggeworden und zufrieden. Warum also nicht zur zweiten Gruppe aufschließen? Wäre das nicht das Geschenk des Alters schlechthin?

Was, wenn wir das Leben endlich wagten, und sei es auf den letzten Drücker? Es ist nicht mehr alles, aber so vieles, sogar das meiste noch möglich.

Warum nicht jetzt, wo nicht mehr viel zu verlieren ist, alles auf eine Karte setzen? Eine späte Liebe leben ohne die vorher vielleicht notwendigen Ein- und Beschränkungen. Warum sich nicht alles bisher Aufgeschobene gönnen? An Freizeit, an Ideen, Filmen, Büchern, Reisen ... sich die Welt anschauen, um späte Weltanschauung zu erwerben. Wie Edward Cole und Carter Chambers alias Jack Nicholson und Morgan Freeman in »Das Beste kommt zum Schluss« ...[24] Warum sich zum Schluss nicht noch das Beste gönnen, so viele offen gebliebene Wünsche wie möglich erfüllen?

Wir sagen doch: »Aufgeschoben ist nicht aufgehoben«, also warum dann nicht loslegen ...? Die Anker lichten und lossegeln ...? Auf später brauchen wir nichts mehr zu verschieben, es ist schon spät. Und frisch gewagt ist halb gewonnen. Die Frische können wir essen in Form von Frischkost und in regenerierendem Schlaf gewinnen, aber vor allem kommt sie aus der Beg*eist*erung.

Statt unser Glück daran zu binden, alles zu bekommen, was wir wollen, könnten wir einfach alles wollen, was wir bekommen. Schon wären wir glücklich. Aber wer will sein Unglück so einfach aufgeben?

Am ehesten sind wohl wir Alten reif dafür. Wir durften schon erfahren, dass Besitz nicht automatisch Glück bedeutet, sondern eher im Gegenteil belastet und Verantwortung aufbürdet. Besitz verpflichtet, lernten wir noch als Kinder und glaubten es wohl nicht so recht. Jetzt haben wir ihn oft und die Pflichten am Hals. Dafür sorgen heute schon die unendlich wuchernden Bürokratien. Vater Staat entwickelt sich überall zu einer wahren Hydra. Kaum schlägt Herakles der einen Kopf ab – beziehungsweise hat man heute einen Kampf mit der Bürokratie gewonnen –, wachsen schon zehn neue Köpfe – beziehungsweise Probleme – nach mit dem Effekt, unser Leben zu er- und beschweren.

Was für ein Segen dagegen Mutter Natur, die so frei(und)willig gibt, im Überfluss und selbstverständlich gratis. Je mehr Zeit wir in ihr verbringen, desto besser ist dies für gesunde Langlebigkeit und Lebensglück. Und hier lauert die Falle der Projektion. Auch Vater Staat liegt in *unserer* Verantwortung: Wir wählen dessen VertreterInnen und können froh sein, wenn er die Schulen, das Trinkwasser und das Gesundheitssystem organisiert.

Im Alter können wir lernen, dass Glück mit Bedingungen nicht zu erzwingen ist. Mit dem Schicksal, dem Tod und dem Glück zu verhandeln ist naiv. Wir können es lassen und akzeptieren, was ist. Dann bekommen wir – vielleicht unerwartet – doch noch viel Glück, Gesundheit und ein langes erfülltes Leben.

Alterserleichterungen: Nachtragen und Beleidigtsein lassen

Gäbe es eine bessere Zeit als das Alter, um sich sein Leben zu erleichtern und aufzuhören, anderen etwas nachzutragen? In der Regel haben wir diesbezüglich bis ins Alter genug ge- und ertragen, uns für andere abgeschleppt. Wer Frieden in sich findet, hat meist auch das Bedürfnis, ihn mit anderen zu besiegeln. Wer nichts mehr braucht von anderen, braucht ihnen auch nichts mehr nachzutragen. Die Kraft, ihnen damit zu schaden, hatten wir meist sowieso nicht ...

Wäre es da nicht höchste Zeit, diese Illusion im Alter loszulassen? Für die belastende Schlepperei des Nachtragens haben wir jetzt weder Kraft noch Zeit, beziehungsweise wir verschwendeten die vorhandene sinnlos. Nachtragen war immer ein absurdes Konzept. Das Alter erlaubt das leichter denn je zu durchschauen.

Wie wäre es zur eigenen Erleichterung, allen, denen wir noch etwas nachtragen, mitzuteilen, was immer es war: Es ist damit vorbei. Abgelegt zu unserer eigenen Erleichterung – und gern auch der des Gegenübers. Die Mitteilung ist wichtig, damit die Betroffenen aufhören können, sich gegebenenfalls vor uns zu fürchten.

Man handelt so einer grundsätzlichen gesellschaftlichen Logik zuwider, die besagt: »Du hast Schuld auf dich geladen, dafür musst du ›bezahlen‹.« Das Verzeihen hat somit nichts mit Gerechtigkeit im landläufigen Sinne zu tun. Es geht vor allem darum, die Betreffenden wie auch sich selbst aus diesem Zusammenhang zu befreien.

Wie fühlt es sich an, wenn wir uns so erleichtern, Schweres ablegen und abstellen, um es nie mehr neu zu schultern? Wie entspannend für die Schultern, wenn sich niemand mehr vor uns in Acht nehmen muss? Weil wir niemandem mehr etwas vorwerfen, sondern alle in Ruhe lassen und uns mit ihnen aus- und versöhnen?

Vielleicht hilft dabei auch der biblische Hinweis: Die Rache ist des Herrn (Dtn 32, 35). Das heißt, sie gehört Gott, der Einheit. Wenn wir sie selbst übernehmen wollen, ist das reine Anmaßung. Es steht uns keinesfalls zu, etwas an uns zu reißen, was Gott beziehungsweise der Einheit gehört.

Die *Schicksalsgesetze*[25] sorgen letztlich immer für Balance. Nur ist der Zeitrahmen meist zu groß, um ihn zu überblicken – jedenfalls für alle, die auf dieses eine Leben fixiert sind. Aus guten dreißig Reinkarnationstherapie-Jahren weiß ich sicher: Alles gleicht sich letztlich aus. Das ist auch das ganze Geheimnis östlicher Karma-Lehren. Wir können diese Sorge gut und gern und ganz gelassen loslassen beziehungsweise delegieren. Da brennt nichts an und bleibt nichts offen und übrig.

Reinkarnationstherapie und Karma

Der Blick zurück in frühere Leben (Inkarnationen), die in unserem Bewusstsein im Dunkel, im Schatten liegen, führt uns zu unseren ursprünglichen Potenzialen und Lebensaufgaben. Während sich die Psychoanalyse aus der Erforschung der Neurosen entwickelte, die Verhaltenstherapie den Menschen, von ihrem mechanistischen Weltbild ausgehend, umprogrammieren will, zielt die Reinkarnationstherapie weit über gutes Funktionieren im alltäglichen Leben hinaus. Durch die zusätzliche Einbeziehung der spirituellen Dimension und die Verbindung uralten Wissens mit unseren heutigen psychotherapeutischen Möglichkeiten kann und soll sie zum Beginn des persönlichen Entwicklungsweges werden beziehungsweise auf ihm weiterbringen.[26]

Unter dem Sanskritbegriff »Karma« (wörtlich »Tat«) versteht man eine geistige oder körperliche Handlung, die Konsequenz einer solchen Handlung, die Summe aller Konsequenzen des Tuns eines Individuums in diesem oder in einem vorangegangenen Leben sowie die Kette von Ursache und Wirkung in der moralischen Welt.[27]

Im Alter ist der Schritt vom Alten zum Neuen Testament so wichtig. Statt »Auge um Auge, Zahn um Zahn« (Ex 21, 24), was nur zu Blindheit und Zahnlosigkeit führt, ist Verzeihen und Gnade die neue Chance. Sich von der Anmaßung der Rache zu befreien ist obendrein erleichternd. Es ist im wahrsten Sinne des Wortes himmlisch, das ganze große Thema der Gerechtigkeit und ihrer Wiederherstellung in höchste Hände zu legen. Ist es nicht auch wundervoll, etwas so Ekelhaftes wie Rache so elegant zu delegieren und sich keinen Tag länger damit zu belasten? Schließlich ist, was immer in Gottes, doch offensichtlich in besten Händen.

Persönlich schenkt mir mit zunehmendem Alter das Delegieren wie gesagt immer bessere Erfahrungen. Ich glaube, damit sogar dem Pareto-Prinzip[28] immer näher zu kommen, das besagt: Wir erreichen 80 Prozent unseres Erfolgs mit 20 Prozent unserer Aktivitäten. Das ist belegt, nur erscheint es uns in jungen Jahren meist schwer, die 20 Prozent zu identifizieren. Über diesen Weg, immer mehr zu delegieren, um es einerseits loszuwerden, aber andererseits auch, um andere zu fordern und zu fördern, ergibt sich eine Win-win-Situation: Sich zu erleichtern und anderen Chancen zu geben, bringt uns selbst und alle weiter und dem Glück näher. Tatsächlich beglückt es andere, mehr zu leisten und sich dabei zu beweisen und zu verwirklichen. Im Alter wird es notwendig, erleichternd und damit beglückend, mehr und am besten in gute Hände abzugeben. Ich kenne einen brillanten Chefarzt, der noch vor der Pension zu operieren aufhörte und seinem Team beratend zur Seite stand und es damit sehr beschenkte – und sich selbst mit viel Zeit. Wer sowieso nicht gern kocht und es sich leisten kann, mag öfter in ein Restaurant gehen und sich entsprechend bedanken – und dort neue Freunde finden.

Wer immer weniger tut und damit mehr erreicht und bewegt, ist davon in aller Regel sehr angetan. Hier hilft das Alter insofern, als es erleben lässt, wie die Welt der Impulse und Ideen tatsächlich oft mehr in Gang bringt, als selbst zupackend zwar ein gutes Vorbild abzugeben – aber auch wertvolle Zeit.

Ähnlich leicht und erleichternd lässt sich mit dem Abstand des Alters das Be*leid*igtsein aufgeben. Das ist ebenfalls bereits sprachlich einfach und leicht zu durchschauen. Beleidigte bekommen das Leid so wie Nachtragende die Schlepperei. Egal, wie beleidigt ich bin, kann ich dieses Leid doch nicht auf das Objekt des Beleidigtseins übertragen. Ich bleibe im wahrsten Sinne des Wortes allein darauf sitzen. Das ist eines der ungeschicktesten und geradezu dümmsten Geschäfte. Im Alter ist es spätestens höchste Zeit, das zu durchschauen und sich davon zu lösen. Beleidigt zu sein lohnt sich genauso wenig, wie zu beleidigen. Ersteres fügt mir selbst, Letzteres anderen Leid zu, beides ist dumm. Dadurch wird weder die Welt noch das Leben besser, schon gar nicht das eigene.

Wer nachtragend ist, kann einen Streit aus früheren Zeiten nie wirklich ad acta legen. Ein eigentlich längst vergessener Disput wird immer wieder aufgewärmt, die Vorwürfe werden jedes Mal erneut geäußert, und es scheint dabei kein Ende in Sicht zu sein. Nachtragenden Zeitgenossen gelingt es auch nicht, eine Entschuldigung aufrichtig anzunehmen und wirklich zu verzeihen.

Die Frage ist auch: Haben wir für solchen Unsinn im Alter überhaupt noch Zeit? Die wird offenbar mit ihrer Verknappung viel kostbarer. Es ist dringlich zu lernen, sie entsprechend zu schätzen und als wahren Schatz zu erkennen, zu behandeln und zu schützen.

Mir haben dabei Filme sehr geholfen, besonders die aus der *Hollywood-Therapie* (siehe Veröffentlichungen des Autors). Insofern habe ich sie meinen PatientInnen gern empfohlen und als Arzt mehr Spielfilme verschrieben als Pharmaka. Die Erfolge sprechen für die Streifen.

*Medi*kamente verschrieb ich dagegen relativ selten und vor allem, wenn ich hoffte, sie könnten Betroffene wirklich zurück in ihre *Mitte* bringen. Die alten Worte für »Medikament« wie das lateinische *remedium* oder das englische *remedy* lassen diesen ursprünglichen Sinn und Zweck noch anklingen. Diesen selben Wortstamm teilen sich *Medi*zin und *Medi*tation, und oft erlebte ich Letztere als beste Form Ersterer. Folglich rate ich, sich über dieses Buch hinaus auch durch Meditationsübungen auf dem Weg in ein glückliches Alter(n) begleiten zu lassen. Seine Mitte zu finden, um in ihr zu ruhen, ist wesentliches und wichtiges Thema des Älterwerdens!

Die (Menschen)würde des Alterns

Die Würde des Menschen ist unantastbar, so steht es ganz vorn im deutschen Grundgesetz und anderen Verfassungen. Das Alter ist die Zeit, diese Würde wahr- und wichtig zu nehmen, sich aber auch entsprechend würdevoll zu verhalten – der Würde dieser fortgeschrittenen Zeit gerecht zu werden.

Wir sprechen davon, in Würde sterben zu wollen, aber wäre es nicht noch wichtiger, vorher in Würde zu leben? Dank für diesen schönen Gedanken und das entsprechende Buch an den Neurobiologen Gerald Hüther.[29] Das Alter bietet beste Gelegenheiten, in Würde zu wachsen.

Niemanden verletzen zu wollen ist menschlich und würdevoll, jemanden zu verletzen demnach würdelos. Andere zum Wachsen und zur Entfaltung ihrer Begabungen, ihres Entwicklungspotenzials zu verhelfen ist würdevoll. Das Alter ist die ideale Zeit für gute Ratschläge, die nicht verletzen, weil sie nicht (nied)erschlagen, sondern (auf)helfen.

Dass die Jungen dafür wenig offen scheinen, hat sicherlich mit ihnen, aber auch den ausbleibenden guten Ideen von uns Alten zu tun. Der schon erwähnte Film »Man lernt nie aus« ist ein Lehrstück, wie gut sich Alt und Jung ergänzen und gegenseitig fordern, fördern und unterstützen könnten.

Wenn wir Alten uns weiterentwickeln und weiter lernen, werden uns die Jungen auch zuhören und sich inspirieren lassen. Dessen bin ich mir sicher und erlebe es auch. Sind wir dankbar für alles, was wir bewegen und erreichen durften, werden wir Dank ernten. Persönlich erlebe ich heute im Alter noch mehr Anerkennung, Dank, und manche Vortragstour wurde geradezu zum »Ernte-Dank-Fest«.

Aber ist die angeblich unantastbare Würde des Menschen in den letzten Corona-Zeiten nicht auch missachtet worden? War es würdevoll, alte Menschen in Pflegeheimen zu isolieren, ihre Angehörigen und Seelsorger auszusperren und daran zu hindern, sie zu besuchen, ihnen Gesellschaft und letzten seelsorgerischen Beistand zu leisten? Unsere Gesellschaft, welche die Alten schon lange unwürdig an den Rand drängt im Vergleich zu östlichen Ländern, verfiel – in der Absicht, die Alten zu schützen – in den Gegenpol der Diskriminierung. Sie ignorierte die Würde der Alten nicht nur, sondern mit der Gesundheit wurde dabei genauso Schindluder getrieben wie mit den Alten – von Würde keine Spur.

Gerald Hüther rät in seinem Buch über die Würde, zuerst einmal wieder zu lernen, die eigene überhaupt wahr- und wichtig zu nehmen. Darin sieht er unsere entscheidende Aufgabe als Gesellschaft und befürchtet, falls es uns nicht gelingt, in einer sich ständig komplizierter und komplexer entwickelnden Welt nicht zu bestehen.

Unser Grundgesetz sieht die Würde des Menschen gleichsam als gottgegeben. Hüther geht davon aus, dass wir sie uns erst erwerben und anschließend im Gehirn verankern müssen. Das wiederum können wir nur in Kooperation miteinander schaffen. Im Gegeneinander der Konkurrenz haben wir keine Chance.

Würdevoll ist, wenn wir uns der eigenen und der Würde der anderen bewusst sind und uns entsprechend verhalten. Das läuft auf die bewährte Erkenntnis hinaus, niemand anderem etwas zu tun, von dem wir nicht wollen, dass es uns getan werde.

Kant formulierte im kategorischen Imperativ, das eigene Handeln möge Vorbild für jegliches Handeln aller Menschen sein.

Der Gautama Buddha sagte schon vor 2500 Jahren: »Auf mich selbst achtend, achte ich auf den anderen. Auf den anderen achtend, achte ich auf mich selbst.«

In der Gegenwart von Corona läuft es meiner Ansicht nach auf Folgendes hinaus: Wollen wir es uns weiter gefallen lassen, uns gegeneinander ausspielen zu lassen, andere auszugrenzen, auf sie Schuld zu projizieren? Oder bleiben wir würdevoll und respektieren auch die Würde der Mitmenschen und Mitwelt und deren Gründe, anders zu denken, zu fühlen und zu sein?

Ist es noch mit unserer Würde vereinbar, Tiere in Massentier-Zucht-Häusern quälen und in Großschlachthöfen maschinell töten zu lassen, um ihr Fleisch auf unsere Teller zu bringen und zu verspeisen? Mit meiner ist es das nicht, weder den Tieren gegenüber noch den Menschen, die sich für diese würdelosen Tätigkeiten hergeben (müssen).

Als unveräußerliches Menschenrecht ist die Würde in der Verfassung gut geschützt, aber im Alltag scheint sie mir bisweilen – den meisten wohl gar nicht bewusst – unter die Räder gekommen zu sein. Akzeptierte sonst eine Mehrheit, Tiere und Menschen für sich so zu entwürdigen?

Um die eigene Würde unangetastet zu lassen, muss ich mir ihrer erstens bewusst sein und sie zweitens schützen können, wenn jemand sie verletzt. Diktatoren sprechen oft von Stolz und Ehre des Menschen, aber kaum je von seiner Würde.

Es ist nie zu spät, Bewusstsein der eigenen Würde zu entwickeln, das Alter ist höchste Zeit, sie zurückzugewinnen. In dem Film »Last Samurai«[30] spielt Tom Cruise Hauptmann Nathan Algren, der seine Ehre und Würde in den Bürgerkriegen gegen die amerikanischen Ureinwohner und vor allem in den Massakern an ihnen verloren hat. Er braucht ein halbes Leben und einen ganzen langen Film, um beide zurückzuerobern.

Die Welt der Moderne mit ihrer Geld-Welt-Religion und der religiösen Konsumpraxis ist nicht gerade eine sehr würdevolle oder gar auf die Entwicklung von Würde ausgerichtete Veranstaltung. Im Gegenteil werden wir in der Moderne sehr rasch vom Umfeld zu Objekten fremder oder elterlicher Interessen und verführt, unsere eigene Würde zu verraten. Das Alter ist die perfekte Zeit, sie zurückzuerobern und wieder zu Subjekten und Chef(in) im persönlichen Leben zu werden, um selbiges in Eigenregie zu gestalten – wenigstens am Ende.

Eine der vornehmsten Aufgaben des Alters ist deshalb die Zurückgewinnung unserer im Grundgesetz garantierten Würde. Die nachlassenden gesellschaftlichen Zwänge wie der Verlust des Interesses an uns können wir auch als Befreiung sehen, die uns dabei hilft. Über dieses nachlassende Interesse wäre nachzudenken, immerhin lebt die ganze Gesundheitsindustrie vor allem von Alten – je gebrechlicher, desto lukrativer.

Wer wieder kreativ über sein Leben bestimmt, gewinnt verlorene Würde zurück, selbst wer fast ein Leben lang andere als Objekte behandelt und sich selbst so hat behandeln lassen.

In der im Buch *Corona als Weckruf* beschriebenen Welt unserer Anfänge hatten wir schon deshalb Würde, weil diese frühen Gemeinschaften frei von Eigentum waren. Damals war es undenkbar, jemandem etwas wegzunehmen, alles gehörte allen. Auch verkaufen wollte diese längste Zeit unserer Entwicklungsgeschichte über niemand irgendwem irgendetwas. Eigentum war für uns als frühe Nomaden nur belastend.

Erst vor entwicklungsgeschichtlich kurzer Zeit, vor circa 12 000 Jahren mit dem Beginn des Besitzes von Tierherden, nach ihren Häuptern, den *capita*, gezählt, beginnt der *Kapita*lismus mit Besitz und sich daraus ergebenden Hierarchien. Das griechische Wort *hierarchía* bedeutet »Amt des obersten Priesters« oder auch »Herrschaft des Heiligen«. Der niederländische Historiker und Journalist Rutger Bregman denkt unsere Geschichte neu und hat mit *Humankind*[31] mein Weltbild nachhaltig erschüttert und wundervoll repariert. Er sieht die frühen Hierarchien noch auf Leistung und Fähigkeit gegründet und insofern für die Seelen akzeptabel. Das änderte sich allmählich und verkehrte sich bis heute ins Gegenteil. Wir wurden Opfer des *Schattenprinzips*,[32] Menschen verkamen zu Objekten und Sündenböcken. Damit verschwand die Würde aus dem Leben und die würdevolle Begegnung auf Augenhöhe.

Auch insofern sind wir Alten und mit uns das Alter so wichtig für die Zukunft. Wir sind wieder relativ frei von entwürdigenden Zwängen.

Das Alter ist die ideale Zeit, uns zu fragen, wo diese moderne Art von Fortschritt hinführt. Immer weiter fort, das ist klar und sicher, aber fort wovon und vor allem wohin? Das Alter versetzt uns in die Lage, dabei über zunehmende Bequemlichkeit und die unendliche Steigerung des Bruttoinlandsproduktes (BIP) hinauszublicken und zu denken. Uns Alten könnte es am ehesten um geistig-seelische Entwicklung und die von Visionen fürs eigene und für alles Leben gehen.

Das Alter und wir Alten zeigen definitiv, dass wir auch ohne Zwangsmaßnahmen aktiv und durchaus produktiv bleiben. Lediglich die Schwerpunkte verschieben viele von uns gern. Als Alte distanzieren wir uns leichter von den üblichen Schiebungen und neigen dazu, würdevoller zu agieren. Wer sich den Tod zum Freund macht und ihn ständig neben sich weiß, findet natürlich leichter dessen und die eigene Würde. Da hilft die Frage: »Was wird mir auf dem Totenbett – im Angesicht von Freund Hein – leidtun?«

Persönlich glaube ich – und ich habe das in *Corona als Weckruf* dargestellt – an einen notwendigen Kompromiss zwischen der Gemeinschaft des Anfangs, deren Vorteile uns als einzige Menschenart überleben ließen, und der Selbstverwirklichung im Sinne von C. G. Jungs Begriff der »Individuation«.[33] So könnten Natur mit Schwerpunkt in der ersten und Kultur mit Betonung der zweiten Lebenshälfte wieder zusammenfinden und sich und uns mit unserer Erde auf würdevolle Art und Weise (weise) versöhnen und verbinden. Dann ließe sich auf ihr – zusammen mit allen anderen fühlenden Wesen – in persönlichem inneren und daraus folgend auch kollektivem äußeren Frieden in Würde gut leben.

Die Erkenntnis unserer persönlichen und kollektiven (Menschen)würde wird so geradezu Voraussetzung wirklicher Freiheit. Sich ihrer Würde bewusste Menschen sind kaum noch verführbar, platte Werbung verfängt und fängt sie nicht mehr. Im Gegenteil, wir kaufen – wie ich seit Jahrzehnten – nichts mehr, was im Medienzirkus lauthals beworben wird. Das spart viel Geld und, was viel wichtiger ist, Aufmerksamkeitsenergie, die so *not*wendig (im Sinne von »die Not wendend«) ist, und Zeit.

Im Bewusstsein unserer eigenen Würde würdigen wir auch ganz von selbst die Würde anderer und der Mitwelt. Wie sagte Albert Schweitzer: »Ich bin Leben, das leben will, inmitten von Leben, das leben will.«[34]

Eigene zurückgewonnene Würde wird auch andere animieren, ihre Würde ebenfalls zurückzuholen. Alles beginnt hier wieder bei uns selbst. Nur wer sich selbst liebt, hat auch Chancen bei den Nächsten und letztlich sogar den Feinden.

Alle wollen in Würde leben, und es gibt ein Leben vor dem Tod. Nehmen wir es uns im besten möglichen Sinne.

Eigenverantwortung in der Lebensorganisation

Warum bemühen wir Eigenverantwortung nur da, wo keine Versicherung für uns einspringt? Warum nutzen wir sie nicht alle und überall? Verantwortung gehört zur selben Lebensbühne wie das Alter und die Zeit, aber auch der Tod und die Angst, die Nummer 10 (siehe Anhang, »Verzeichnisse und Übersichten«). Insofern ist spätestens das Alter die Zeit, in Eigenverantwortung einzutreten. Sie kann alles verbessern und vieles verzaubern.

Den Kopf, genauer gesagt das Bewusstsein, wach und klar zu behalten ist nur in Eigenverantwortung möglich und für ein gelingendes Alter so notwendig. Denn nur so können wir die Lebensumstände unseres Alters selbst bestimmen. Altenheime sind sicher nicht alle so schlecht wie ihr Ruf, aber viele auch noch schlechter. Das dürfte vor allem daran liegen, dass dort viel Geld – manchmal rücksichtsvoll und oft rücksichtslos – verdient wird. Wer noch klar erkennt, was solch ein Altenheimplatz kostet, könnte das viele Geld sehr viel geschickter und schöner in sein Alter investieren. Selbst Langzeit-Arrangements auf Vier- und Fünf-Sterne-Kreuzfahrt-Schiffen sind oft in jeder Hinsicht günstiger. Hilfs- und sogar Pflegekräfte lassen sich in Eigeninitiative organisieren – auch für mehrere ältere Herrschaften, die noch etwas herrschaftlicher leben und Herr im eigenen Leben bleiben wollen, und vor allem selbstbestimmt. Gemeinschaftliche Selbstorganisation könnte ein schönes Leben im gewohnten Zuhause erlauben. Das Wohnen bleibt dann gewohnt, das Essen lässt sich zusammen bestimmen, Kochen und Putzen delegieren, und so viel Freiheit bliebe erhalten. Altenheim bedeutet fast immer Fremdbestimmung. Die Kontrolle über das eigene Leben geht – bestenfalls liebevoll – verloren, und das schlägt sich oft im Nervensystem in Kontrollverlusten nieder. Hier gilt ebenfalls: »Use it and keep it.« Oder: »Use it and win it.«

Vor allem wird Mobilität der »Insassen« in Heimen, die kaum je Heim und Heimat werden, oft nur als teuer und lästig empfunden und insofern behindert. Das schreckliche Motto: »Je bettlägeriger die Menschen und je höher ihre Pflegestufe, desto lukrativer.« Das führt keineswegs überall, aber deutlich zu oft in die falsche Richtung. Menschen werden zu PatientInnen, denn die sind einfacher zu handhaben und bringen gegenüber wachen, aktiven Erwachsenen mehr und werden folglich vermehrt. Selbstverantwortliche Eigenregie bringt demgegenüber viele Vorteile. Und es gibt tatsächlich noch ÄrztInnen, die Hausbesuche gern durchführen. Sie sind immer schwerer zu finden, weil das Gesundheitssystem sie gering wertet. Auf Wohnungen und Häuser spekulierende Erben müssen dann noch etwas zurückstehen, was ihnen sehr gut bekäme. Der Film »Zu Ende ist alles erst am Schluss«[35] gibt hier Denk- und Fühlanstöße.

Japanische Lebenskunst 1.0

Schätze des Lebensstils

Japaner leben durchschnittlich länger als Menschen anderer Nationen. Okinawa war lange die Region mit den meisten über Hundertjährigen. Irgendetwas lief offensichtlich bei ihnen gut und sogar besser als bei anderen im Hinblick auf Gesundheit und Alter(n). Tatsächlich ist der japanische Umgang mit Altern und alten Menschen geprägt von würdevoller Ehrerbietung und Anerkennung. Was immer wir wertschätzen, wächst und gedeiht. Die Großmutter-Hypothese geht davon aus, seit Großmütter gebraucht und anerkannt wurden, ergab sich die zweite Lebenshälfte. Wo das Alter geschätzt und geehrt wird, werden folglich mehr Alte besser und länger leben.

Es ist also nicht zufällig, sondern fällt Japanern gesetzmäßig zu, deutlich älter zu werden, und besonders auf Okinawa. Das dauerte allerdings nur so lange, bis die Männer den Lebensstil der Soldaten der US-Garnison übernahmen. Dieser American Way of Life ist in Wahrheit einer des Todes, wie sich weltweit offenbart, wenn indigene Bevölkerungen ihn übernehmen.

Persönlich haben mich über vierzig Jahre Zen-Meditation und Tradition mit Japan und seiner Kultur verbunden. *Zen* steht für Achtsamkeit, Einfachheit und Stille. Die japanische Tradition verfügt noch über weitere Schätze des Lebensstils, die im Zusammenhang mit unserem Thema Alter wichtig sind und uns weiterhelfen können. Das ästhetische Konzept zur Wahrnehmung von Schönheit *Wabi-Sabi* ist solch ein weiteres wundersames Hilfsmittel mit der Doppelbedeutung »Akzeptanz« und »Selbstmitgefühl«. Tatsächlich gilt es, ehrlich und verantwortlich anzunehmen, was ist, egal, was wie ist. Selbst eine Krebserkrankung ist zu akzeptieren. Ansonsten lässt sie sich nicht wandeln. Byron Katie, die US-amerikanische Lehrerin und Gründerin von »The Work« – einer Methode zur Relativierung hinderlicher Glaubenssätze –, formulierte es so: »Lieben, was ist.«[36] Das wird immer der erste Schritt und oft schwer sein, aber durch Selbstmitgefühl zu erleichtern. Wer den Weg in (s)eine Katastrophe Marke Eigenbau mit Selbstmitgefühl betrachtet, muss die Misere nicht unbedingt lieben. Aber er kann mit sich mitfühlend erkennen, wie er hineingeschliddert ist. Das erleichtert den Zugang ebenso wie den Ausweg. Wer sich einlässt auf Wabi-Sabi, Akzeptanz mit Selbstmitgefühl, wird sich das Altern erleichtern und es leichter genießen.

Ikigai, der persönliche Lebenssinn oder das, was morgens das Aufstehen lohnenswert erscheinen lässt, wofür es sich persönlich zu leben lohnt, ist ein nächster entscheidender Schritt. Mit solch einem Ziel wird *Kaizen*, der Weg der kleinen Schritte, zu einem Glücksgaranten besonders im Alter. (Siehe auch das Kapitel »Japanische Lebenskunst 2.0«.)

Yuimaru schließlich ist das in Japan ungemein geschätzte und für wichtig erachtete Gemeinschaftsgefühl, von dem die meisten anderen Nationen nur träumen können. Nach der Tsunami-Katastrophe von Fukushima stand es nicht allein wirtschaftlich wirklich schlecht um Japan. Da geschah ein für Japan typisches Wunder. Statt ihr Geld im Ausland in Sicherheit zu bringen, als es ihrem Land schlecht ging, tat die Mehrheit der Japaner genau das Gegenteil: Sie setzten auf Japan, und selbst Auslandsjapaner überwiesen ihr Geld zurück in die alte Heimat, um ihrem Land in dieser schweren Zeit beizustehen. Vom Solidaritätsgefühl Yuimaru sind die meisten weit entfernt. Wir alle werden aber Yuimaru brauchen, wollen wir die Welt aus den gegenwärtigen Krisen retten. (Siehe auch das Kapitel »Japanische Lebenskunst 3.0«.)

Kintsugi – Reparieren als wertsteigerndes Konzept

Für uns Alte am wichtigsten ist die Perle *Kintsugi* aus der Schatztruhe der japanischen Tradition, die alte Kunstform, um zerbrochene Keramik zu reparieren. *Kin* bedeutet »golden«, *tsugi* kann mit »verbinden« beziehungsweise »reparieren« übersetzt werden. Das traditionelle Kintsugi ist ein aufwendiger Prozess: Für die Herstellung der Klebepaste *urushi* wird das Harz des ostasiatischen Lackbaums verwendet. Der ganze Reparaturprozess zerbrochener Gegenstände dauert mehrere Wochen, wobei bestimmte Bedingungen berücksichtigt werden müssen, etwa Temperaturen knapp unter 30 °C bei sehr hoher Luftfeuchtigkeit und staubfreier Umgebung. Ganz zum Schluss wird auf die *Urushi*-Stellen Goldpuder aufgetragen, und nach einer erneuten Politur erstrahlt der Gegenstand in neuer Schönheit.

»Doch Kintsugi ist mehr als nur ein Kunsthandwerk; es ist ein poetisches Bild für den Prozess, den Menschen durchlaufen, wenn ihr Leben ›auseinanderbricht‹ [...] und [sie] sich der Aufgabe stellen, die Scherben ihres alten Lebens aufzulesen und daraus ein neues Leben zu erschaffen – ein Leben, das [...] noch erfüllter sein kann als das alte, das sie verloren haben.«[37]

In Verbindung mit Kintsugi und der entsprechenden Einstellung werden wir dem Alter und dem ganzen Leben am besten gerecht. Andrea Löhndorf animierte uns in ihrem Buch *Kintsugi*, aus dem das obige Zitat stammt, die Weisheit Japans zu erkennen, des Landes der aufgehenden Sonne, und deren Strahlen auf unsere Leben zu (be)ziehen. So mag uns ein Licht aufgehen, und wir erkennen das Leben als Reparaturwerkstätte, um seine vielen Bruchstellen nicht zu vertuschen, sondern sie werden »vergoldet und damit in ihrer ganzen Schönheit inszeniert«:[38] Sie werden zu einem lebendigen Gesamtkunstwerk.

Die Kunst des Reparierens ist im Alter von zentraler Bedeutung, ist es doch die Zeit, wo wir die Muße haben, entstandene Schäden auf allen Ebenen auszubessern. Dieses Wort lässt schon anklingen, worum es geht. Beim Ausbessern werden Dinge, aber auch alles andere wie Beziehungen besser und wertvoller. Tatsächlich heiratet die Hälfte der Geschiedenen neuerlich. Offenbar merken wir in unserer Tradition nur sehr spät, wie viel wertvoller Repariertes ist als Neues. »Gekittet« hat bei uns einen negativen Beigeschmack. Es steht für »abgenutzt« und »gebraucht«. Wir bevorzugen Neuwagen gegenüber Gebrauchtwagen. Die Philosophie des Kintsugi kann uns das Gegenteil lehren und die für uns neue, fast in Vergessenheit geratene große Kunst der Reparatur vermitteln.

Das Regiedebüt des damals 75-jährigen Dustin Hoffman über alternde, mehrheitlich egomane OpernsängerInnen im sehenswerten Film »Quartett«[39] lässt uns miterleben, wie eine im Alter gekittete Beziehung noch wertvoller wird. Geschildert wird die Geschichte jener alten Musiker, die ihr Altenheim durch eine Gala vor dem finanziellen Ruin retten.

Wir dürfen das Alter nutzen, um es und unser Leben zu vergolden. Repariertes tritt aus der Anonymität heraus. Es hat Geschichte und kann Geschichten erzählen, wird dadurch wertvoller. Selbst wo ein Leben zerbricht und in Scherben liegt, kann aus den neu zusammengefügten Scherben ein neues individuelleres und damit schöneres Leben (er)wachsen. Wie Phönix aus der Asche kann sich der Seelenvogel erheben – ein Bild unserer Kultur.

Unbezahlte Rechnungen zu begleichen, offene Enden zusammenzufügen und den roten Faden durchs Leben zu erkennen und ihm bewusst zu folgen, dazu ist es jetzt an der Zeit. Es kann dem Leben neuen Sinn geben, uns unserem Ikigai näherbringen.

Kintsugi könnten wir im Alter als ungleich wertsteigender und erfüllender erkennen als das Wegwerfkonzept der Moderne. Kaum jemand repariert heute noch sein Auto. Selbst Mecha(tro)niker haben das weitgehend aufgegeben. Sie diagnostizieren mit Computerhilfe den Ausfall eines Teiles und tauschen es aus. Das Alte wird entsorgt, Neues wird eingebaut.

Persönlich glaube ich, mir hat das Verständnis meines Autos gutgetan. Ich kannte seine Innereien, habe mich darum gekümmert, sein Öl gewechselt und es ab und an geputzt. Waschanlagen gab es noch nicht. Heute verstehe ich praktisch nichts mehr vom Auto. Ebenso wenig von meinem Laptop, wörtlich »dem zuoberst auf dem Schoß Stehenden«, von dem mein Leben entscheidend abhängt, wie übrigens auch die Stimmung.

Dabei habe ich noch das Glück, einen wundervollen Assistenten und Chauffeur zu haben und einen ebensolchen Computer-Fix. Sie kennen und schätzen einander und sorgen bestens für mich. Das ergibt aber nur Sinn, wenn ich die durch sie gewonnene Zeit für etwas für mich noch Wesentlicheres verwende. Was das ist und sich im Alter immer mehr herausschält, bleibt zu untersuchen.

Was ich mir aber nie nehmen ließ, ist, meinen Bergstiefeln, wenn notwendig, neue Sohlen zu schenken gegen alle Argumente, das würde sich nicht mehr lohnen. Es lohnt sich tatsächlich sehr. Sie haben mich und ich habe sie auf so viele Gipfel getragen, ihre Sohlen dabei mehrfach abgelaufen. Sie sind bestens eingelaufen und gehören zu mir und keinesfalls in den Müll meiner Geschichte. Meine empfindliche Babyhaut, die sich zeitlebens weigert, eine Hornschicht zu bilden, hat mir da – erkenntnismäßig – sehr auf die Sprünge geholfen. Ihr, die mir so viele schmerzende Blasen einbrachte wie ich ihr, bin ich dafür rückwirkend dankbar.

Dass solche Reparatur in Gestalt einer Neubesohlung manchmal mehr kostet als neue Stiefel, schreckt mich keineswegs. Sie sind mir danach auch viel mehr wert.

Einige Jahre habe ich – aus steuerlichen Gründen – neue Autos bekommen, sobald sie »abgeschrieben« waren. Was für ein Unsinn! Abschreiben hat sich schon in der Schule nicht bewährt. Inzwischen fahre ich sie bis zum Ende, und das geht lang. Es (er)spart tatsächlich viel Geld und Umstände und erhält die Beziehung.

Hinter dem Abschreibeargument steckt lediglich eine ungute Melange aus männlichem Auto-Ego-Wahn und versteckter steuerlicher Subventionierung der Autoindustrie und ihrer bis in Regierungskreise reichenden Lobby.

Mit meinen Laptops würde ich genauso verfahren. Sie sind so schon sicher die bestamortisierten. Ich gebe sie jeweils nur widerwillig und mit Abschiedsschmerz her. Sie fallen gleichsam der Inflation immer größer werdender Programme zum Opfer.

Die japanische Tradition kann uns so gut lehren, einfacher, schöner und glücklicher zu leben. Eine Teetasse, die einen Sprung hat oder zerbrochen ist, wird nicht in den Müll entsorgt, sondern kunstvoll und aufwendig geflickt. Das darf und wird viel Zeit und damit Geld kosten und darf es auch. Die Tasse wird viel wertvoller. Die Reparatur wird betont, geradezu herausgestellt und deutlich sichtbar gestaltet mit kunstvoll und im doppelten Sinn vergoldeten Bruchstellen.

Ich halte das für ein wundervolles Konzept auch für moderne Gegenstände und Geräte. Denn tatsächlich entwickeln wir doch eine Beziehung zu ihnen, unseren Laptops, Autos und Kleidern, die uns als zweite Haut dienen. Wenn ich heute meine Schuhe neu besohlen, Handschuhe flicken und Berghosen mit dem x-ten Flicken besetzen und Mikrofone und CD-Spieler reparieren lasse, höre ich immer wieder: »Kauf dir doch was Neues, Besseres!« Aber ich war schon Kintsugi-Anhänger, als ich das Wort noch gar nicht kannte. Und es kommt gar nicht so oft etwas Besseres (Neues) nach.

Natürlich gibt es Fortschritt: Mein NeoosX für vegetativen Ausgleich, um mir meinen eigenen Ton unter die Haut zu spielen und zum Nebenbei-Sprachen-Lernen, habe ich jetzt als Uhr noch viel lieber als in frühen Jahren die größeren Geräte für den Gürtel.

Von Jahr zu Jahr beeindruckendere Brainlight-Sessel sind mir und den TamanGa-Gästen eine wachsende Freude. Meine Noise-Cancellation-Kopfhörer werden von Mal zu Mal besser, und ich freu mich auf weitere zukünftige Aufnahmen in Virtual Reality, die Lernen so verbessern und revolutionieren.

Ein Wohnmobil, mit und in dem wir so viel Schönes erlebten, haben wir zwei Jungs geschenkt, statt es zu verkaufen. So bekam es noch eine lange Geschichte und endete schließlich, in die Jahrzehnte gekommen, kaum noch fahrtüchtig, als sogenannter »Bums-Container« auf Popkonzerten. So wurde es im Alter noch Heim für Liebesfeste der nächsten Generation. Das hat uns immer sehr gefreut, wenn wir später daran dachten, und den Jungen Freiheit, Lebensfreude und -lust geschenkt.

Als die Bauern bei der Morgendämmerung der Traktoren ihre Pferde zum Schlachthof führten, hatten viele Tränen in den Augen und sich das nie verziehen. Es hat ihr Herz auf Dauer beschwert und manches gebrochen. Diese Entwicklung von persönlichen Beziehungen zu immer mehr Dingen und Gerätschaften hat uns selbstverständlich viel Arbeit abgenommen, aber auch Beziehungen und Gefühle gekostet.

In der nordschottischen spirituell orientierten Lebensgemeinschaft Findhorn hatte jeder Leiterwagen seinen Vornamen, was mir anfangs eigenartig und komisch erschien, aber langfristig

Sinn ergab. Unser Auto hat natürlich einen Namen, und als ich mir kürzlich ein tiefblaues Einsitzer-Elektro-Cabriolet kaufte, bekam es meinen zweiten Namen, Olaf, den meines Vaters. Es hat eine vergleichsweise sehr große Ladefläche und transportiert nun in TamanGa die Wäscheberge und Sonstiges fast lautlos. Auch wenn es nicht mehr als 1600 Euro kostete, hat es doch viel größeren, sogar erheblichen Wert. Wie der alte laute Weinberg-Traktor wird es sehr geschätzt und selbstverständlich, wenn notwendig und möglich, repariert. Es gehört sozusagen zur TamanGa-Familie.

Denjenigen unter uns, die kaum noch Beziehungen zu Menschen pflegen, werden Dinge zunehmend tot erscheinen. Und ehe sie sich's versehen, leben sie in einer toten Welt, aber was ist das dann überhaupt noch für ein Leben? Für sie wäre es vielleicht ein erster Schritt der Annäherung ans Beziehungsthema, auch Gegenstände wieder liebzugewinnen. Dazu gehört, sie zu reparieren, wenn wir sie schon beschädigt haben. Das bringt uns vollends zu den Beziehungen, die wir ebenfalls reparieren könnten, wenn wir ihnen geschadet haben.

Als Luzy, die Lieblingskatze meiner Tochter Naomi, sich mit abgeriebenen Krallen und Querschnittslähmung nach einem Unfall nach Hause schleppte, plädierten alle für die erlösende Spritze. Nur Margit, meine erste Frau, fragte erstaunt, seit wann Querschnittsgelähmte getötet würden. Bei uns kam das nicht infrage, sie lernte, Luzy manuell die Blase und den Darm auszudrücken. Und Luzy lernte – mit mir als Zeugen –, das alles wieder selbst in den Griff zu bekommen und schließlich sogar wieder zu laufen, wenn auch nicht zu rennen und schon gar nicht Kurven zu nehmen. Aber welche Katze von ihrem Stand muss schon Vögel und Mäuse jagen und lange, wahrscheinlich anstrengende Wanderungen absolvieren? Jahre später hauchte sie hochbetagt und tagelang ihre neun Leben auf Margits Schoß aus. Davor hat sie uns alle und besonders Naomi mit ihrer Präsenz und Würde reich beschenkt. Unter einem Rosenstrauch beerdigt, blühte dieser vor meinen wissenschaftlich verblendeten und eher ungläubigen Augen den ganzen Winter über, trotz Raureif, Frost und Schnee. Meine heutige Partnerin hat ein ähnliches Wunder beim Abschied von ihrer Lieblingskatze erlebt.

Ich war oft Zeuge dieser zoologisch-botanischen Kooperation, die Wunder zu nennen ich mich nicht mehr scheue. Eine Synergie, wie ich sie eigentlich liebe. Der Rosenstrauch hat nur einen Winter geblüht, Luzy ruht jetzt in Frieden unter einem Marmor-Kissen und der Bronze-Statue einer Katze. Sie war ganz am Ende wieder ganz heile und ein wenig heilig – oder mehr.

PatientInnen berichteten mir von so vielen Todesurteilen, die Schulmediziner über sie gefällt hatten. Gar nicht so selten konnte ich sie überzeugen, ihnen in ihrem »Fall« nicht zu glauben. Wenn sie entgegen den Voraussagen wieder heil und manchmal sogar heiler als vor Ausbruch der Krankheit wurden, ging in ihrem und meinem Herzen die Sonne auf. Insofern empfehle ich diese Art von Besonnenheit – besonders fürs Alter. Die bedeutet auch: nicht allen alles zu glauben und Ärzte statt Mediziner zu finden. Andererseits aber viel mehr zu glauben, vor allem an sich selbst, die eigenen Selbstheilungskräfte und die unglaublichen Kräfte von Mutter Natur.

Für moderne Menschen und ihre Beziehungen wäre die Kunst der Reparatur solch ein Segen und Kintsugi die Rettung. Damit ließen sich auf ständig steigendem Niveau Beziehungen wieder bis ins hohe Alter leben. Mit jeder konstruktiven Reparatur könnten sie im Wert wachsen und wir insgesamt gewinnen. Wie es im Untertitel des zitierten lesenswerten Buches von Andrea Löhndorf heißt: »Die Kunst, schwierige Zeiten in Gold zu verwandeln«. Was wäre, wenn wir, statt sofort aufzugeben, uns wieder zusammenraufen und erkennen, was beide an der Auseinandersetzung lernen können? Wachsend fänden wir wieder zusammen, um auf höherer Ebene *zusammenzuwachsen.*

Sind wir wirklich glücklicher geworden, seit Scheidungsraten in Großstädten die 80 Prozent überschreiten wie früher nur im Kommunismus, seit das verflixte siebte Ehejahr der Vergangenheit angehört, weil die Jungen den Scheidungshöhepunkt auf 3,5 Jahre vorverlegt haben, und in den deutschen Großstädten Singles Paare zahlenmäßig schon ausstechen? Tatsächlich wurde so alles immer einfacher, aber wir auch einsamer. Hat sich dieser Weg gelohnt? Zu Altersglück hat er nicht geführt.

Mit Gold gekittete Beziehungen können wir leichter im Auge behalten und erkennen, was wir schon alles geschafft haben und was uns kunst- und anspruchsvoll zusammenkittet. Darauf lässt sich dann mit Stolz und Liebe zurückblicken. Es erwärmt unser Herz und ist ein gutes Mittel gegen die sich ausbreitende Coolness-Epidemie.

Wie wäre es, die Seele als das Gefäß zu erkennen, das sie ist, in das wir ein Leben lang Gefühle und Sternstunden sammeln, Gipfelerlebnisse und andere kostbare Erfahrungen? Auch an diesem Gefäß lassen sich die Bruchstellen als gekittete Narben, die die Seele zusammenhalten, mit Goldpuder bestreuen und zum Strahlen bringen.

Das Alter ist also eher die Zeit kunstvoller Reparaturen als die, alles neu zu kaufen und nochmals von vorne zu beginnen. Dafür fehlt die Zeit, wenn wir auch sonst noch viel vorhaben und ein gewandelter Lebensstil in geistig-seelischer und körperlicher Hinsicht zu einem langen Leben verhilft. Kintsugi kann noch Glück wie frische Blüten darüberstreuen.

Doch erreichen wir das Alter wie jede andere Lebensstufe als Neulinge und Anfänger und können sie mit den staunenden Augen des kleinen Kindes betrachten, die wir vom *Kleinen Prinzen* kennen.[40] Wir dürfen lernen, wie viel Bereicherung Reparieren ins Leben bringt. Danach ist alles nicht nur wie neu, was die Funktion angeht, sondern viel besser, kostbarer und lebendiger, weil mit Lebenserfahrung verbunden und mit Erinnerungen angereichert. Nicht selten ist es sogar fester und haltbarer zusammengefügt. Ein gut verheilter Knochenbruch wird diese Stelle mit Spezialknochen namens Kallus verstärken und nicht mehr brechen.

Bei Kintsugi ist die Bruchstelle obendrein noch schöner. Tatsächlich liegt die Schönheit im Auge des Betrachters. Wir dürfen also unsere Augen lehren, Schönheit in gelungenen Reparaturen zu entdecken.

Krankheitsbilder des Alters, ihre Vorbeugung und Reparatur

Das Altersherz

Bei Krankheitsbildern sind Kintsugi, die Kunst des Reparierens, und Wabi-Sabi mit der Doppelbedeutung »Akzeptieren und Selbstmitgefühl« wunderbare Hilfsmittel und von entscheidender Bedeutung fürs Gelingen der Heilung und des Lebens. Eingetretene Schäden sind kunstvoll zu reparieren. Vieles ist wieder in Ordnung zu bringen und manches danach besser als zuvor: Wir lernen aus dem ursprünglichen Problem, bessern mit Hingabe und Liebe und vor allem guter Energie aus und finden adäquatere Lösungen. Letztlich lässt sich alles einordnen in den Gesamtzusammenhang auf dem Weg zum Ziel, Ikigai, für das es sich zu leben lohnt.

Wabi-Sabi bringt mit seinem ersten Akzent Akzeptieren ins Spiel. Tatsächlich bietet das die Chance, sich dem anstehenden, möglicherweise mittels Schmerz um Hilfe rufenden Organ und Thema überhaupt zu widmen. Der zweite Akzent Selbstmitgefühl ist genauso wichtig und kann Selbstbeschimpfung, -vorwürfe oder gar -verurteilung wunderbar ersetzen. Es gibt immer Gründe, die uns in Probleme abdriften lassen. Der Königsweg eigener und jeder Therapie ist, uns jeglicher unaufgeforderter Bewertung, Be- oder gar Verurteilung zu enthalten. Uns selbst lässt sich mit Selbstmitgefühl helfen. Den Weg in ein Symptom oder

Krankheitsbild, die Pathogenese, zu verstehen, ist erste Voraussetzung, um den Weg hinaus, die Salutogenese der Gesundung, zu verwirklichen.

Der Begriff »Altersherz« verdient eine Umwandlung, die unsere Sprache großzügig (h)ergibt. Anständig zu essen bedeutete früher und natürlich besonders in den Nachkriegsjahren, so richtig reinzuhauen – ziemlich egal, was. Heute lesen wir Karen Duves Buch *Anständig essen*, das uns den Weg zu einem ganz anderen Essen mit Anstand bahnt.[41] Sich auf diese Weise zu ernähren tut so vielen so gut, wie ich über *Peace Food* miterleben durfte. Es lässt uns gesünder und vitaler auch im Alter werden, doch dazu später mehr.

Das sogenannte Altersherz ist eine Umschreibung für die Herzinsuffizienz, bei uns eine typische Alterserkrankung. Der Name stammt daher, dass die Herzen vieler alter Menschen moderner Konsumgesellschaften statt auf der übertragenen auf der körperlichen Ebene wachsen. Das ist eine typische moderne Ebenenverwechslung. Zwar sollen wir – nach den Grundgedanken christlicher Kultur – im Laufe unseres Lebens ein großes weites Herz der Liebe entwickeln, aber natürlich im übertragenen Sinn, nicht körperlich. Bei der Herzinsuffizienz versucht stellvertretend das physische Herz, wachsend den Anforderungen gerecht zu bleiben. Aber die Herzkraft nimmt dabei weiter ab. Sie wird ungenügend oder eben insuffizient. Wenn sich das Herz auf körperlicher Ebene weitet, wird seine Wand dünner und es selbst immer schwächer. Es leiert gleichsam aus und verliert an Kraft.

Das Krankheitsbild charakterisiert das Alter in unserer Gesellschaft, die den Bezug zu ihrer Kultur immer mehr einbüßt und dafür mit Riesenherzen auf körperlicher Ebene büßt.

Die christliche Kultur weist mit ihren beiden Metasätzen deutlich in die ungleich gesündere Richtung im übertragenen Sinn:

»Liebe deinen Nächsten wie dich selbst« (Mt 22, 37–39) ist eine eindeutige Aufforderung zur Selbstliebe. Mit der Liebe der anderen kann es nicht klappen, wenn die Selbstliebe schon nicht gelingt. *Glücklich mit mir selbst*[42] berichtet über Erfahrungen aus vielen Berufsjahren, die mich lehrten, Selbstliebe und -mitgefühl als Grundlage eines gesunden Lebens zu begreifen. Sich selbst in allen Eigenarten und mitgebrachten (Lern)aufgaben anzunehmen braucht schon ein großes Herz. Die Nächsten zu lieben wie sich braucht ein sehr großes Herz. Immerhin sind uns – im christlichen Sinn – alle Menschen Nächste, besonders auch die Ärmsten und Schwächsten. »Was ihr dem geringsten meiner Brüder getan habt, habt ihr mir getan«, betont Christus (Mt 25, 40).

Der zweite Metasatz, »Liebet eure Feinde« (Lk 6, 27 f.), hat überhaupt nur eine Chance, wenn der erste gelingt. Letztlich folgt aus beiden Sätzen die Aufforderung, sich von der Selbst- über die Nächsten- zur All-Liebe zu entwickeln. Dazu brauchen wir ein sehr großes, sehr weites Herz – natürlich im übertragenen Sinne.

Kommen wir in Resonanz oder Kohärenz mit uns selbst, fühlen wir uns glücklich und wollen das – auch Aspekte der Liebe – mit anderen teilen. So wächst unser wahres Herz, das mittlere oder Herz-Chakra mit dem Sanskrit-Namen Anāhata. Das ist der Weg zu Altersglück, und das zugehörige wahre Altersherz ist physisch stark und seelisch groß und weit. Daraus folgt der Sinn unseres Lebens, wie Bruder David Steindl-Rast ihn formuliert: »Nur in der Liebe finden wir Sinn. Wenn wir in Liebe aufgehen, werden wir Sinn.«[43]

Chakras

Nach hinduistischer Auffassung befinden sich im Astralkörper (Energieleib) des Menschen Zentren subtiler oder feinstofflicher Energie, »Chakras« genannt. Als (Haupt)chakras werden die sieben Zentren bezeichnet, die hintereinander entlang der Wirbelsäule liegen. Das höchste Chakra befindet sich am Scheitelpunkt des Kopfes. Das Sanskritwort *cakrá* bedeutet »Rad, Kreis«: Medial begabte Menschen, welche die Aura sehen können, beschreiben die Chakras als »Lotosblüten« in kreisender Bewegung, wodurch der Eindruck eines Rads entsteht.

So erleben wir auch gleich das Muster und die Vorlage für alle weiteren Krankheitsbilder-Deutungen: Unser Leben zielt darauf, rund zu werden, aber nicht auf körperlicher Ebene, sondern im übertragenen Sinn. Wachsen ist ein Leben lang angesagt, aber nach der Adoleszenz nicht mehr auf körperlicher, sondern auf geistig-seelischer, sozialer und spiritueller Ebene.

Den Ausdruck »Altersherz« gilt es für uns persönlich umzuwandeln und darunter ein großes, weites Herz der Liebe zu verstehen. Natürlich wäre es noch schöner, würden viele diesem Beispiel folgen und eine weit- und großherzige Gesellschaft schaffen. Wir hätten eine andere, ungleich schönere Welt, in der Liebe unser aller Leben vergoldete.

Baustellen zum Reparieren und Vergolden gibt es genug, um nach dem Kintsugi-Prinzip aus der Welt ein vielfach liebevoll repariertes Gesamtkunstwerk zu schaffen. Rund ist sie ja schon, unsere Mutter Erde. Wie wäre es, wir und immer mehr von uns würden auch ein rundes Leben hinbekommen? Wie glücklich die Menschenfamilie dann wäre, lässt Platons Gleichnis von den Kugelmenschen ahnen.[44] Selbst die Götter waren dazumal eifersüchtig auf das runde Glück der Menschen: Demnach waren die Menschen früher kugelförmig mit zwei Gesichtern und vier Armen und Beinen. Die Götter befürchteten jedoch, dass die Menschen ihnen zu ähnlich würden und ihnen nicht mehr die gebührende Verehrung entgegenbringen würden. So beschloss Zeus, sie in zwei Teile zu spalten und über die Erde zu verstreuen. Doch nun sehnte sich jede Hälfte nach der anderen. Die Götter erkannten, welches Leid sie verursacht hatten, und gelobten reuevoll, dass sich zwei zusammengehörende Hälften erneut untrennbar vereinen dürften, wenn sie denn wieder zueinandergefunden hätten.

Wir selbst und unsere Welt sind als Grundlage für Kintsugi wie geschaffen mit den vielen Baustellen, die zu sanieren die Kunst der Zukunft werden könnte und eine Wende zum Guten.

Krebs – Die Notwendigkeit lebenslangen Wachstums

Krebs ist vor allem ein Krankheitsbild der zweiten Lebenshälfte und damit des Alters. Im Buch *Krebs. Wachstum auf Abwegen*[45] ist das Thema ausführlich dargestellt. Hier also nur eine kurze Zusammenfassung nach den Erfahrungen von *Krankheit als Symbol:* Es kann zu Krebs kommen, wenn auf der geistig-seelischen, sozialen oder spirituellen Ebene verweigertes Wachstum auf die des Körpers zurückfällt. Das ist ein Notprogramm, um uns das anstehende Thema »Wachstum auf der Körperbühne« zu verdeutlichen und ins Bewusstsein zu (d)rücken. Dahinter lässt sich die Schicksalsabsicht vermuten, uns an die Chance zu erinnern, es auf die angemessenere Bewusstseinsebene zu heben.

Denn selbstverständlich ist auch das Alter eine Zeit des Wachstums, insbesondere in seiner wichtigsten, seiner spirituellen Dimension. Hindus ist das bewusst, aber auch für uns ist das Alter die Zeit, mit dem Leben im besten Sinn fertigzuwerden, es abzurunden und gelassen abzuschließen. In Würde zu sterben erfordert, zuvor in Würde zu leben und zu wachsen.

Auswege aus den größten Krankheitsfallen des Alters

Aus den großen Gesundheitsgefahren des Alters lässt sich bei gutem Willen aussteigen, und zwar mit ganz ähnlichen Mitteln und Wegen. Täten das alle, gewännen wir durchschnittlich vier Jahre an Lebenserwartung hinzu. Für gesunde Langlebigkeit müsste also deutlich mehr geschehen.

Der renommierte US-Chirurg Dr. Caldwell Esselstyn zeigt uns Wege auf, wie wir dem Herzinfarkt- und anderen Herzrisiken den Stachel nehmen.[46] Aus schwer Herzkranken bildete er drei gut vergleichbare Gruppen: Der ersten entzog er bis auf einen Becher Joghurt pro Tag alles Tierprotein, die zweite Gruppe musste auch auf Joghurt noch verzichten, die dritte bekam als Kontrollgruppe einfach weiter »normale« US-Kost. Die Mitglieder dieser letzten Gruppe starben – wie zu erwarten – rasch und nach weiteren Herzanfällen. Die der ersten Gruppe lebten, weitgehend verschont von Herzattacken, mehr als doppelt so lang. Das war schon eindrucksvoll. Aber die der zweiten Gruppe, die auf alles Tierprotein verzichteten, lebten zum Großteil dreißig Jahre später immer noch. Sie normalisierten ihre Lebenserwartung, und ihre schon verschlossenen Herzkranzgefäße öffneten sich wieder. Caldwell schenkte mir Röntgenbilder ihrer Herzkranzgefäße. Diese Angiografien (be)rührten mich wie keine andere Studie. Unser Organismus ist ein Wunder an Regeneration, wenn wir ihm nur die Chance geben. Wer sich obendrein noch seinen Herzensangelegenheiten, -themen und -wünschen widmet, muss den Herztod weniger fürchten.

Prof. Dr. Claus Leitzmann – ehemals Universität Gießen – fand heraus, dass, wer nur pflanzlich, also noch gar nicht vollwertig isst, sein Risiko auf den zweittödlichsten Krebs des Dickdarms um 90 Prozent, das auf Brustkrebs, den tödlichsten bei Frauen, um 50 Prozent und auf den häufigsten überhaupt, den der Prostata, ebenfalls um die Hälfte senkt.[47]

Nach Prof. Colin Campbell sinkt das Krebsrisiko allgemein durch pflanzlich-vollwertige Kost.[48] Wer zudem die Hinweise in dem Buch *Krebs. Wachstum auf Abwegen* beachtet, einschließlich der psychosomatischen, und sein Wachstum auf geistig-seelische und spirituelle statt auf die körperliche Ebene verlegt, ist auch vor dieser Geißel der modernen Menschheit weitgehend gefeit.

Heute wissen wir, die gesündesten und langlebigsten Menschen sind die Adventisten um die südkalifornische Stadt Loma Linda, die aufgrund ihrer Religion seit vielen Generationen und in allen Stadien des Lebens von pflanzlich-vollwertiger, möglichst frischer Kost leben. Sie werden durchschnittlich mehr als zehn Jahre älter als andere US-Amerikaner. Deshalb empfiehlt auch die größte Ernährungsgesellschaft der Welt, die ANA, diese Kost in allen Lebensstadien.

So viel zu den wesentlichen gemeinsamen Therapien, konkrete Einzelheiten folgen in Teil II.

Übergewicht – Gutartig entgleistes Wachstum

Auch Übergewicht ist aus der vorgesehenen Form geratenes Wachstum. In meinem Buch *Mein Individualgewicht*[49] ist es ausführlich behandelt. Der Mensch ist sicher nicht so gedacht, ausgerechnet im Alter bei nachlassenden körperlichen Kräften sich so zu belasten und zu überladen. Andererseits ist bei uns Übergewicht im Alter häufig und schon fast typisch. Die Ausreden dafür sind Legion, und fast alles muss dafür herhalten, in Pandemie-Zeiten etwa das »Corona-Bäuchlein«. Aber lässt sich ein Bauch wirklich schönreden? Ausreden bleiben Ausreden – in diesem Fall für mangelnde geistig-seelisch-spirituelle Bewegung, Entwicklung und entsprechendes Wachstum. Auf dem Gegenpol steht ein niedriger Body-Mass-Index (BMI) für gesunde Langlebigkeit.

Der Grund für Übergewicht ist ein Organismus, der nur noch diese Möglichkeit findet, um aufzuzeigen, dass es in Wirklichkeit um ein rundes Leben geht. Dabei wäre es gerade im Alter so notwendig, sich das Leben in einem schlanken Körper zu erleichtern. Ideale Mittel dazu sind:

- Ursachensuche nach dem Muster dahinter, wie in dem Buch *Mein Individualgewicht* an der Fülle solcher Muster der Fülle gezeigt,
- seltener und weniger essen, dafür mehr Bewegung, vor allem auch in geistig-seelischer Hinsicht,
- bewusste Fastenkuren mindestens zweimal pro Jahr,
- idealerweise anschließend auf die ketogene *Peace-Food*-Variante umsteigen (eine Kombination aus vegan, kohlenhydratarm und glutenfrei, die eine Umstellung des Energiestoffwechsels im Körper zur Folge hat, indem er seinen Energiebedarf nicht aus Glukose, sondern aus Fett und den daraus im Körper aufgebauten Ketonkörpern deckt),
- diese mit Youtric-Ketopulver (z. B.: https://youtric24.com/) nach dem letzten Essen für die erfolgreiche Fettverbrennung unterstützen und
- Kurzzeitfasten (auch Intervall- oder intermittierendes Fasten).[50]

Alzheimer – Das große Vergessen

Gute Nachrichten zu diesem früher so bedrohlichen Krankheitsbild häufen sich. Prof. Dr. Dale Bredesen von der kalifornischen Renommier-Universität UCLA verordnete zehn Alzheimer-PatientInnen verschiedenen Schweregrades Lebensstil-Umstellungen. Neun von ihnen wurden wieder ganz gesund, einer war »nur« deutlich gebessert.[51] Die finnische FINGER-Studie mit über 1200 TeilnehmerInnen bestätigte das Ergebnis, das mit einer Kombination aus gesunder Ernährung, Bewegung, Kognitionstraining sowie einer engmaschigen Überwachung vaskulärer Risiken erzielt wurde.[52]

Das Alter als Geschenk[53] behandelt das Krankheitsbild so ausführlich, dass hier nur das Wichtigste angesprochen sei, ist Alzheimer-Demenz doch die Krankheit schlechthin des Alters und sein Hauptschrecken.

In meiner ärztlichen Tätigkeit zeigte sich mir, wie gut die weithin anerkannten körperlichen Risikofaktoren wie erhöhter Blutdruck, Übergewicht, steigende Blutzuckerwerte, ungesunde Mischkost und Bewegungsmangel – auch ohne Einsatz von Pharmaka – in den Griff zu bekommen sind.

Als Schutzfaktoren erweisen sich körperliche, soziale und geistige Aktivität und Bildung, die mit Vergnügen zu verwirklichen sind. Pflanzlich-vollwertiger *Peace-Food*-Kost kommt allerdings eine Schlüsselstellung zu. Sie hilft, Übergewicht, Hochdruck wie auch Blutzuckerspiegel zu regulieren, und erhöht – studienbelegt – die Bewegungslust. So lassen sich also mit einem Streich die meisten beschriebenen Risikofaktoren nicht nur senken, sondern erledigen.

Weitere Risiken wie erhöhter Fernsehkonsum lassen sich beenden und durch ungleich Besseres und Gesünderes ersetzen. Jede Stunde regelmäßiges tägliches Fernsehen erhöht – nach dem deutschen Genetiker Dr. Michael Nehls – die Alzheimer-Wahrscheinlichkeit um 34 Prozent. Da der Durchschnittsdeutsche dreieinhalb Stunden pro Tag vor der Glotze (ab)hängt, ist sein Alzheimer-Risiko enorm.[54] (Aber gleich die gute Nachricht: Ich schaue seit einem halben Jahrhundert nicht mehr fern, und mir hat nichts gefehlt. Wie schon gesagt, bereicherten stattdessen gute Spielfilme mein Leben und bescherten mir Feierabende in des Wortes wahrstem Sinn.)

Abgesehen davon, dass pflanzliche Vollwertkost all diese Symptome überzeugend bessert, lässt sich mit der *Peace-Food-Ketokur* Übergewicht noch rascher wegschmelzen. Eine solche Keto-Kur ist entscheidend für eine rasche Entlastung des von Glukose verzuckerten Gehirns.[55] Diese Überzuckerung führt zu Alzheimer oder Typ-3-Diabetes.[56]

Alles entscheidet aber wieder die Deutung: Woran hindert und wozu zwingt das Krankheitsbild? Es hindert, das bisherige Leben weiterzuführen, indem es alles dazu Notwendige durch Vergessen allmählich entzieht. Es zwingt in ein kindisches Leben in Abhängigkeit.

Die konstruktive Einlösung der Aufgabe ist freiwilliger Verzicht auf »Einfach weiter wie bisher« und bewusstes »Wieder werden wie die Kinder« mit einer Kindlichkeit, die an die staunenden Augen des *Kleinen Prinzen*[57] erinnert, mit denen er das Wunder der Welt erblickt und es wahr- und wichtig nimmt. Wir haben immer die Wahl. In diesem Fall, ob erzwungen kindisch oder freiwillig kindlich.

Die Bibel sagt: »So ihr nicht umkehret und wieder werdet wie die Kinder, das Himmelreich Gottes könnt ihr nicht erlangen« (Mt 18, 3–5). Die moderne Mehrheit ignoriert das nach dem Motto: »Wer will schon umkehren? Wen interessiert noch das Himmelreich Gottes?« Dabei haben wir gar nicht die Wahl, ob, sondern nur die Entscheidung, wie. Oder wie Friedrich Nietzsche sagte, können wir dem Schicksal folgen oder uns von ihm zerren lassen. Wenn wir es herausfordern, wird es uns sogar prügeln.

Aber das lässt sich vermeiden, indem wir freiwillig unser »Inneres Kind« (wieder)entdecken und an unserem Leben beteiligen. Es wartet seit Jahrzehnten geduldig auf uns, freut sich auf die

Begegnung und könnte uns so viel Freude bereiten wie wir uns selbst mit seiner Entdeckung und Belebung. Im Film »The Kid – Image ist alles« erlebt Bruce Willis es auf bezaubernde Weise.[58]

Wir können auf *Peace Food* umsteigen und einen ganzen Sack von weiteren Vorteilen damit erlangen und in Zukunft leichter und frei von Völlegefühl eine nicht nur ungleich gesündere, sondern auch schmackhaftere Kost genießen. Geschmack ist natürlich etwas sehr Persönliches. Aber fest steht, dass wir mit solch einer Kostumstellung zugleich den persönlich größtmöglichen Beitrag zur Beendigung des Welthungers leisten, für das Weltklima und den Tierschutz.

Wer auf Durchbrüche der Schulmedizin und Pharmaindustrie wartet, kann das lange tun. Die Ergebnisse der Nonnenstudie[59] widerlegen den Ansatz der Schulmedizin. Sie versucht schon so lange so aussichtslos, die Ablagerung von sogenanntem Alzheimer-Toxin im Gehirn zu verhindern. Die Studie an uralten Nonnen ergab: Obwohl diese kaum je Alzheimer bekommen, hatten sie in ihren Gehirnen dieselben Ablagerungen wie Gleichaltrige außerhalb von Klöstern. Es liegt also nicht daran. Bredesen verwendet für Alzheimer das Bild eines Daches mit 36 Löchern, Alzheimer-Toxin sei eines davon.[60]

Das hinter Alzheimer stehende Problem auf Gehirnebene ist deutlich: Hirnzellen sterben in großer Zahl ab, ohne durch neue ersetzt zu werden. Das führt zu Gedächtnisverlust und Wesensveränderungen, sodass sich bisher Ungelebtes Bahn bricht. Durch die unmäßige Überschwemmung des Gehirns mit Glukose lassen die Hirnzellen keine mehr herein – ähnlich wie Körperzellen bei Typ-2-Diabetes. So verhungert das Gehirn buchstäblich.

Die gute Nachricht: Es lässt sich mit der erwähnten ketogenen Kost leicht ernähren und aus dem Alzheimer-Dilemma des Verhungerns befreien. Damit ist natürlich nie die nachweislich schädliche normale Keto-Kost mit hohem Anteil an tierischem

Eiweiß und Fett gemeint, sondern die pflanzlich-vollwertige *Peace-Food-Ketokur.*

Das fortschreitende Krankheitsbild zeigt die Rückkehr im Lebensmuster immer deutlicher. Das wäre freiwillig und bewusst eine wunderbare Aufgabe des Alters: das eigene Leben aufzuarbeiten, statt sich in die »Krankheit des Vergessens« zu flüchten, wie der bayrische Psychiater Alois Alzheimer sie nannte.

Vergesslichkeit als Alterserscheinung war zu seiner Zeit, also vor über hundert Jahren, schon bekannt, sehr selten und interessierte Mediziner nicht. Lange Zeit blieb es Standard in der Schulmedizin, Alzheimer als normales Altersproblem abzutun. Zum Glück und durch verschiedene Studien sind wir da heute weiter und haben gute Mittel der Vorbeugung und Behandlung.

Alois Alzheimer fand in den auf seine Entdeckung folgenden fünf Jahren trotz angestrengter Suche nur elf weitere »Fälle« in der gesamten Medizin-Literatur. Das Krankheitsbild ist also Ergebnis unseres modernen Lebensstils. Dessen Änderung eröffnet beste Chancen, dieser Falle zu entkommen.

Die Symptome und ihre Botschaft

Die typischen Alzheimer-Symptome sind vielfach auch sogenannte normale Alterserscheinungen. Wie jede Karikatur kann uns auch die des »normalen« Alters Entscheidendes noch klarer und deutlicher zeigen. Dieses Kapitel ermöglicht insofern, dem Alter und seinen Zeichen näherzukommen und sie als Signale zu verstehen.

Die Alzheimer-Symptome sind wie alle Symptome natürlich immer destruktiv und unerlöst. Aber wir brauchen es heute keineswegs so weit kommen zu lassen. Wir können jedes Symptom in seine konstruktiv-erlöste Seite wandeln, uns zur Aufgabe erwählen und so die Verkörperung als Symptomatik ersparen.

Dass viele der Symptome die längste Zeit als normal galten, erschwert bis heute frühzeitige Diagnosen. Alzheimer-Symptomatik beginnt schleichend und anfangs wenig auffällig mit leichten Gedächtnisstörungen des Kurzzeit- bei weitgehend intakter Funktion des Langzeitgedächtnisses. Genau darum geht es, die wirklich wichtigen großen Dinge der Vergangenheit (endlich) zu bearbeiten und zu durchschauen und sich vom Alltagskram zunehmend zu lösen.

So leichte Störungen, die fast jede(r) kennt, enthalten also schon die wesentlichen Hinweise. Statt PatientInnen mit Floskeln zu beruhigen, wie das sei nur Altersvergesslichkeit und ganz normal, wären sie zu nutzen, nachhaltige Lebensstilveränderungen anzuregen. Offensichtlich meist harmlose Symptome sind von daher schon wichtige Fingerzeige, Lebenswandel und Lebensstilveränderungen rechtzeitig in Angriff zu nehmen. So ließe sich schon den Anfängen wehren und Demenz wirksam vorbeugen. Neben Alzheimer gibt es weitere Demenzformen wie die gefäßbedingte, aber auch bei ihnen sind die später angeführten Lebensstilveränderungen hilfreich und oft (lebens)rettend. Sie sind weit über das Demenzthema hinaus förderlich. Es sei nochmals betont: Die hoffnungslosen Prognosen der Aussichtslosigkeit sind keineswegs mehr aktuell.

Wie detailliert in *Das Alter als Geschenk* beschrieben, bedarf es gar keiner aufwendigen sündteuren Diagnostik mit MRI und radioaktiver Glukose, um deren Aufnahmestörung im Gehirn zu diagnostizieren. Es reicht der einfache günstige Test des Stresshormons Cortisol im Blut. Ist es wie bei fast allen, durchaus nicht nur Alten, erhöht, sollte die Alzheimer-Vorbeugung sogleich beginnen, um sich das Elend des großen Vergessens von vornherein zu ersparen. Sich mit dem Inneren Kind und einer pflanzlich-vollwertigen Kost anzufreunden ist jederzeit die beste Option, wie sich schon bei Herzattacken, Krebs und Übergewicht zeigte, was auch für viele andere Probleme gilt.

Später tauchen häufig noch Symptome wie *innere Unruhe* und eine Art von *Getriebenheit* auf. PatientInnen bewegen sich dann zwanghaft in winzigen Trippelschritten und drehen sich oft – konkret und symbolisch – im Kreise.

Unruhe und Getriebenheit verdeutlichen, wie viel sie noch zu tun hätten, wie vieles offengeblieben ist – um eben vor allem ein gutes Ende und rundes Leben hinzubekommen. Insofern ist eine gewisse Umtriebigkeit durchaus angemessen, findet jedoch auf der Körperbühne nur ein sinnloses Ventil, aber keinen tieferen Sinn. Die Form des Kreises deutet an, worum es ginge: das Leben rund zu bekommen, es in eine runde Angelegenheit zu wandeln und seinen Kreis zu (be)schließen. Dabei können kleine Schritte im Sinne des japanischen Kaizen durchaus hilfreich unterstützen. Folgen sie der Idee des Ikigai, des persönlichen Zieles, ist das *wunder*voll.

Die Symptomatik lässt auf übertragenen Ebenen Versäumtes nun konkret, aber unbewusst unendlich oft wiederholen. Die PatientInnen vollführen ihre Trippelkreise selbstverständlich unbewusst. In bewussten Ritualen läge dagegen eine große Chance. Ein Freund und Buddhist, der Wohngemeinschaften für Demenzkranke organisierte, übte mit ihnen tatsächlich rituell und mit spürbarem Erfolg, sich im Labyrinth zu bewegen und immer wieder bewusst den Ausgang zu finden. Solche Übungen ergeben durchaus Sinn und bringen ihn manchmal zurück.

Als Nichtbetroffene können wir solche Hinweise ebenfalls nutzen, um offene Enden zu identifizieren, unsere Kreise zu schließen und Schlusspunkte zu setzen.

Später kommen oft Orientierungs- und Sprachstörungen wie auch Probleme mit dem Erkennen von Personen hinzu. Ins Bewusstsein einer breiten Öffentlichkeit trat Alzheimer, als Ex-US-Präsident Ronald Reagan seinen langjährigen politischen Gegner und späteren Abrüstungspartner Michail Gorbatschow nicht mehr erkannte.

Darin zeichnet sich die Aufgabe ab, sich von der eigenen Vergangenheit und Bedeutung allmählich freiwillig zu lösen. Reagan war unbewusst buchstäblich zum Niemand geworden wie Odysseus auf seiner Seelenheimreise. Beim Zyklopen Polyphem rettete ihm seine bewusste Anerkennung, *Niemand (Nemo)* zu sein, das Leben. Wer bewusst weiß, dass er nicht(s) weiß, wie Sokrates, und sich von seinem Ich löst, um ein Niemand zu werden, ist auf bestem Wege zu sich selbst.

Wir gesunden Alten könnten hieraus den notwendigen Hinweis lesen, uns der Aufgabe der Ego-Auflösung freiwillig und rechtzeitig zu stellen. Im Ego-Tod liegt die schönste Möglichkeit, sich mit dem Thema »Tod« auszusöhnen.

Schließlich gesellen sich bei Alzheimer Probleme hinzu, Handlungen sinnvoll zu Ende zu bringen. Solch offene Enden verdeutlichen, wie es um das ganze Leben steht. Von Fall zu Fall mag es auch um die Erkenntnis gehen, gar nicht alles immer zu Ende führen zu müssen. Auch Nichtbetroffene dürfen das zum Anlass nehmen und für sich prüfen, was noch eines Abschlusses oder Schlussakkords bedarf.

Stimmungsschwankungen reichen von Depressionen bis zu – wenn auch seltener – Euphorie: das ganze Spektrum von »himmelhoch jauchzend« bis »zu Tode betrübt«. Darin verbirgt sich die schicksalhafte Aufforderung, Extreme auszuloten und das Leben zu wagen. Christus rät: »Sei heiß oder kalt, die Lauwarmen will ich ausspeien« (Off 3, 15–19).

Die entscheidende Frage lautet: Sind Verwirklichung und Integration der Leichtigkeit himmlischen Seins und realistischer Erdenschwere noch offen?

Alzheimer betrifft nur die zweite Lebenshälfte und damit die Zeit der Einkehr, den Heimweg der Seele, nach C. G. Jung die der Kultur zu widmende (Lebens)wegstrecke. Die Symptome verweisen auf die Beziehung zum eigenen Entwicklungsweg. Sie enthüllen, wie die Verbindung dazu einerseits im Bewusstsein verloren und andererseits auf Körperebene gesunken ist. Der bereits zitierte christliche Hinweis »So ihr nicht umkehret und wieder werdet wie die Kinder, das Himmelreich Gottes könnt ihr nicht erlangen« ist buchstäblich in den Schatten abgesackt und auf Körperebene *soma*tisiert (gr. *sõma* [Körper]). Kindisch statt kindlich zu werden und sich ganz konkret Schritt für Schritt körperlich zurückzuentwickeln ist offensichtlich keine gute Lösung. Denn was am Anfang noch süß ist, wirkt im Alter nur noch deprimierend.

Rechtzeitig und bewusst wieder zu werden wie die Kinder mit Wiederentdeckung all der Freude und des kindlichen Staunens aus großen Augen ist die beste Vorbeugung, aber auch immer noch die beste Therapie.

Wissenschaftlich ist diese Umkehr auch auf körperlicher Ebene erklärbar durch die inzwischen entdeckte Regenerationsfähigkeit des Hippocampus, jenes bei Alzheimer entscheidend betroffenen Hirnareals. Und durch die Neuroplastizität, die Fähigkeit von Synapsen, Nervenzellen und ganzen Hirnarealen, sich zwecks Optimierung je nach Nutzung in ihrer Anatomie und Funktion zu verändern.

Selbst ganz konkret bewährt es sich in der Pflege, Alzheimer-PatientInnen in fortgeschrittenen Stadien wie Kinder zu behandeln, alles andere scheitert meist sowieso. Der deutsche Pädagoge Joachim Schaffer-Suchomel beschreibt es in *Nie waren wir uns so nah*, der österreichische Schriftsteller Arno Geiger in *Der alte König in seinem Exil* anhand der Erfahrungen mit den Vätern.[61]

Uns kann es sagen: Es ist so wichtig, dem Kind in uns kindlich zu begegnen und ihm und uns im Alter immer öfter kindliche(s) Freu(d)en zu ermöglichen. Und sich immer wieder mal zu fragen: »Wie viel Zeit verbringe ich eigentlich im Augenblick?« Um öfter bewusst im Hier und Jetzt zu leben, eignen sich zum Beispiel bestimmte Achtsamkeitsübungen oder -meditationen. Dazu gehört es etwa, auf seinen Atem zu achten, seinen Körper zu spüren oder einfach zu beobachten, was wir sehen, spüren oder wahrnehmen.

Alois Alzheimers erste Patientin, Auguste Deter, sagte ganz konkret: »Ich habe mich sozusagen selbst verloren.«[62] Tatsächlich ginge es darum, das Ego loszulassen, letztlich zu verlieren und sich stattdessen selbst zu finden. Das ist der spirituelle Weg, zu dessen integralem Bestandteil das »Wieder werden wie die Kinder« gehört.

Zunehmender, nur mit dem Kurzzeitgedächtnis beginnender *Abbau des gesamten Gedächtnisses* erzwingt erbarmungslos ein Leben im Augenblick der Gegenwart, im Hier und Jetzt. So entwickelt sich ein komplett einfaches, absolut ehrliches Leben. Lügen erfordern ausgezeichnete Erinnerung und ein perfektes Gedächtnis. Alzheimer-PatientInnen ergeht es wie im Augenblick lebenden, ehrlichen Kleinkindern. Vergangenheit und Gegenwart verschwimmen, die PatientInnen leben im Moment. Das eigentliche spirituelle Ziel des Entwicklungsweges wirkt in dieser destruktiven Art und Weise *grau*enhaft. Das Gedächtnis reduziert sich schlussendlich auf eine Spanne von 30 Sekunden.

Vorbeugung und Therapie

Konstruktiv erlöstes Eintauchen in den Augenblick des Hier und Jetzt lehren alle spirituellen Traditionen, und alle Suchenden ersehnen, dort anzukommen. Es erfordert, vorher mit den wesentlichen Lebensaufgaben fertig zu werden, um gelöst ins zeitlose Sein einzutauchen. Unerledigte Geschäfte – nach Elisabeth Kübler-Ross – sind zu erledigen, um sie endgültig loszulassen und gelassen und gelöst im Augenblick zu landen. Ankommen bei sich selbst, in der eigenen Mitte ruhend – im *Sein* –, kehrt Stille ein. Meister Eckhart sagt, in der Stille spricht Gott am ehesten zu uns. Bei Gott sind wir mit allem eins.

DemenzpatientInnen landen notgedrungen auch im Augenblick, bezeichnend ist allerdings ihr Mangel an Bewusstheit und die innere Unruhe und Getriebenheit, die verrät, was noch alles vor ihnen läge und auf sie wartete. Mit dem Verlust des Zeitgefühls bleibt ihr Verständnis für Lebensweg und Aufgaben auf der Strecke. Sie können keinerlei Verantwortung mehr übernehmen, suchen und finden sie doch keine Antworten mehr. Insofern ist Alzheimer die höchste Form der Verantwortungslosigkeit bezüglich des eigenen und allen Lebens. Es ist die Karikatur der erlösten Form, die sich im christlichen »Dein Wille geschehe« ausdrückt, jenem Sichanvertrauen, zu dem alle Traditionen raten.

In die *Verantwortungslosigkeit* der Kindheit zurückgeflohen, alle eingegangenen Verpflichtungen vergessend, verlangen PatientInnen Aufmerksamkeit und Pflege ohne Gegenleistung. So üben sie unbewusst Macht aus, indem sie der ganzen Familie oder einzelnen Angehörigen eine schwer erträgliche Verantwortung aufhalsen, die sie selbst in keiner Weise übernehmen.

Durch den Orientierungsverlust wissen Demente schließlich nicht mehr, wo sie sind und wo es für sie langgeht. Mit der *Orientierung* verlieren sie wörtlich den Osten als Richtung, aus der das Licht kommt. Ihnen fehlt am Ende mit dem Licht auch alle Hoffnung. Insofern erklären sich die oft dazukommenden Depressionen, die sich mit dem Mangel an Aussicht, Hoffnung und Erlösungsperspektive entsprechend verschärfen.

Das Aufgeben aller Vorsicht und Rücksicht, das die Nerven Angehöriger oft so dramatisch strapaziert, ergibt sich zwingend: Vorne und hinten existiert für sie nichts mehr, da Vergangenheit und Zukunft zunehmend wegbrechen und die Gegenwart sich auf erwähnte 30 Sekunden beschränkt. Wie Kinder, bevor sie die Uhr und damit die lineare Zeit kennenlernen, gehen die PatientInnen geradezu im Augenblick verloren und vergessen so Banales wie das Heimkommen. Sie gehen in jeder Hinsicht verloren, laufen weg und finden kaum mehr irgendwo hin, geschweige denn ihre Seele heim.

Die Unfähigkeit, stillzusitzen und auch nur einen Moment bei sich zu bleiben, zeigt das Bedürfnis nach Kommuni(kati)on und Verbindung zum aktiven Leben. Sie ersehnen Kommunikation und wahrscheinlich sogar Kommunion im tiefsten Sinn.

Aber Hoffnung und Rückkehr sind möglich: Steve, der Mann der Kollegin Mary Newport, kehrte unter ihrer Kostumstellung zurück, fand seinen Humor wieder und konnte arbeiten. Wunder sind möglich und im eigentlichen Sinn keine mehr, da wir sie heute verstehen.

Sich bei jeder Gelegenheit verlaufen, nichts mehr erkennen und orientierungslos herumirren verdeutlicht, wie sehr Betroffene auch im übertragenen Sinn den Weg verloren haben. Menschen rechtzeitig auf ihren Weg zu bringen ist die wichtigste und vornehmste Vorbeugung.

Diese läge für gesunde Alte in recht-, das heißt frühzeitigen Episoden des Sichtreibenlassens, des sprichwörtlichen In-den-Tag-hinein-Lebens. Im erlösten konstruktiven Sinne kann das heißen, offener und sich immer wieder auch ohne Plan dem Augenblick hinzugeben, träumend in den Tag hineinzuleben, wie es das biblische Gleichnis von den Vögeln nahelegt, die nicht säen und nicht ernten und doch leben. Als Weltenbummler bewusst bummeln und sich die Welt anzuschauen, die innere eigene und die äußere, um Weltanschauung zu erlangen, ist insofern frühe Vorbeugung.

Betroffene verlieren später dauernd den Faden, so wie sie meist den roten Faden im Leben aus den Augen verloren haben. Sogenannte Filmrisse häufen sich, bis am Ende nur noch einzelne unzusammenhängende Bilder übrig bleiben. Der Lebensstrom stockt immer häufiger, bevor er versiegt. Andererseits erlangen so einzelne noch verbleibende Bilder gleichsam Alleinstellungsqualität, was ihre Wichtigkeit und Bedeutung betont. Gemeinsames Betrachten alter Bilder und Fotos ist denn auch eine weiterhin lohnende Beschäftigung, die darüber hinaus pflegende Angehörige oft staunen lässt, was emotional und gefühlsmäßig doch noch alles vorhanden ist.

Konstruktiv im Sinne von Vorbeugung könnte das für uns heißen, auch immer wieder mal ganz neu anzufangen und nicht stur einem früh gefassten oder gar von Eltern übergestülpten Lebens(fahr)plan zu folgen. Ein Filmriss ließe sich im erlösten Sinn auch als Zäsur mit bewusstem Innehalten als Pause deuten, etwas abbrechen, das nicht mehr passt. Unzusammenhängende Bilder wären dann als Aufforderung zu interpretieren, die wesentlichen Bilder des eigenen Lebens rechtzeitig zu betrachten, um aus den Einzelaspekten das eigene Muster zu entdecken. So ließen sich entscheidende Seelenbilder erkennen und zu Herzen nehmen, um in diesem Mosaik die Gestalt zu schauen. Generell lehrt es, sich immer mal bewusst aus allem herauszunehmen, den laufenden Film zu unterbrechen und ganz konkret Filme abzubrechen, die nicht weiterhelfen.

Zunehmend hilflos gestammelte Sätze werden immer kürzer, schließlich zu Worten mit allmählich immer weniger Logik, bevor auch diese allmählich versiegen. Die PatientInnen haben in verschiedenster Hinsicht nichts mehr zu sagen, sind im übertragenen Sinne meist schon entmündigt. Wer andererseits freiwillig und rechtzeitig aufhört, Macht auszuüben, *das Sagen haben* zu wollen und das große Wort zu führen, erspart sich, dass ihm das Schicksal das Zepter mit (Über)macht und krankheitsbedingt aus der Hand windet. Stummwerden lässt die alte Lebensweisheit anklingen, wonach Reden Silber und Schweigen Gold ist.

Für uns könnte das Anregung zu freiwilligen rechtzeitigen Schweigezeiten sein, zu Seminaren wie »Fasten – Schweigen – Meditieren«, um in Stille einzutauchen, in der wir Gott beziehungsweise der Einheit nahekommen. Innere Ruhe und Stille in der eigenen Mitte zu finden, um Gottes Stimme zu hören, ist Ziel aller Mystik. Im Übergang dazu schon die innere Stimme, die des Schutzengels oder -geistes oder des Inneren Arztes, der Großen Heilerin zu hören und ihr zu gehorchen, sind wichtige Stationen auf dem Entwicklungsweg. Solche freiwillig gesuchten Erlebnisse sind wundervoll, die destruktiv von Demenz erzwungenen dagegen hoffnungslos.

Aber diese stirbt wirklich erst ganz zuletzt, wie Bredesen und die erwähnte FINGER-Studie belegen. Und sie können Nichtbetroffenen aufzeigen, was zu vermeiden und zu verwirklichen ist.

Die Unfähigkeit zu praktischen Handlungen heißt »Apraxie«. Sie hindert daran, die Werkzeuge und Hilfsmittel des Lebens sinnvoll einzusetzen. Eine Zeit, in der wir den PatientInnen wie kleinen Kindern wieder einiges abnehmen und bei vielem helfen müssen wie Schuhebinden und sogar Zähneputzen. Konstruktiv ließe sich daraus die Erkenntnis ziehen, schon vorher nicht alles selbst tun und können zu müssen, sondern lieber einiges anderen zu überlassen und sich auf Wesentliches zu konzentrieren. Das kann sich schon früh im Leben als große Hilfe entpuppen. Und Kinder können natürlich auch (noch) längst nicht alles und müssen ja auch nicht.

Vorbeugung und Therapie ist, den Genuss kindlicher Spielfreude und Neugier statt Geldgier zu lehren.

Betroffene versinken allmählich in Untätigkeit und schließlich völliger Hilflosigkeit. Mit einer Welt, die sie nicht mehr erkennen, können sie natürlich auch nicht mehr umgehen und nichts anfangen.

Rechtzeitig Ruhe zu geben ist heute andererseits eine so wichtige Lehre, die uns alle betrifft und angeht. Konstruktiv gilt es, ab der Lebensmitte immer klarer zu erkennen, wie weniger mehr ist. Statt ständig Neues zu beginnen, ist zuvor Altes zu ordnen. Herz, Hirn, Haus und Besitz. Eher gilt es, schon Begonnenes zu beenden und abzurunden und einen guten Schlusspunkt zu setzen. Hilflos sind wir letztlich tatsächlich in Wirklichkeit immer alle. Je früher wir es erkennen und uns »Seinem« Willen anvertrauen, desto besser.

Betroffene sind am Ende auf unerlöste Weise nicht mehr von dieser Welt. Unserer Kultur gilt als zentrale Aufgabe, diese Welt nicht zu überschätzen. Christus sagte, sein Reich sei nicht von dieser Welt. Das letzte Ziel im spirituellen Sinn ist die allumfassende Einheit. Die ist überall, für alle gleich und nicht von dieser (polaren) Welt.

Haben uns das die Klosterfrauen der Nonnenstudie mit denselben Gehirn-Degenerationen wie vergleichbar alte weltliche Frauen, nur ohne Anzeichen für eine Demenz, voraus?

Das Leben zieht sich in genau umgekehrter Reihenfolge, wie es erobert wurde, wieder zurück. Aus der Sicht der Seele hat diese den Körper anfänglich erst Schritt für Schritt in Besitz genommen beziehungsweise sich verkörpert. Am längsten braucht sie, um den hochdifferenzierten Bio-Computer unseres Gehirns in Betrieb zu nehmen. Dazu hat sie viele Jahre und manchmal Jahrzehnte gebraucht. Die große Mehrheit nimmt ihn nie ganz in Dienst, sondern gibt sich mit 10 Prozent der Gesamtkapazität zufrieden. Je weniger Gehirn wir beseelt haben, desto rascher ist es bei Demenz erschöpft. Bei Alzheimer ziehen sich nun die Gehirnfähigkeiten in der umgekehrten Reihenfolge zurück, wie sie in Kindheit und Jugend hinzugewonnen wurden. Hier wird das »Wieder werden wie die Kinder« körperlich-neuro*logisch* deutlich und offensichtlich: für Gesunde eine neuerliche Aufforderung, freiwillig das »Innere Kind« in sich zu aktivieren und mehr kindliche Freude und Spieltrieb ins Leben zu integrieren. Das Gehirn gilt es zu fordern und zu fördern. Ein weiteres Mal: »Use it and get it (back).«

Mit Fortschreiten der Symptomatik entfallen immer mehr Kontrollfunktionen des Verstandes. Wie bei kleinen Kindern brechen sich Emotionen ungehindert Bahn und entladen sich jederzeit unkontrollierbar. Was im Laufe des Lebens wegen Erziehung oder anderen Rücksichten verdrängt und gestaut wurde, kann nun ungefiltert hervortreten und sich oft geradezu grob den Weg bahnen.

Besonders nahe Angehörige, die häufig die Pflege übernehmen, erleben dann Züge bei ihrer Mutter oder Ehefrau, ihrem Vater oder Mann, die sie nicht kennen – bis hin zu schwer erträglichen Herausforderungen.

Besonders während der dunklen (Seelen)seite des Tages, in der Nacht, kann solches Leid bedrückende Gestalt annehmen. PatientInnen erwachen oft laut schreiend oder geistern verloren im Haus herum. Orientierungslos erwacht und ohne irgendeine Erinnerung, aber ganz im Dunkeln, wissen sie weder, wo, noch später, wer sie sind. Wie bei Kleinkindern hilft es schon, ein winziges Nachtlicht anzulassen.

Die dunkle Seite des Tages und der Wirklichkeit ist zu Anfang auch für Kinder erschreckend. Sie wird es wieder, wenn alte demente Menschen Wesentliches ihres eigenen Lebens nicht wissen wollten und sich ihren Schatten nicht stellten. Schattentherapie vonseiten des Schicksals oder als Psychotherapie ist diesbezüglich wirksame Vorbeugung.

Schlussendlicher Verlust aller Orientierung zeigt am Ende, es ist kein Ziel erreicht und der Weg verloren. Betroffene haben sich im tiefstvorstellbaren Sinn ge- und verirrt. Möglicherweise hatten sie nie ein spirituelles Ziel wie die Einheit allen Seins. Wahrscheinlich nicht mal ihr Ikigai, für das es sich morgens aufzustehen lohnt. Ohne Richtung sind auch die kleinen Schritte des Kaizen verloren.

Hier wird deutlich, von welch zentraler Wichtigkeit ein solches Ziel im Leben ist und wie unsere christlichen Konfessionen heute bei seiner praktischen Vermittlung versagen. Dafür gibt es mittlerweile Zugang zu vielen Traditionen und Exerzitien. Das dürfte der Grund für die zunehmende Attraktivität der Lebensphilosophie des Buddhismus sein. Ganz- und Heilwerden kann nur gelingen, wo das Leben Sinn und Ziel hat.

Auswege wären, den Lebenskreis mit der Wiedergewinnung erlöster Kindlichkeit zu vollenden, die zweite Lebenshälfte zu nutzen, um Sinn zu finden, und so oft wie möglich in den Augenblick einzutauchen. Wieder zu werden wie die Kinder ist dabei der wichtigste, weil alle seelischen Aspekte des Alzheimer-Geschehens umfassende Teil. Kinder sehen andere Kinder nie als Objekte, sondern stets als Subjekte. Tiere erscheinen ihnen als gleichberechtigte Wesen, die sie streicheln und liebhaben wollen, und nicht als verwertbares Material zum Essen oder zu Geschäftszwecken. Sie sind gutgläubig, lieben die Gemeinschaft und sind noch himmlisch offen mit ihren großen, staunenden Augen. Allein gelassen, protestieren sie weinend oder gar brüllend. Sie wollen sich – neugierig und kreativ – mit anderen beschäftigen und umgekehrt. Unsere Tochter wollte am liebsten alle Katzen, die Oma selbstverständlich und die Sekretärin auch noch mit ins Bett nehmen. Sie hätte problemlos aus dem Katzennapf gegessen und kannte keinerlei Hierarchieprobleme. Ihre Welt blieb immer – da sie sich als Trisomie-21-Kind die Erwachsenenwelt weitgehend ersparte – sehr lebendig. Alles hat Sinn und Bedeutung, ist wertvoll und bekommt ihre Wertschätzung – kein Wesen wird zum Objekt, alle sind gleichberechtigt und lebendig bis zu ihren Spielzeugen. Insofern ist das Down-Syndrom geradezu eine Überbetonung des Kindseins.

Das Seelische ist im Vordergrund und insofern von der Wissenschaft wenig zu erwarten, jedenfalls solange sie sich auf Alzheimer-Toxin fixiert. Es liegt viel mehr am Lebensstil. Der ist heute ausgesprochen unkindlich, fast ausschließlich geld- und konsumorientiert, zu wenig lustvoll, zu archetypisch männlich an Effizienz ausgerichtet und von zu wenig (Lebens)süße erfüllt. Stattdessen essen wir extrem süß und verzuckern unsere Gewebe, bis alles ist wie unter Zuckerguss erstickt. Wie viel besser wäre es, wir versüßten uns das Leben im übertragenen Sinn. Der brillante Spielfilm »Honig im Kopf«[63] verdeutlicht das Dilemma. Wir bräuchten mehr Süße im Leben statt »Honig im Kopf«.

Wie aber können wir wieder Kinder werden? Wieder spielen zu lernen, das Leben als Spiel zu begreifen und sich der Welt spielerisch zu nähern ist eine (gute) Möglichkeit. Hindus sprechen von »Lila«, dem kosmischen Spiel, und meinen das Leben. Es gibt so viele Gründe, sich diesem groß(artig)en Spiel mit staunenden Kinderaugen zu nähern. Der spirituelle Lehrer und KZ-Überlebende Wladimir Lindenberg sagt:

> *»Es ist ein Kennzeichen des modernen, blasierten, selbstsicheren Menschen, dass er über nichts mehr staunt, und dadurch schlägt er die Türen und Fenster zu, durch die das Staunen und mit ihm die Freude ein- und ausgeht. Das Staunen ist ein Element der Freude. Wer nicht mehr staunen kann, kann sich auch nicht mehr freuen.«*[64]

Der Poet der Freude in antiken Zeiten war Epikur. Er hielt das Streben nach Glück und Freude für des Menschen vornehmstes, weit über Lust und Trieb rangierendes Verlangen. Mir sagte der spirituelle Lehrer Oskar Schlag den für mein Leben prägenden Satz: »Wo die Freude nicht ist, ist dein Weg nicht.«

All dies und noch viel mehr spricht dafür, diesen von Christus für notwendig befundenen Prozess des Wieder-Werdens-wie-die-Kinder rechtzeitig vom Körper in die Seele zu verlegen. Am wirkungsvollsten gelingt es mit Begeisterung als natürlichste und beste Vorbeugung der Demenz.

Kinder finden wir süß. So öffnen sie sich die Herzen und berühren ihr Umfeld von Herzen. Verschiedenste Wesen vom Tier- bis ins Menschenreich empfinden das »Kindchenschema«, das uns als Art Homo sapiens ins Gesicht geschrieben steht, als süß und schützenswert. Inzwischen ließen wir dieses Thema mit so vielen anderen auf die materielle Ebene rutschen. Das ist verständlich bei um sich greifendem Materialismus, aber doch dem Leben unangemessen und unzuträglich. Unsere Kinder ersticken inzwischen fast an Süßkram, und Erwachsene essen und trinken schon wie Kinder. Die materielle Zuckerflut ist längst gefährlich. Diabetes I, II und III singen ein krankes Lied davon. Zucker hat unendlich viele Nachteile, etwa den der direkten Verwertbarkeit durch die Muskeln. Das heißt, je mehr Zucker wir essen, desto weniger Mitochondrien (die »Kraftwerke« der Zellen) brauchen wir. Die aber sind so wichtig für gesunde Langlebigkeit.

Nahrungsmittelkonzerne produzieren, was immer gut geht. Bitterstoffe gehen nicht besonders und werden deshalb aus Pflanzen – wie etwa Rucolasalat – herausgezüchtet, obwohl die Leber sie so *bitter* nötig hätte.

Da uns Süße so sehr im Leben fehlt, nimmt sie auf anderen Ebenen überhand. Getränke und selbst Früchte werden immer mehr versüßt. Das Ergebnis ist übel: Honig in der Birne, Zucker in Bauch und Organen und fehlende Süße im Leben.

Wir wissen kaum noch, wie sich ein ursprüngliches natürliches Leben anfühlt. Das wäre auf seelischer Ebene eine kindgerechte Kinderstube, wie man früher sagte, ein Erwachsenwerden in Selbstverantwortung bis zur Adoleszenz, anstatt zu bleiben wie die Kinder. Aber statt erwachsen werden wir vielfach kindisch und nicht nur, aber auch beim Essen. Wir lassen uns Mutter Natur vermiesen und von Vater Staat immer extremer mit seiner Bürokratie und seinen Verordnungen, die ich als Bevormundung wahrnehme, in den unerlöst männlichen Pol nötigen. Der Turbo- oder Spätkapitalismus treibt diese Verwicklung noch immer weiter auf die Spitze.

So bietet sich die empfohlene Doppelstrategie direkt an: die Seele in (die große) Ordnung (zurück)bringen und parallel die Ernährung von der modernen Kost zu alter Einfachheit und Frische zurückführen mit reichlich Kokosöl und ketogener Strategie und ohne übertriebene Süße.

All die Ansätze zur Lebensweise der US-Ärztin Mary Newport,[65] die ihren Mann Steve mit spezieller fettreicher Ernährung aus dem Alzheimer-Elend zurückholte, des Forschers Dale Bredesen oder des deutschen Genetikers Michael Nehls laufen auf die Rückkehr zu natürlicher Kost hinaus. *Wir brauchen Honig im Leben statt im Kopf.*

Auswege aus weiteren häufigen Altersfallen

Sogenannte »normale Alterserscheinungen« sind bei uns so verbreitet, dass sie als normal statt als (An)zeichen nachlassender Kräfte gelten. Sie sind aber gut zu deuten und zu verstehen, sind sie doch milde Formen, die bei Demenz gleichsam aus dem Ruder laufen. Mit den beschriebenen praktischen Mitteln lässt sich ihnen außerdem vorbeugen. Sie sind auch im fortgeschrittenen Stadium noch zu lindern und oft zu beheben. Tatsächlich möchte ich wie gesagt in diesem Buch Hoffnung auf ein ungleich *schöneres* Altern wecken, eines, das voller Würde und Weisheit auf viele der »normalen« Alterssymptome verzichten und wenige übrig bleibende mit einer Mischung aus Gelassenheit und Humor annehmen kann.

Altern ist keine Krankheit, sondern ein Geschenk, das uns unsere Vorfahren vermittelten durch ihre Akzeptanz und Entdeckung der Groß(en)eltern als Chance zu einem längeren Leben einschließlich zweiter Lebenshälfte Tatsächlich bietet für mich die bereits erwähnte Großmutter-Hypothese und unser in *Corona als Weckruf* beschriebener Anfang die besten Erklärungen, warum wir unter allen Menschenarten das Evolutionsrennen gewannen. Außer uns und einer Grindwal-Art hat kein Säugetier eine so lange zweite Lebenshälfte nach der ersten bekommen.

Die typischen Alterssymptome nach der fruchtbaren Ära sind kein naturgegebenes Schicksal. Niemand ist dem schutz- und hilflos ausgeliefert. Die steigende Lebenserwartung und gute Verfassung, in der sich heute Fünfzig-, Sechzig- und sogar Siebzigjährige und noch Ältere präsentieren, zeigt es überdeutlich. Noch vor fünfzig Jahren gehörten Fünfzigjährige zum alten Eisen. Nicht nur Hollywood-Diven demonstrieren heute, wie sehr sich das wandelt. Es liegt durchaus nicht nur an chirurgischer Überarbeitung, sondern auch sehr entscheidend am Lebensstilwandel.

Wir können heute beobachten, wie ein verändertes Verständnis ein gesünderes Verhalten fördert und dem Alter den Stachel nimmt. Inzwischen haben wir die Wahl, ob wir mit sechzig in vieler Hinsicht fertig sein wollen oder gerade erst mittendrin.

Einzelne Symptome lassen uns die in ihnen liegenden Aufgaben erkennen und in Chancen der Sinnfindung wandeln. Mit Begeisterung gedeutet und genutzt, kann Vorbeugung und Heilung schon gleich beginnen. Begeisterung ist zudem immer der beste Dünger für Gehirnregeneration und Neuroplastizität, fantastische Chancen besonders im Alter.

Überhaupt ist das Alter als Zeit kunstvoller Reparatur des Lebens im Sinne des Kintsugi eine konstruktive, auf entscheidendes Wachstum zielende Zeit. Es seit Aristoteles als Krankheit zu betrachten, war dessen Fehler, den allerdings viele Generationen übernahmen. Es als Krankheit zu sehen, verfehlt Verständnis und tieferen Sinn des Alters. Heute lassen sich die sogenannten Alterssymptome ohne Angst mit Gelassenheit und Würde betrachten und zu weiterem Wachstum nutzen.

Die Farbe des Alters

Auch bei der Farbe des Alters geht es ums Umwerten statt ums (Schön- und Um)färben. Die Farbe Grau ist das Übergangsstadium von Schwarz nach Weiß oder – was die Haare anbelangt –

auch von Blond nach Weiß. Weiß aber ist Symbol der Vollkommenheit. Weißes Licht enthält als Farbe der Ganzheit alle anderen in sich, wie die Zerlegung mittels Prisma belegt. Das ist der Grund, warum Päpste und Gurus sie tragen als Symbol ihrer vermeintlichen Vollkommenheit. Mediziner, die auch als »Halbgötter in Weiß« bezeichnet werden, sind sprichwörtlich. Weiß ist Farbe der Ganz- und Gottheit. Wir könnten uns also freuen, wenn unsere Haare auf der »Haupt-Sache« die Farbe der Vollkommenheit annehmen und wir uns – wenigstens auf dieser äußeren Ebene – sichtbar der *Weis*heit und Einheit nähern. Das weise/weiße Haupt könnte uns Wegweiser sein. Noch besser wäre es natürlich, uns innerlich der Weisheit zu nähern, aber warum nicht auf beiden Ebenen? Ein runder Bauch und Körper sind offensichtlich hinderlich und ein Beschwernis, ein weißes Haupt nicht. Warum es also nicht als Leuchtturm und Hinweis aufs letzte Ziel wahr- und wichtig nehmen …?

Ergrauen im Alter mit Grauen zu quittieren statt als Vorstufe zum Weiß des ganzen Lichtes und der Vollkommenheit ist ein Missverständnis der Moderne bezüglich des Lebensweges und vielleicht auch Ausdruck ihres Jugendkultes. Wer Grau als Vorstufe von Weiß erlebt, kann die ersten grauen Haare freudig begrüßen. Das *Morgengrauen* ist zumindest ambivalent. Einerseits kündigt es den neuen Tag an und feiert ihn. Für diejenigen andererseits, die zu spät ins Bett kamen und dann zu früh rausmüssen, fühlt es sich andererseits grauenvoll an. Polarität und Schattenprinzip lauern immer und überall.

Der Film »Für immer Adaline«[66] bietet dazu eine gute Steilvorlage. Adaline kann lange Zeit nicht altern und erlebt dabei ein Leid nach dem anderen. Als sie schließlich, zum x-ten Male frisch verliebt, ihr erstes graues Haar entdeckt, erfüllt es sie mit sichtbarer Erleichterung und ansteckender Genugtuung. Kann sie nun doch erstmals an der Seite eines geliebten Partners alt und grau werden. Das blieb ihr fast ein anstrengendes Jahrhundert lang verwehrt.

Haare verdeutlichen den notwendigen Rückzug aus der Buntheit des Lebens besonders auffällig. Bei Haarausfall geht es offensichtlich darum, die Insignien der Macht auf- und abzugeben und auf manche Freiheiten freiwillig zu verzichten. Wo sie, bevor sie ausfallen, ergrauen, ist das auch bei Frauen also kein *Grauen*, sondern Anzeichen notwendigen zukünftigen Fortschritts Richtung Ganzheit. Inzwischen gibt es auch einige, die ihr Grau und erst recht Weiß als Farbe der Entwicklung mit Eleganz und einem gewissen Stolz tragen.

Graue Schläfen sind bei Männern längst »in«, signalisieren sie doch gewonnene Lebenserfahrung und Erfolg und werden sogar von jenen Frauen geschätzt, die jedes eigene graue Haar übelnehmen, ausreißen oder umfärben. Diese Art von Gleichberechtigung bräuchten Frauen also nur im Bewusstsein zu übernehmen, und vieles würde viel leichter. (Siehe auch das Kapitel »Schatten durchlichten«.)

Der graue Star

Senkt sich ein Grauschleier über die bunte Welt des Augenlichts und damit die *Weltanschauung*, verdeutlicht es das Prinzip der Krankheitsbilderdeutung. Leichter, angenehmer und eleganter wäre es, seine *Welt*sicht mit *Ein*sicht zu durchdringen, aus der eigenen Geschichte wie der historischen zu lernen, als körperlich entsprechende Hinweise herauszufordern. Der graue Vorhang mag *Grau*en hervorrufen oder notwendiges Erwachen, indem es den Weg aufzeigt: von der bunten Vielheit der Farben zum Schwarz-Weiß beziehungsweise Grau der Polarität und Weiß der Einheit.

Das verhindert, wer sich rechtzeitig auf das Alter als Zeit der Einsicht in Polarität und Weisheit einstellt. Reflexhaft lassen sich moderne Menschen diesen Vorhang von Augenärzten wieder lüften, statt ihn ernst zu nehmen und auch seinem Wesen nach zu verstehen. Er verdeutlicht die Welt als von Raum und Zeit vorgetäuscht. Die Farben waren nach William Blake immer nur die Wunden des Lichts. Statt sich in der bunten Welt dieser Täuschungen lebenslänglich zu verfangen und ihrer Faszination zu erliegen, ließe sich auch der Grauschleier durchschauen. Diesen zieht das Schicksal im Alter auf, damit wir uns leichter von der Welt der Täuschungen lösen und zur (Er)lösung orientieren. Die für die Farbwahrnehmung verantwortlichen Zäpfchen in der Netzhaut spielen mit und bieten Hilfestellung zur nun anstehenden geistig-seelischen Einkehr nach innen. Wem ein getrübter Blick draußen nur noch trübe Aussichten lässt, dem fällt die Innenschau leichter. Der in *Spielfilmtherapie* gedeutete Film »Der bunte Schleier« nach dem Roman von William Somerset Maugham illustriert dieses Thema in wundervollen Bildern und weist den Weg zum Wesentlichen.[67]

Das Außen wird entlastet, wenn innere Erkenntnisse und Einsichten das eigene Leben und die Welt einfacher, strukturierter und wesentlicher zeigen. Vom Alter inspiriert, sich auf diesen Weg der Einkehr mit seiner Reduktion auf weniges Wesentliches einzulassen nimmt den Verlockungen der bunten Außenwelt ganz nebenbei den Reiz.

So wandelte sich *Grau*en in Weisheit, und *Grau* gewänne als Übergang zu *Weiß* und »weise« seine ihm eigene Eleganz zurück und hoffentlich neue Akzeptanz!

Das nachlassende Gehör und der Geschmack am Leben

Dass so viele alte Menschen an »Schwerhörigkeit« leiden, verrät, wie gesellschaftstypisch unsere überzogene Außenorientierung bis ins hohe Alter ist. Offenbar lassen sich viele erst so zu Rückzug und innerer Einkehr zwingen. Indigene, in deren Kulturen die Innenwendung in der zweiten Lebenshälfte selbstverständlich ist, kennen diese Altersbeschwernisse nicht. Was bei uns »normal« erscheint, ist also keineswegs *natür*lich.

Zuhören, Mitschwingen, Horchen und Gehorchen führen bei uns ein stiefmütterliches Schattendasein. Die wachsende Zahl alter Schwerhöriger zeigt, wo das hinführt. Eine Verbindung von Schwerhörigkeit und Versteifung betrifft als *Otosklerose* die Verknöcherung der Gehörknöchelchen und verdeutlicht Ungelenkig- und Unbeweglichwerden im Bereich Hören und (Ge)horchen. Man *hat genug* – gehört, gehorcht, pariert, vielleicht nicht verstanden oder verstehen wollen – und *versteift* sich gegenüber äußeren Schwingungen, zieht sich stattdessen nach innen auf sich selbst zurück. Das entspricht – wo es freiwillig, bewusst und rechtzeitig geschieht – der anstehenden Aufgabe: in sich zur Ruhe kommen, Einkehr in Stille halten, sich auf sich selbst (zurück) besinnen.

Dieselbe Tendenz spiegelt sich in anderen Formen von Schwerhörigkeit wider. Nur noch zu hören, was interessiert und einem wichtig ist, zeigt die Richtung: Dem Wesentlichen gilt es sein inneres Ohr zu leihen. Da äußere Stimmen leise werden, kann die innere klarer durchklingen. Je weniger wir von der äußeren Welt hören, desto hellhöriger lässt es sich gegenüber der inneren werden. Was wir gar nicht mehr hören sollen, was nicht mehr für unsere Ohren bestimmt ist, entzieht sich uns. Wir brauchen nicht mehr allen und jedem unser Ohr zu leihen und alles zu uns hereinzulassen. Manches geht (uns) gar nicht(s) mehr an, darf der Entlastung anheim- und wegfallen. Vielleicht haben wir es schon zu oft gehört, und nun ist es (wie) *abgeschaltet*. Hätten wir schon längst mehr abschalten und uns nach innen wenden sollen?

Die bei Altersschwerhörigkeit häufige Hördiskrepanz spricht dafür. Manchmal kann man sich des Eindrucks einer gewissen »Schwindelei« kaum erwehren. Wo der schon seit Jahren nervende und genervte Partner im selben Raum selbst brüllend nicht mehr durchdringt, werden die Unterhaltungen der Enkel im Nebenraum noch verstanden. Ist dieses Symptom manchmal ein unbewusster Rückzug aus einer unangenehmen Welt in einen eigenen inneren Raum? Wird dieser unbewusst verteidigt, in den man selbst Schreiende nicht mehr einlässt, aber manches Geflüster gern? Wird da(mit) jemand halb- bis unbewusst aus dem Leben ausgesperrt?

Tatsächlich geben die Unerwünschten schließlich auf. Wenig ist schwerer, als zu Schwerhörigen durchzukommen, die nicht mehr hören und (ge)horchen wollen. Ohne es zu bemerken, schotten sie vor allem sich selbst ab, isolieren und distanzieren sich von der übrigen Welt. Das entlässt sie in Verschlossenheit und Einsamkeit und sperrt sie selbst aus. Deshalb wird Schwerhörigkeit und erst recht ihr Extrem, Taubheit, seelisch schlechter ertragen als Blindheit. Schwerhörige schließen sich aus der Welt aus und schwingen nicht mehr mit. Das ist für sie selbst mindestens so schwer (erträglich) wie für Angehörige.

Entscheidende Fragen sind bei jeder Krankheitsbilderdeutung: Woran hindert das Symptom, wozu zwingt es? Schwerhörigkeit hindert an Teilhabe und Resonanz. Wer von außen nichts mehr zu sich durchdringen lässt, dem bleibt nur, nach innen zu horchen – auf die eigene innere Stimme, die des Gewissens, der inneren Heilerin, des inneren Arztes oder sogar Gottes Stimme. Wer rechtzeitig nach innen horcht und seiner inneren Stimme *ge*horcht, findet in der Regel auf den Weg zu sich selbst und erspart sich in aller Regel Schwerhörigkeit und Taubheit.

Der Extremfall einer Symptomatik kann uns deren Ziel besonders verdeutlichen. Völlige Taubheit würde den Lärm der äußeren Welt ganz zum Schweigen bringen. Es würde absolut still um und in uns. Das lässt sich auch freiwillig durch tiefe Trance verwirklichen. Das zauberhafte Geheimnis ist wie immer, dem Zwang des Schicksals durch Freiwilligkeit zuvorzukommen.

Vorbeugung bietet besonders im Alter, wenn die Zeit knapper wird, enorme Vorteile. Natürlich wäre es schöner, schon möglichst früh von der Stimme des inneren Schweinehundes zu der des Gewissens und Gottes Stimme zu finden. Diese Aufgabe zielt also schon mehr ins Transzendente. Das Extrem offenbart es: Wer nichts mehr hört, landet automatisch in der Stille, die uns nach Meister Eckhart Gottes Stimme am ehesten offenbart.

Schwerhörigkeit erhöht sowohl die Gefahr der Einsamkeit als auch das Demenzrisiko enorm. Also gilt es, ihr unbedingt vorzubeugen. Auch Hörgeräte sind besser als nichts.

Hier sei deshalb noch einmal an die Entwicklung der inneren Stimme erinnert.

Wie Sicht und Gehör können auch Geruchs- und Geschmackswahrnehmungen – etwa für feine, manchmal auch pikante Duft- und Gaumennuancen – nachlassen. Verliert Speise(n) so an *Kost*barkeit und Geschmack, liegt auch darin ein Wink des Schicksals. Essen, das fad schmeckt, wird langweilig, verliert an Interesse und Bedeutung. Wäre das nicht im Alter durchaus angemessen?

Weniger zu essen ist nun durchaus in die Zeit passend. Denn wir brauchen weniger physische und mehr psychische und spirituelle Kost im Alter. Wirkliche *Kost*barkeiten finden sich nun vermehrt im geistigen Bereich und im *Mind Food*.[68] Die Entwicklung von Speiseplänen dürfte nun durch solche der Lebensphilosophie ersetzt werden. Gourmettempel sind jetzt besser gegen Tempel des Geistes zu tauschen – statt den Geschmack von Speisen zu genießen, geht es jetzt mehr darum, den Geschmack des Lebens zu entdecken und Geschmack im übertragenen Sinn zu entwickeln.

Altersweitsichtigkeit

Alters*weit*sichtigkeit ermuntert gleichsam, über *Nahe*liegendes ruhig einmal hinwegzusehen und sich dafür mehr um den Überblick und das Große und Ganze zu kümmern. Sie legt nahe, auch mal in die Ferne zu schweifen – in Gedanken und konkret auf Reisen. Statt *gegen sie* gehen wir *mit den Symptomen*, nehmen ihre Botschaft auf und setzen sie im konstruktiveren Sinn um. Statt die Thematik zu unterdrücken, erlösen wir sie. Er- und Einlösung ist überhaupt die Aufgabe des Alters. So können wir, wie schon bei den drei großen Alterskrankheitsbildern geübt, mit den Symptomen arbeiten und vorankommen.

Wenn Naheliegendes verschwimmt, betont das den scharf bleibenden Lebenshorizont, um dessen Erweiterung es nun geht. Kritik und Beurteilung dürfen zurücktreten zugunsten von Integration und (Er)lösung. Die warten jetzt geradezu. Die Erkenntnis des großen (Lebens)bogens beleuchtet die verbleibende Lebensperspektive. »Am Ende wird alles gut, oder es ist nicht das Ende«, meinte wie gesagt Oscar Wilde. Statt also weiter in naheliegendem Alltagskram zu wühlen und schließlich zu versinken, gilt es, Überblick und -sicht übers eigene Leben zu gewinnen und im übertragenen Sinne weitsichtig zu werden. Insofern ist es gut, wenn uns Naheliegendes entzogen wird, oder um den Volksmund zu bemühen, wenn »die Arme zu kurz zum Zeitunglesen werden«. Letzteres steht nun nicht mehr an und jedenfalls nicht im Vordergrund. Die Tageszeitung darf zurücktreten hinter der eigenen Lebensgeschichte. Diese aufzuarbeiten, etwa alte Tagebücher zu lesen, wäre wichtiger. Der Lebensfilm, den wir selten und nur in lebensbedrohlichen Situationen sehen, verlangt nach einem runden Abschluss, einem Happy End.

Die eigene »Liste vor der Kiste«[69] ließe sich jetzt mit Gewinn ins Auge fassen, um noch offene Themen anzugehen und abzuschließen. Es ist die ideale Zeit, um zu verzeihen und zu vergeben – sich und anderen. Die Bibel erwartet das täglich von uns. Bevor es Abend wird, ist dem »Bruder« zu vergeben – was für ein wundervoller Rat, insbesondere wenn wir die Schwester mit einbeziehen. Am Lebens*abend* ist es zwingend, um selbiges abzurunden.

Jetzt ist höchste Zeit, wie schon erwähnt, alles Nachtragen und Be*leid*igtsein aufzugeben, die Vorwürfe abzulegen und sich und andere zu erleichtern und zu entlasten. Es hat schon bisher nur Leid und keinerlei Glück, nicht mal Vorteile gebracht. Wer das durchschaut, darf staunen, wie leicht und erleichtert sich leben lässt, wenn wir weitsichtig los- und uns sein lassen. Das Schicksal sorgt für Ausgleich und Gerechtigkeit, Rache gehört bekanntlich ohnehin dem Herrn.

Das Alter ist – wie gesagt – die Zeit, den (Lebens)kreis abzurunden und aus dem Leben eine runde Sache zu machen beziehungsweise die entscheidende Angelegenheit. Gute, ja höchste Zeit, sich seinen Lebensfilm ohne Bedrohung und Not anzuschauen. Du selbst bist RegisseurIn und kannst eine ehrliche und dich selbst überzeugende Schlussversion finden. Und was wäre ein (Spiel)film ohne rundes Ende? Die offenen Enden moderner Filme empfinden die meisten als unbefriedigend. Beim Lebensfilm ist das ganz ähnlich. Er darf Brüche haben, die kunstvoll geflickt wurden, aber zum Schluss braucht er ein Happy End. Es zeigt, dass wir im besten Sinn fertig damit sind. Vielleicht geben wir noch einen Schuss Dankbarkeit hinzu, Erinnerungen sind Gedanken – und schön, wenn sie dein Danken enthalten!

Das Nachlassen des Kurzzeitgedächtnisses

Das Nachlassen des Kurzzeitgedächtnisses ist wie schon als Alzheimer-Symptom entsprechend zu verstehen. Entscheidende Ereignisse, die lebensbedrohlich oder voll größter Freude und Energie waren, bleiben in Er*inne*rung. Sie lassen sich jederzeit vors innere Auge rufen. Lediglich der Alltagskram gerät in Vergessenheit. Aber hat er das nicht jetzt auch verdient, wo Wichtigeres ansteht? Es ist lästig, die Dinge des Einkaufs zu vergessen. Aber wie notwendig sind sie, gemessen an den lebensentscheidenden Er*lebn*issen? Sich denen bewusst zuzuwenden ist auch die beste Chance, sich Einkäufe in Zukunft wieder besser zu merken. Aber was spricht schon gegen eine banale Liste oder dagegen, solche Themen zu delegieren? Es lässt sich so vieles erleichtern. Der Film »Shakespeare für Anfänger«[70] um einen ehedem gefeierten, nun gealterten und an Parkinson erkrankten inkontinenten Theaterschauspieler, der am Ende einen makaber-brillanten Auftritt hinlegt, zeigt wunderbar, wie man sich helfen lassen und so vieles delegieren kann.

Vergessen hat auch einen konstruktiven Aspekt im Sinne von Loslassen. Weniger Wichtiges zu vergessen erlaubt, mehr Wesentlicheres zu erinnern. Nur wer solch *deut*liche Hinweise ignoriert, erlebt, wie sich das Vergessen in die eigene Vergangenheit frisst. Das lässt sich aufhalten, wie sich sogar bei der verschärften Form Alzheimer zeigte. Wer die Vergangenheit zu durchschauen lernt und deutend versteht, kann die Nebel des Vergessens sogar wieder lichten.

Es gilt also, ohne Rücksicht auf Alltagskram den Lebensbogen in den Vordergrund zu rücken, um den großen Bogen herauszubekommen.

Alterssteifheit, alte Rücken und verbrauchte Gelenke

Der Körper zeigt, wie schwer Bewegung fällt und wie weh sie tut. Es läuft nicht mehr viel (auf körperlicher Ebene), und dort geht auch nichts mehr (voran).

Nachlassende Beweglichkeit kann im Alter als *Gelenksteife* alle Körperregionen lahmlegen und zeigen, wie eingerostet er ist, wie viel Sand sich im Getriebe gesammelt hat und wo es an Gelenkschmiere fehlt. Nichts läuft mehr *wie geschmiert*. Die Aufgabe lautet, sich und seinem Bewegungsapparat Ruhe zu gönnen und sie so auch innerlich zugunsten geistig-seelischer Beweglichkeit zu finden – äußere Wege zugunsten der inneren zurückzustellen.

In äußerer Ruhe kann dann seelische Beweglichkeit bis in spirituelle Dimensionen erwachen. In der Folge lässt sich oft auch äußere wieder zurückgewinnen, besonders im Zusammenhang mit veränderter Sicht- und Lebensweise.

Am Rücken sehen wir am ehrlichsten, wie viele Jahre wir *auf dem Buckel* haben. Wo er schmerzt, hat es mit den Lasten zu tun, die wir unbewusst mit uns herumschleppen, uns selbst oder von anderen haben aufbürden lassen. Bewusstheit kann hier helfen. Was wir bewusst tragen, wird erträglicher.

Der zweite Punkt, den wir uns mit dem Aufrichten auf die Hinterbeine aufgeladen haben, ist die Aufrichtigkeit oder Ehrlichkeit. Auf allen vieren unterwegs, war das noch kein Thema. Bei uns aber spiegelt die Wirbelsäule wider, wie aufrecht und ehrlich wir mit uns selbst und anderen umgehen.

Verbrauchte Gelenke verdeutlichen, inwieweit wir deren Themen gerecht geworden sind oder den Körper haben einspringen lassen. Die bei uns schon fast routinemäßig ausgetauschten größten Gelenke der Hüften stehen für unseren Fortschritt – natürlich im übertragenen Sinn –, die der Knie für entsprechend gelebte Demut, die der Ellbogen für Durchsetzung und die der Finger dafür, wie wir das Leben in den Griff bekommen und so weiter.

Die konkreten Maßnahmen zur Behandlung all dessen – von pflanzlich-vollwertiger Kost und ihrem Gegenpol Fasten über Bürsten bis zu *Medi*kamenten – folgen in Teil II.

Alte Haut

Die Haut offenbart, wie das Leben unser Fell gegerbt und welche Spuren es hinterlassen hat. Statt sie uns übel zu nehmen und uns dafür herabzusetzen, können wir diese Narben, die uns die Lebenszeit beigebracht hat, im Sinne von Kintsugi, der Kunst des Reparierens, schätzen. Es sind Zeichen eines gewagten gelebten Lebens. Warum sie nicht wertschätzen und achten? Medizinisch sind sie oft harmlos, wenn sie den Energiefluss nicht blockieren. Als Erinnerungen sind sie immer bedeutungs- und wertvoll.

Mit dem Alter wird die Haut unübersehbar zum Abbild unseres Innenlebens. Warum mögen wir es nicht, wenn uns unsere Geschichte ins Gesicht geschrieben steht? Ist es uns zu ehrlich?

All die Auswüchse sind Zeichen. Die Gräben, die wir im Leben aufgerissen haben, können sich als Furchen oder Falten im Gesicht aufwerfen. Spricht etwas gegen Lachfalten? Sind das nicht ehrlich erworbene Zeichen, die von unserem Leben sprechen und zeugen – gleichsam private Zeitzeugen? Wäre es nicht viel leichter und entspannender, zu ihnen zu stehen und mit ihnen zu gehen?

Wir ähneln heute weitgehend Dorian Gray, dem Oscar Wilde in seinem gleichnamigen Roman erlaubt, ein Bild an seiner Stelle altern zu lassen.[71] Dafür verkauft er seine Seele. Aber natürlich kommt er damit am Ende nicht durch. Wir haben und sind eine ehrliche Haut.

Sind Pippi Langstrumpfs Sommersprossen nicht nette Anzeichen ihres fröhlich-verrückten Lebens? Warum sich dann später im Alter darüber grämen?

Solche Sommersprossen auf Gesicht und Händen verraten dann natürlich, dass der Sommer des Lebens vorbei ist und wir im Herbst angelangt sind. Das mag schlimm sein für die Anhänger des Jugendkultes. Aber müssen wir uns einem so absurden Kult anschließen? Gut, das Alter hat uns gezeichnet, aber auch ausgezeichnet. Ist das nicht ausgezeichnet, zeigt es doch: Wir haben überlebt und hoffentlich sogar gelebt und tun es immer noch!

Fangen wir an, zu unseren Erfahrungen zu stehen, sie zu verstehen und daraus Verständnis und Konsequenzen zu ziehen, wird der Herbst zur bewussten Zeit der (Lebens)ernte.

Wir können uns natürlich auch früh angewöhnen, genug, das heißt circa zwei Liter, gutes Wasser am Tag zu trinken, um *Falten* und Vertrocknung nicht übermäßig zu fördern. Das Seelenelement Wasser unserem Organismus ausreichend zur Verfügung zu stellen und es an unserem Leben zu beteiligen ist jedenfalls eine gute Idee. Je mehr unser Gewebe Wasser verliert, desto mehr tendieren Falten dazu, stehen zu bleiben. Damit möchte ich keinesfalls den Mineralwasserkonsum fördern, denn wir bräuchten mehr Wasser und weniger Mineralisierung, um frisch und knackig zu bleiben. Viel Wasser und wenig verhärtende Mineralisierung zeichnet den Kinder-Popo aus und die junge weibliche Brust.

Aber auch die sich oft ausbreitende Trockenheit ließe sich besser durch trockenen Humor erlösen. Beides geht auch gut zusammen. Beeindrucken uns nicht die faltigen Gesichter alter Tibeter-, Afrikaner- oder IndianerInnen durch ihren verschmitzten Witz, ihre Wach- und Weisheit?

Selbst Lachfalten sind als Zeugen vergangener Lebenslust(igkeit) und positive Spuren eines gelebten humorvollen Lebens bei uns wenig populär. Warum nicht dazu stehen, wie oft uns zum Lachen (zumute) war? Wollen wir nicht an unser Lachen und lustige, lustvolle Zeiten erinnert werden? Oder daran, dass es phasenweise nichts zu lachen gab und Sorgenfalten entstanden?

Humor steht griechisch für Saft, wie noch die alte Humoralpathologie, die Säftelehre Galens, verrät. Warum also nicht die Säfte auch im Alter weiter fließen lassen, indem wir uns einerseits genug gutes Wasser gönnen und andererseits unseren Humor zur Blüte bringen? Das entspräche auch gleich dem Archetyp der närrischen Alten, mit dem die verrückte Maude Harold im bereits erwähnten Film verzaubert.

Spannkraft und Elastizität, die sich aus den Geweben zurückziehen, könnten gut nach innen umziehen und Seele und Geist beleben. Wo ursprünglich pralle Haut trockener wird und anfängt, Falten zu werfen, die – viel getestet – länger stehen bleiben, wird es ernst mit der zweiten Lebenshälfte und dem Alter. Gratulieren wir uns! Die anstrengendste Strecke des Lebens liegt hinter uns, und wir haben sie geschafft. Nun liegt die anspruchsvollste vor uns. Jetzt ist es Zeit, ansteckenden, trockenen und der Lässigkeit und Würde des Alters entsprechenden Humor zu entwickeln. Außerdem steht die Reduktion aufs Wesentliche wie die Konzentration auf die Innenwelt an. Lachen ist ebenso lernbar wie Loslassen. Mit Humor genommenes Alter könnte Spaß bringen, die Enkel und nicht nur die eigenen anstecken, für Lebensfreude und -witz *sorgen*. Die Zeit der Sorgen ist hinter uns gebracht. In unserem Teil der Welt werden wir ziemlich gut ver*sorgt*. Es ist spätestens jetzt Zeit für Mark Twains Weisheit: »Ich hatte mein ganzes Leben viele Probleme und Sorgen. Die meisten von ihnen sind aber niemals eingetreten.«[72] Wir wissen vom Volksmund und haben es in der Pandemie wieder erlebt: Angst ist ein schrecklicher Ratgeber. Sorgen aber sind die schlechtesten

Wegbegleiter. Sie behindern die Entfaltung der Neuroplastizität. Begeisterung ist gefragt und notwendig.

Zum Trost: Auf der langen Lebensreise unserer Seele hat unser Körper viel Wasser lassen müssen und Seelenflüssigkeit verloren. Je besser wir mit unseren seelischen Angelegenheiten und Aufgaben fertigwerden und sie im positiven Sinn erledigen, desto wesentlicher werden wir. Desto weniger muss der Organismus stellvertretend für uns austrocknen. Das ist nur sein gut gemeinter Versuch, uns auf die Themen der Reduktion und Konzentration auf Wesentliches hinzuweisen. Wer den roten Faden durch sein Lebenslabyrinth findet, ist auf der Zielgeraden und kann auf solche Hinweise des Körpers verzichten.

Dann fällt es leicht, statt Auswüchse wie Alterswarzen auf dem Fell und Schrulligkeiten in der Seele zu entwickeln, sich bewusst ihren dunklen Schattenflecken zu stellen. Dabei spricht nichts gegen bewusste Originalität und Verrücktheiten. Sie sind sogar ein gutes Heilmittel wie bei der bereits mehrfach erwähnten Maude, die keine Spur von (Alters)griesgrämigkeit und psychiatrisch relevanter Verrücktheit zeigt. Dafür gäbe es genug Gründe, wie die KZ-Nummer auf ihrem Arm andeutet. Aber sie hat sich für Lebenslust und -freude entschieden. Wir haben immer die Wahl. Als Originale geboren, müssen wir keinesfalls als Abziehbilder gehen. Das Alter ist die ideale Zeit für Originalität. Wer oder was könnte uns noch hindern?

Die sprichwörtliche weiße Weste und das reine Gewissen sind am ehesten durch Aussöhnung mit eigenen dunklen Seiten und deren Akzeptanz zu verwirklichen. Mit Wabi-Sabi haben wir dazu bereits ein wunderbares Hilfsmittel: Akzeptieren gepaart mit Selbstmitgefühl. Letzteres kann bei der Akzeptanz des Schattens wunderbar unterstützen.

Eine späte Schattentherapie kann die Seele und neben ihr auch die Haut von Darstellungsaufgaben entlasten. Die Spuren des

Lebens auf ihr wandeln sich dann in Auszeichnungen. Alte Menschen könnten in Analogie zu einer im Herbst welkenden Blume, die sich nur noch um die Weitergabe ihres Vermächtnisses in Gestalt des Samens kümmert, ihre Erkenntnisse vermitteln. Weiterzugeben aus vollem Herzen, statt sich selbst und alle möglichen Körperpartien hängen zu lassen, ist das Gebot alter Stunden. »Was ist die Essenz und soll in den Enkeln weiterleben und -wachsen?«, lautet die Frage.

Ab der Lebensmitte wird die Aufgabe indigener Menschen größer und anspruchsvoller. Alle Kinder des Volkes werden ihnen zu Enkeln. Das fordert und fördert Enkel wie Alte (Lehrer des Lebens). Ohne Rente und Pension wird ihr Leben immer wichtiger und sein Horizont weiter. Sie müssen weiter lernen und wachsen, und weniges ist beglückender, weiß moderne Glücksforschung. Freudig begeistertes Lernen und Lehren erhält die Neuroplastizität. Ist das der Grund, warum indigene Menschen kaum an Demenz erkranken?

Sie bleiben *wesen*tlich im Geist, während die Körperhülle sich als welkende Haut, vom Leben gegerbt, wie Leder konserviert über alte, starke Knochen spannt. Ihre Ausstrahlung ist von Würde und Weisheit geprägt, nicht von krampfhafter Anstrengung und Müdigkeit vom vergeblichen Kampf gegen das Alter. Statt Osteoporose zu entwickeln, haben sie freiwillig Ballast in der Lebensmitte abgeworfen und darauf verzichtet, diese Aufgabe ihren Knochen zuzuschieben. Ihre Ausstrahlung ist geprägt durch die Wichtigkeit ihrer Aufgabe. Sie leben als Groß(e)eltern, die unseren Menschentyp wie gesagt zum Erfolgsmodell werden ließen.

Statt die Jugend zu vergöttern und im Körperhaus krampfhaft zu konservieren, geht es um die Essenz des Lebens, das Wesentliche. Es ist zu finden und zu bewahren, statt Angst, Stur- und Starrheit bezüglich alles Neuen zu entwickeln, die modernen Fehler des Alterns und vieler Alter. Stattdessen geht es um Konzentration aufs Wesentliche, auf Bewahrung des Bewährten und Zeitlosen und die Essenz der Traditionen.

Japanische Lebenskunst 2.0

Kommen wir an dieser Stelle noch einmal kurz auf die bereits im Kapitel »Japanische Lebenskunst 1.0« angesprochenen Prinzipien »Kaizen« und »Ikigai« zurück.

Kaizen – Der Weg der kleinen bewussten Schritte

Bei der Alzheimer-Erkrankung fallen die kleinen Trippelschritte auf, mit denen Betroffene ihren Bezugspersonen nachlaufen oder sich im Kreise drehen. Die jüngere japanische Tradition kennt wie gesagt den Begriff »Kaizen« für den Weg der kleinen Schritte und der ständigen Veränderung und Verbesserung. Der kleinste Schritt ist so viel besser als keiner.

Laotse sagte: »Auch der längste Marsch beginnt mit dem ersten Schritt.« Selbst wenn der klein ist, setzt er doch neben dem Körper auch schon den Geist in Bewegung. Das mag an die Chaosforschung erinnern: Nach dem sogenannten Schmetterlingseffekt kann eine beliebig kleine Änderung der Anfangsbedingungen eines Systems sich *langfristig* auf die Entwicklung des Systems auswirken. Zur Veranschaulichung dieses Effekts verwendete der amerikanische Mathematiker und Meteorologe Edward N. Lorenz die Analogie: »Kann der Flügelschlag eines Schmetterlings in Brasilien einen Tornado in Texas auslösen?«[73] Denn alles hängt mit allem zusammen. Michael Endes Zen-Meister Beppo Straßenkehrer lehrt in *Momo*,[74] der Geschichte von den »Zeit-Dieben«, wie leicht und einfach die längste Straße zu kehren ist. Es gilt, immer nur den nächsten kleinen Schritt und Besenstrich bewusst ins Auge zu fassen und optimal auszuführen.

Große Veränderungen lösen häufig Angst aus, kleine Schritte der Wandlung kaum. Dabei können sie genauso weit führen. Es ist nur wichtig, das große Ziel – etwa ein rundes Leben – im Auge zu behalten. Kaizen empfiehlt, den Weg dorthin in lauter kleine, jede für sich leicht zu bewältigende Etappen aufzuteilen. So verschwindet die Angst vor dem großen Ziel. Es braucht dann nur Beharrlichkeit und Durchhaltevermögen und die Achtsamkeit auf jedem Schritt, um ihn in Eigenverantwortung zu optimieren.

Die westliche Managementtheorie hat daraus KVP entwickelt, den kontinuierlichen Verbesserungsprozess. Tatsächlich ist konstruktive Kritik im Kaizen als Möglichkeit ständiger Verbesserung erwünscht, also nicht nur erlaubt, sondern geradezu erforderlich. Unternehmen etwa fordern Mitarbeiter jederzeit auf, Vorschläge zur Optimierung ihres jeweiligen kleinen Bereiches einzubringen. Das Management greift sie konstruktiv auf, verwirklicht sie, soweit möglich und sinnvoll, und gewinnt, entlastet von kleinen Dingen, Zeit für große.

Sein Bestes bei jedem kleinen Schritt zu geben, ohne sich überhöhten An- oder gar Überforderungen auszusetzen oder Angst vor der Größe des eigenen Zieles zu haben, ist das Geheimnis von Kaizen. Zugleich ist es die Erlösung der Trippelschritte-Symbolik der DemenzpatientInnen, die weder ein Ziel haben noch Sinn ergeben. Wie gesagt: Kaizen dreht sich um kleine selbstverantwortliche Schritte in Richtung des übergeordneten Zieles.

Ikigai – Der Sinn des Lebens

Damit Kaizen nicht in den Trippelschritten der Alzheimer-PatientInnen stecken bleibt, braucht es als Ergänzung Ikigai. Dahinter kann sich der große Sinn des Lebens verbergen oder wenigstens ein kleiner, für den es sich morgens aufzustehen lohnt.

Japaner werten da weniger. Ein Sushi-Meister steht dort entspannt neben dem Zen-Meister. Ob jemand Meisterschaft auf dem Teeweg erlangt oder bei Ikebana, der Kunst des Blumensteckens, oder beim Straßenkehren, ist weniger wichtig. Ikigai ist das Ziel, Kaizen bringt dorthin, und die kleinen Schritte stehen gleichberechtigt neben den großen.

Jeder kleinste Schritt bringt schon Bewegung ins Leben und ins Bewusstsein. Orientiert man sich an Ikigai, dem lohnenden Lebensziel, steuert die Kette auch noch so gering erscheinender (Fort)schritte in die richtige Richtung.

Sinn, Sinne, Sinnlichkeit im Alter

Der Sinn des Lebens

Den Sinn des Lebens erkennen alle Religionen und Traditionen in der Selbstverwirklichung, der Erfahrung der Einheit, ob sie das nun »Himmelreich Gottes«, »Befreiung« oder »Erleuchtung« nennen. Menschen mit diesem letzten Ziel wird es nie langweilig. Sie haben immer ihre Meditation, ihr Gebet, Exerzitium oder Ritual. Wir sind ihnen bei den Nonnen begegnet, die ohne Alzheimer uralt, aber mit Ziel und Sinn im Leben unterwegs bleiben. Um sie müssen wir uns nicht sorgen, sie wachsen ein Leben lang und verzichten fast alle auf Herzinsuffizienz, Wachstumsentgleisungen wie Krebs und das große Vergessen. Ihr Lebenssinn ist von der Religion geprägt, das Himmelreich Gottes in sich zu finden.

In der modernen Welt lebende Christen sind sich da längst nicht mehr so sicher. Viele, wie Leonard Cohen, der Stern meiner Jugend, suchen woanders Zuflucht. Er wählte den Weg des Zen-Buddhismus. Menschen christlicher Kulturen finden heute auch in hinduistischen Aschrams Unterschlupf, gehen mit Schamanen auf spirituelle Reisen und verirren sich sogar in islamistische Militärsekten.

Erwähnter kanadischer Singer-Songwriter Leonard Cohen sang eine kleine Lebensbeichte mit seinem Lied »Hallelujah«: »I did my best, it wasn't much. I couldn't feel, so I tried to touch. – Ich gab mein Bestes, es war nicht viel. Ich konnte nicht fühlen, so versuchte ich zu berühren.«[75] In seinem Leben ging es offensichtlich und unüberhörbar um Liebe. Aber obwohl das Christentum sich als Religion derselben bezeichnet, ist es gerade in dieser Hinsicht für die meisten keine große Attraktion mehr.

Viele suchen bis heute vor allem Liebe, aber kaum mehr im Bereich der Gottesliebe, die man in der griechischen Antike *agápē* nannte. Auch um die Freundschaftsliebe *philía* steht es in modernen Zeiten nicht gut. Eine beste Freundin, ein bester Freund könnten oft PsychotherapeutInnen ersetzen und vorm Burn-out bewahren. Aber wir rutschen zu Millionen in den Burn- und Boreout, und viele gehen ohne beste Freunde an ihrer Seite durchs Leben und darüber hinaus.

Érōs, die sinnlich-erotische Liebe, der sich Leonard Cohen über geschicktes liebevolles Berühren näherte, ist in den Eros-Center abgestürzt und hat peinliche Auftritte nach Mitternacht im Privatfernsehen.

Letztlich brauchen wir alle drei Formen der Liebe, und das Ganze ist auch hier synergetisch: mehr als die Summe der einzelnen Teile.

Über die Sinne zum Sinn und auf den Weg

Sinne führen als nächstliegender Weg wenigstens wieder in die Nähe von Sinn. Wenn wir unsere Sinne gut füttern mit schönen sinnlichen Erfahrungen, können sie den Weg weisen. Ein weiteres Mal gilt: »Use it and keep it alive.« Durch Üben lassen sich unsere Sinne(sorgane) bewusst am Leben beteiligen. Sie danken es uns, indem sie – weil so gebraucht – in Form bleiben. Wie aber üben wir sie?

Das Alter ist die ideale Zeit, um die Augen mit schönen Bildern zu verwöhnen von Landschaften und Menschen, die uns guttun.

Es sind diese Bilder im Album unserer Seele, die zu wahren Kostbarkeiten des Alters werden. Wer viele solcher berührenden Bilder in sich sammelt, ist auf einer wichtigen Ebene reich. Das Alter wird auch zur wundervollen Zeit, sich noch anzusehen, was wir immer schon gern sehen wollten. Alter ist die beste Zeit, vieles mit Abstand und aus einer höheren Perspektive zu betrachten. Das kann andere, neue Aussichten eröffnen und wundervolle Perspektiven bieten.

Das »Bilderalbum der Seele«

Das Alter ist auch die Zeit, die Seele mit jenen Bildern zu füllen, die unser »Inneres Kind« zum Staunen bringen und uns helfen, mit den Augen der Liebe zu schauen. Die Welt ist voll davon. Wir können sie jederzeit finden. Auf Entdeckungsreise zu gehen hat noch viele andere Vorteile. Es verbindet uns innerlich mit der Welt und ihren Geheimnissen, ihrer Schönheit und ihrem Zauber. Wir werden sie anschließend besser behandeln und mit gutem Beispiel vorangehen, was unsere Generation bisher so sehr versäumt hat.

Über den Gesichtssinn erhält die Welt für uns ein Gesicht, und wir dürfen sehen und vor allem schauen lernen. Tut sich diese größte Schau vor uns auf, fühlen wir uns reich beschenkt und können unsererseits Freude entwickeln, die Welt und andere Menschen zu beschenken.

Übungen für alle Sinne

1. **Blind Walk:** Zwei einander Vertraute verbinden einem von beiden so die Augen, dass wirklich nicht mal mehr Licht zu ihm eindringt. Der andere führt ihn als »Blinden« und lässt ihn mit Ohren, Nase, Geschmacksknospen und

Händen die Welt erfahren. Das ist natürlich zugleich eine Vertrauensübung, und der »Blindenführer« hat die Verantwortung, die Schutzbefohlene(n) herauszufordern, ohne sie zu überfordern.

2. Besuch in einem **»Blinde-Kuh-Restaurant«**, in dem Blinde und Sehbehinderte bedienen und sich auskennen, während die Gäste im Dunkeln sitzen und spannende Erfahrungen mit ihren anderen Sinnen erleben, weil »das Auge nicht mitessen« kann.
3. **Photography Walk:** Wie bei Punkt 1 beginnt alles mit dem Führen eines Freundes oder einer Freundin mit Augenklappe. Aber nach einiger Zeit benutzt die Führerin den Kopf des Geführten als Kamera und richtet ihn so ein, dass sich berührende Bilder ergeben. Sie sagt ihrer Kamera zum Beispiel: »Makro-Objektiv«, also Naheinstellung oder Weitwinkel, oder »Teleobjektiv«, damit sich der Kamerakopf auch innerlich entsprechend einstellt. Dann mit dem Kommando »Foto« und der jeweils nötigen Belichtungszeit wird die Augenbinde von der Fotografin kurz gelüftet, und ein Bild dringt ein. So kann ein spannendes Sammeln von Bildern sinnliche Freude wecken. Nach einer vorher vereinbarten Zeit, die aber mindestens eine halbe Stunde umfasst, ist Wechsel angesagt.

Ähnlich kann es uns mit den Klängen der Welt gehen. In diese kann der zauberhafte Film »Der Klang des Herzens«[76] einführen. Ein kleiner Junge nimmt uns da an die Hand, den die himmlische Welt der Klänge zu seinen Eltern und in seinen Himmel trägt. Musik-Erlebnisse, die uns berühren, bleiben uns immer und erlauben uns, mitschwingend Lebendigkeit zu spüren. Niemals werde ich das Konzert des afroamerikanischen A-cappella-Ensembles »Sweet Honey in the Rock« vergessen, das (uns) diese vielfarbige Frauengruppe an einem Abend in Findhorn schenkte. Ohne Instrumente, verwandelten sie sich selbst dazu und vermittelten mit Leib und Seele Musik, die zu Herzen ging. Die Welt ist Klang, gönnen wir sie uns, und lassen wir sie in uns anklingen und uns mitschwingen.

Der Duft der großen, weiten Welt

Unser Geruchssinn könnte in ähnlicher Weise im Alter aufleben und unsere Nase in einen guten Riecher wandeln. Wer »ein *Näschen* für die Dinge« entwickelt, ist immer eine Nasenlänge voraus. Diese Witterung kann leiten. Was wir in der Nase haben und spüren, kann uns sehr viel weiter bringen und tiefer bereichern als alles, was wir besitzen. »Immer der Nase nach« ist der bessere Wegweiser, als bedenken- und gnadenlos dem Geld zu folgen. Besitz kann zu Besessenheit (ver)führen, und es geschieht häufiger, als wir denken. Düfte können becircen und verzaubern, wenn wir sie einatmen und einlassen.

Die Welt der Düfte kann – über Aromatherapie – heilen. Bei einem Krankheitsbild wie Parkinson wissen wir, Geruch und Rhythmusgefühl ziehen sich zuerst zurück. Was hindert uns, unsere Nase mit Düften zu trainieren und Rhythmus beim Tanzen oder wenigstens Wandern mit Stöcken?

Einer der ältesten Teile unseres Gehirns, viel älter als das Großhirn, auf das wir uns so viel einbilden, ist das Riechhirn. Es ist mit der Welt unserer Gefühle und Emotionen verbunden. Deshalb ist es so viel wichtiger, jemanden gern zu riechen, als ihn schön zu finden – jedenfalls für eine Partnerschaft. Riechen ist die intimste Art, mit seiner Mit- und Umwelt in Kontakt zu treten. Da kommen nicht immaterielle elektromagnetische Wellen wie beim Sehen oder Schalldruckwellen aus komprimierter Luft wie beim

Hören, sondern wie beim Schmecken wirklich materielle Moleküle, die unsere Nase(nschleimhaut) reizen.

Die Nasenflügel sind neben den Lungenflügeln unsere zweiten Flügel und haben wie die der Lungen ihren eigenen Rhythmus. Das ist uraltes Wissen der hinduistischen Kultur, die davon ausgeht, dieser Rhythmus harmoniere mit dem Sonnenaufgang. Sie weiß von sogenannten Tattvas, die sich dann durch den ganzen Tag ziehen. Auch der deutsche Arzt Richard Kayser beobachtete diesen Nasenrhythmus Ende des 19. Jahrhunderts anhand des rhythmischen An- und Abschwellens der Schleimhaut.[77]

Das Leben schmecken

Unser Geschmackssinn ist ursprünglich im Mund zu Hause, reicht aber weit darüber hinaus. Die Geschmacksknospen an Gaumen und Zunge bedürfen der Nase, um mit dem Aroma das ganze Erlebnis zu erfassen. Zimt etwa lässt sich nicht schmecken, nur riechen.

Sich geschmacklich weiterzuentwickeln, wie bei mir in TamanGa mit der Entdeckung einer pflanzlich-vollwertigen Gourmetküche oder im Ansatz mit den Weinen der Südsteiermark, sind Geschenke, die man nur kosten kann, um sie zu ermessen. Wer Geschmack im und am Essen findet, hat viel mehr vom Leben. Und damit meine ich keineswegs, Essen sei der »Sex des Alters«. Es ist ein eigenes, anderes Wunderland von Düften, Aromen und Geschmacksnuancen.

Essen, Sinnlichkeit und Sex sind mit dem Lebensprinzip der Venus verbunden, aber trotzdem ist »Essen ist der Sex des Alters« ein dummer Spruch, weil in ein tragisches Missverständnis mündend. Wie Ersatzbefriedigungen so oft, reduziert es den Lebensgenuss und die entsprechende Freude und nimmt dem

Leben entscheidende Höhepunkte. Obendrein entzieht es dem Körper noch Bewegung und überfrachtet das Thema »Essen« ungesund, oft sogar verheerend. Übergewicht im Alter und alle damit einhergehenden Beschwerden fördern nachweislich Demenz. Wer diesem Spruch folgt, hat Sexualität als körperlichen Ausdruck seelischer Liebe wohl nur nie richtig entdeckt. Die in der *Hollywood-Therapie* besprochenen Filme »Don Juan DeMarco«[78] und »Die Hüterin der Gewürze«[79] be- und erleuchten diese Themen.

Sinnlichkeit und ihr Ersatz im Alter

In dem Maße, wie wir von der Natur der ersten zur Kultur der zweiten Lebenshälfte wechseln, darf sich Sexualität vom Mittel der Zeugung zu einem der Sinnlichkeit und Zuneigung entwickeln. Statt »Darf ich bitten, oder wollen Sie erst tanzen?« und entsprechenden Bumsorgien kann sie sich zu stundenlangen inspirierenden Liebesfesten entwickeln. Insofern zeichnet sich hier ein Weg vom Sex zur Liebe, von der Form zum Inhalt ab. Er tut jeder Beziehung auf Dauer gut und erhöht die Chance auf eine gemeinsame glückliche zweite Lebenshälfte.

Slow Sex kann der westliche Brückenschlag zwischen beidem sein und mehr Zeit für Sinnlichkeit ins Spiel bringen. Das würde den hohen Anspruch von der sexuellen Performance nehmen. Sie ist zum Druckmittel der Moderne geworden und belastet und entwertet ehemals schönste Erfahrungen. Sinnlichkeit und Lebensgenuss brauchen *natür*lich Zeit und Ruhe, früher »Muße« genannt. Auch Kultur erfordert Muße, denn die Musen küssen uns weder im Akkord noch auf Bestellung. Die Magie der Muße und Pausen der Be*sinn*ung lohnt es möglichst früh ins Leben einzuladen – mit der Zeit wird es immer wichtiger. Allein regelmäßiger

Mittagsschlaf kann das Herzinfarktrisiko – je nach Studie – um bis zu 50 Prozent senken. Für gesunde Langlebigkeit sind Pausen unabdingbar.

Typischerweise hat die auf (Höchst)leistung getrimmte Moderne Hilfsmittel hervorgebracht, die Orgasmen wie am Fließband ermöglichen. Auch sie haben ihren Sinn, solange sie der Liebeskultur dienen, statt zur aussichtslosen Befriedigung von Unersättlichkeit zu verkommen. Der gute alte Vibrator, der auf einen vaginalen Orgasmus zielt, ist dem männlichen Glied nachempfunden. Seine Entdeckung enthüllt der mitreißende Film »In guten Händen«.[80] Der noch recht neue Womanizer imitiert (s)einen saugenden Mund und kann den klitoralen Orgasmus geradezu erzwingen, sogar in Rekordtempo. Solche Entwicklungen haben Frauen – technisch – weitgehend unabhängig von Männern gemacht. Das Umgekehrte lässt noch auf sich warten. Männer schauen diesbezüglich noch alt aus und bleiben auf sinnlich verwöhnende Frauen angewiesen.

Andererseits gibt es für sie schon Prostituierte in Roboterform, wo nicht mal mehr ein schlechtes Gewissen mit ins (Liebes)-spiel kommt. Der Film »Ich bin dein Mensch«[81] treibt das Thema mittels eines von Algorithmen bestimmten Idealpartners ins bisher mögliche Extrem. Auch wenn sich wie anfangs in der Hauptdarstellerin noch altertümliche Seelengefühle sträuben mögen, könnte das die völlig unabhängige Zukunft der Beziehung werden. In Wahrheit ist es aber wohl keine mehr, sondern ein, wenn auch sehr gut programmierter, Ersatz, welcher der neuen Zeit entspricht: immer und jederzeit verfügbar, völlig ohne Eigeninteressen, komplett auf seine(n) Besitzer(in) programmiert, alle Wünsche erfüllend, ohne eigene Ansprüche und Ressentiments, weil völlig seelenlos, aber mit einem akzeptablen Betriebssystem, das alle Wünsche erfüllen kann. Außerdem endlich ein Partner, der extrem lernfähig ist und vor allem willig, der mit der Entwicklung spielend mithalten kann, sofern ständig programmatisch angepasst und der jeweiligen Lebensphase und den jeweiligen Bedürfnissen entsprechend.

Könnte das wirklich das Problem allein bleibender Frauen/ Männer im Alter lösen? Robotermenschen würden problemlos mitaltern. Wenn »ihr Mensch« schließlich doch die Ebene wechselt, ließen sie sich neu programmieren für den nächsten (User). Nur zeigt der Film auch exemplarisch, Männer steigen gern auf diese Angebote ein, Frauen werden sich damit wohl nicht so leicht abspeisen lassen. Aber gerade sie sind es, die länger und insofern öfter allein übrig bleiben.

Trauer können wir uns damit auch gleich ersparen. Es bräuchte einfach kein Mensch mehr allein zu sein. Die Frage ist nur, wofür braucht »es« dann überhaupt noch richtige Menschen? Braucht es uns überhaupt? Denn wahrscheinlich können Roboter-Menschen bald besser Roboter programmieren als heute Programmierer. Wer diese Zukunft nicht wünscht, ist immerhin schon jetzt aufgerufen, sich für eine andere, menschlichere zu entscheiden ...

Liebe, Sexualität und Zärtlichkeit

Liebe ist von Anfang an im Leben durch die Mutterliebe. Wir sind alle, bis auf die künstlich mittels In-vitro-Fertilisation Gezeugten, aus einem Liebesakt hervorgegangen. Sexualität als körperliche Form der Liebe kommt ab der Pubertät so richtig ins Spiel. Auch wenn sie zu Beginn des Lebens noch relativ pausiert, hört sie aber keineswegs mit dem Wechsel auf. In der Anfangszeit der Evolution war sie wohl auf diese Zeit beschränkt, zumal es noch gar keine zweite Lebenshälfte gab. Aber mit dieser und der fortschreitenden Menschheitsentwicklung kam Kultur zur Natur hinzu. Damit entwickelte sich wohl auch eine Liebeskultur. Offensichtlich traten Natur und die Vermehrung der Art nach der Lebensmitte zurück.

So konnten sich verschiedene Formen von Liebeskultur entfalten. Im Osten entstanden der tantrische Buddhismus und die Liebeskultur des Hinduismus, wie sie sich in den Darstellungen unzähliger Stellungen der Liebe an den Tempeln von Khajuraho ausdrückt. Im Westen waren es eher zaghafte Versuche wie Carezza, die zärtliche Liebeskunst aus Italien.

Solche Ansätze, die den Aspekt der Zärtlichkeit in den Mittelpunkt von Liebesfesten stellen, sind für alle, aber besonders uns Alte ein Segen. Hier überwiegt naturgemäß das Bedürfnis nach sanfter, zärtlicher Liebe das auf raschen rammelnden Geschlechtsverkehr, der meines Erachtens mehr zum Hasen- als zum Menschenreich passt. Tatsächlich sind solche Ansätze auch für viele Jüngere eine Offenbarung, wie Slow Sex zeigt.

Alle Arten von Zärtlichkeit animieren unseren Organismus zur Ausschüttung des Kuschelhormons Oxytocin. Es entstand in der menschlichen Frühzeit, wo es in den kalten Höhlen des Beginns gar keine Alternative zum nächtlichen Kuscheln gab. Heute begrenzen wir uns diesbezüglich sehr, können uns aber immer noch mit der sogenannten Löffelchen-Schlafhaltung und ausgiebigem Schmusen Oxytocin gönnen. Bei Ersterer liegen beide Partner in fast gleicher seitlicher Lage dicht hintereinander und halten fast mit dem gesamten Körper Kontakt zueinander, wobei der hintere Partner den Oberkörper des anderen mit den Armen umschließt.

Aufgaben im Herbst und Alter des Lebens

Die »Liste vor der Kiste«

Das Alter ist auch ideale Zeit, um seine »Eimer-« (engl. *bucket*) oder »Löffelliste« abzuschließen, die uns der Sinnfindung näherbringt. (Die »Bucket List« ist eine Aufzählung von Dingen, die man im restlichen Leben noch tun oder erreichen möchte [vom englischen *to kick the bucket*, was etwa dem deutschen »den Löffel abgeben« entspricht].) Es ist sogar eine Chance, diese Liste erstmals zu erstellen. Um alle offen gebliebenen Enden zusammenzufügen und wichtige Erfahrungen und Projekte noch anzugehen, ist solch eine Liste die große Chance.

Persönlich habe ich meine »Liste vor der Kiste« schon lange, bearbeite sie an jedem Silvester und denke an meinen Geburtstagen daran. Es ist eine große Freude, alte Themen als erledigt abzuhaken. Der bereits erwähnte Film »Das Beste kommt zum Schluss«, der sich um eine ebensolche Liste dreht, gab mir den letzten Anstoß, das Buch *Liste vor der Kiste*[82] zu schreiben, um vielen diesen Impuls mitzugeben. Mit der eigenen Liste wird ein erfülltes Leben wahrscheinlicher und sie zum idealen Wegweiser.

Im Alter ist die Liste besonders wichtig, aber auch dringender und drängender. Wir können nun nichts mehr auf später verschieben, weil es schon spät(er) ist. Aber je wichtiger, desto wesentlicher und nachhaltiger ist ihre Wirkung. Mit der Liste bedeutet auch mit dem Leben fertig werden. Und darum geht es schließlich vor allem.

Schau dir als Übung den Film »Das Beste kommt zum Schluss« an mit einem Schreibblock und Schreiber daneben. Fertige anschließend deine Liste an. Vertiefe das nach Lust und Laune mit den Deutungen dieses Films in *Die Spielfilm-Therapie* (Band 2) und den Ergänzungen aus dem Buch *Die Liste vor der Kiste*.

Schatten durchlichten

Ergrauen im Alter kann tatsächlich auch auf das seelische Grauen des Schattens verweisen (siehe auch das Kapitel »Die Farbe des Alters«). Der wird besonders in dieser letzten Lebensphase zur Aufgabe und Chance – vor allem, wenn bisher unbeachtet und -bearbeitet. Tatsächlich ist der Schatten unser größter Schatz und unsere beste Chance, ist in ihm doch unglaublich viel Energie gebunden, die uns im Alter so sehr zugutekäme. Jetzt ließe sich dieses große Reservoir besonders gut (auf)brauchen.

Nach C. G. Jung ist unsere – bei anderen Säugetieren durchaus unübliche – lange zweite Lebenshälfte nicht mehr der Natur, sondern der Kultur zu widmen. Nun ginge es vermehrt um Kult und das Be-, Ver- und Aufarbeiten in der ersten Lebenshälfte entstandener Probleme.

Das Innere, heutzutage meist ein Leben lang vernachlässigte Kind darf sich jetzt hervorwagen. Vorher wird sich noch alles bisher Ungelebte *auftun*. Besser früher als später, denn manches wird mit der Zeit peinlich, besonders wenn es völlig aus der Zeit fällt und sich unkontrollierbar meldet. Etwa ungelebte Pubertät und ihre Triebe können unangenehme Stilblüten treiben. Alte Männer, die aus Krankenhausbetten an jungen Schwestern lange

Verpasstes nachholen wollen, sind nur peinlich. Besonders wenn die Hemmungen bei Demenz mit dem Verstand verfallen und nicht mehr hindern, unbefriedigte Triebe auszuleben und sich in Tabuzonen zu verirren. Selbst hier gibt es Hilfe, aber nur noch mit massiver Unterstützung von außen, vor allem durch Angehörige. Die jetzt anstehende altersentsprechende Aufgabe lautet, die bunte Welt der Verwicklungen hinter sich zu lassen, um sich zu einem einfacheren, wesentlicheren, inneren Leben zu entwickeln – von der Ver- zur Entwicklung.

Die kulturelle Aufgabe des Alters geht aber noch weiter. Wir dürfen den Jungen den Ausblick auf das Grau(en) nahebringen als Groß(e)mütter und -väter. Frühzeitiges Grauwerden und vor allem abruptes Ergrauen über Nacht verdeutlichen die Notwendigkeit eines Wachstums- und Entwicklungsschubes bezüglich Schattenintegration. Solch seltene Momente folgen fast immer aus Situationen von Schrecken und Todesangst. Dieses Grau(en) ist also die Ursache, die auf Bewusstseinsebene nicht zu verdauen war. Wie so oft springt der Körper hier stellvertretend ein und bringt das Grau(en) über die Haare zum Ausdruck.

Die seelische Aufgabe wird märchenhaft deutlich: ausziehen – wie in der Jugend –, das Fürchten zu lernen beim Abstieg ins dunkle Schattenreich. Freiwillig in jene Unterwelt einzudringen, wo sich das Leben ohne die Farbenfreude der Buntheit auf wesentliche Grundfragen reduziert: Woher stamme ich, wohin zieht es mich, und was war und ist der Sinn?

Die Schattenwelt enthüllt die notwendigen Antworten leichter als die abwechslungsreiche Buntheit des Alltagslebens mit ihren Ablenkungen. Erinnern wir uns an William Blakes Worte, Farben seien die Wunden des Lichts. Das Alter ist dann die Zeit, diese Wunden zu überwinden und sich dem Wesentlichen zu widmen.

Die Nachtmahrfahrt der Seele, die von allen mythischen Helden von Herakles über Odysseus bis zu Ödipus gefordert war, steht auch uns Modernen ins (Körper)haus. Schattentherapie ist eine Möglichkeit, dieser Aufgabe gerecht zu werden. Geht es ums tiefste Dunkel der Seele, ist es in (der großen) Ordnung, wenn die bunten Farben der Oberwelt an Bedeutung verlieren.

Konfrontation und Auseinandersetzung mit dem Schatten kann, wo seine Annahme und Integration gelingt, zu dessen Durchlichten und damit im erlösten Sinn zum *Ergrauen in Weisheit* führen. Grau und Weiß weisen den Weg. Wobei wir von außen nie sehen, ob Weiß weise spiegelt oder kompensiert. Genauso wenig, wie wir von außen erkennen, ob ein runder Bauch ein rundes Leben oder den Mangel daran verrät.

Um Schatten zu durchlichten, müssen wir das Licht der Bewusstheit auf die Schattenwelten richten. In der Gesellschaft des Jugendkultes ist das Alter selbst zum Schatten geworden und das Lebensende, der Tod, vom Punkt der (Er)lösung zu einer Art Schreckgespenst.

Mit allem Gespenstischen haben wir das Alter – zu unser aller Schaden – an den Rand der Gesellschaft gedrängt, um es aus unserem Blickfeld zu schaffen. Altenheime werden gemieden, als würde das Grau(en) abfärben. Aber alles Verdrängte drängt und dringt schlussendlich wieder irgendwo unerwartet und erschreckend durch große Brüche oder feine Risse ans Licht. Hier läge die Chance für Kintsugi, indem wir den Riss betonen und den Schatten erhellen. Das Alter ist keine Zeit mehr, Schaden und Schatten zu verbergen. Dschalāl ad-Dīn Muhammad ar-Rūmī sagt es auf seine wundervolle Art so weise: »Die Wunde ist der Ort, an dem das Licht in dich eintritt.«

Sollten die Altenheime und Asyle Orte sein, an denen das Licht in unsere überalternde Gesellschaft eindringen will und darf? Bisher teilt das Alter neben der Form- und Farblosigkeit auch die Orte, wo es bevorzugt west, mit den Gespenstern: abseits des sich entfaltenden jungen pulsierenden Lebens, in den Randbereichen, an den äußersten Grenzen und in manch leblosen Nischen. An unheimlichen Orten wie Friedhöfen zu unheimlichen Zeiten wie der Geisterstunde um Mitternacht gehen Gespenster um und treiben ihr Unwesen, indem sie Jungen, Lebendigen Grauen vor dem Alter einflößen. So wollen eben zwar alle – aus Angst vor dem Tod – alt werden, aber niemand alt sein oder gar aussehen.

Friedhöfe sind für die (Über)lebenden der Moderne schon lange keine Höfe des Friedens mehr, sondern unheimlich. Tatsächlich finden wohl auch viele Vorausgegangene dort keinen rechten Frieden mehr, gehen sie doch unvorbereitet und damit desorientiert hinüber.

All das kann und muss uns Alten nicht gefallen, und das brauchen wir uns nicht länger gefallen zu lassen. Wir können uns aus dem Gespensterreich erheben und den Aufstand wagen. Immerhin leben wir noch und werden, in dem Maße, wie die Babyboomer allmählich drankommen, immer mehr – ein riesiges Heer. Politiker sprechen schon mit Grau(s)en von Überalterung und werden kaum sich selbst meinen.

Diese »Unhaltung« zum Alter können und müssen wir uns allen zuliebe wandeln. Die Toten sollten wieder ihren Frieden finden. Wir können dazu beitragen und uns unseren Teil des Lebens, genau genommen seinen Höhepunkt, nehmen. Die Bestsellerautorin Greta Silver hat mir im Gespräch erklärt, von sechzig bis neunzig sei es noch genauso weit wie von dreißig bis sechzig. Ich war überrascht, wie sehr mich das erstaunte. Und es freut mich sehr, ihr Recht geben zu dürfen. Also packen wir es an, das Leben vor dem Tod. Das nach dem Tod empfehle ich ebenfalls ins Auge zu fassen, aber davon ist die Mehrheit noch viel weiter entfernt, und wir kommen in diesem Buch erst am Ende dazu.

Während guter dreißig Jahre als Schatten- beziehungsweise Reinkarnationstherapeut wurde mir zur Gewissheit: Das Leben ist keineswegs eine Einzelepisode mit Anfang und Ende. Eher ist es ein Rhythmus von Kommen und Gehen – wie alles. Wir leben eine Kette von Leben, wie es östliche Religionen und Traditionen seit jeher wissen. Tatsächlich wird auch Christus von seinen Jüngern gefragt, ob er der wiedergekommene Elias sei (Mt 11, 14; Mt 17, 10–13). Er verneint das und verweist stattdessen auf Johannes den Täufer. Was hätte das für einen Sinn ohne den Gedanken an Wiedergeburt? Tatsächlich wurde die Bibel erst beim Konzil von Nicäa einige Jahrhunderte später von den Gedanken der Wiedergeburt gesäubert. Aber einige Stellen entgingen den Saubermännern.

Die aufgeklärte Moderne hat die (Seelen)landschaften längst von solchen Gedanken wie auch von Gespenstern und allem Spuk gesäubert. Aber sie hat nicht mit dem Schattenprinzip gerechnet. In Unwissenheit über die Unmöglichkeit, etwas endgültig aus der Welt zu schaffen, erlebt sie nun erstaunt, wie die Schatten durch alle Risse, Ritzen und Wunden in die gutbürgerliche Welt drängen und dringen.

Allein die Pandemie hat den Tod gezwungenermaßen salonfähig gemacht. Berge von Särgen türmten sich schon frühmorgens auf den Titelseiten. Öffentlich-rechtliche wie auch private Sender taten ein Übriges, Angst, Schrecken und Panik noch zu verstärken.

Aber schon lange davor hatte sich Gevatter Tod zur besten Sendezeit in die Wohnzimmer geschlichen ... keine Primetime ohne Actionfilme mit massenweise Toten, die Nachrichten voll von tödlichen Unglücken überall auf der Welt.

So nahm das Gespenst der Todesangst und der Schrecken vor dem Alter als seine Vorstufe den Weg über das Schattenreich in die Bürgerwelt. Das entspricht auch symbolisch seinem Wesen. Es erobert die Alten- und Pflegeheime, die geriatrischen Verwahranstalten der Psychiatrie, die Intensiv- und die Infektionsstationen der Kliniken. Dort kann es sich getarnt zwischen modernsten Apparaturen einnisten und sein Unwesen treiben. Die Belegung solcher Orte, wo niemand wirklich hinwill, wurde in Corona-Zeiten zum Maß aller Dinge. Kaum schienen sie sich wieder zu füllen, drohten den Bürgern weitere Corona-Maßnahmen. Dabei haben die Politiker aber klammheimlich die Zahl der Intensivplätze selbst noch zu Corona-Zeiten weiter verknappt und mit ihrer rigorosen Privatisierungspolitik seit 2005 über 50 000 Pflegekräfte eingespart, das heißt kündigen lassen. Auch das ein Schatten.[83]

Altern war davor und darüber hinaus längst zum Spuk geworden. Ständig Neues produzierende Industriebosse hatten es zum heimlichen Staatsfeind Nummer eins stilisiert. Bald ließ sich kaum noch so schnell einkaufen, wie Dinge veralteten. Letzteres ist der Horror von CEOs (»Chef-Exekutions-Offizieren«) der Konzerne im Hinblick auf die konsumsüchtigen Anhänger der Geld-Welt-Religion. Veraltete Ansichten, *Klamotten*, alte Computer und Smartphones sind das Elend moderner Menschen. Altes Wissen gilt schon längst nicht mehr, lässt altmodisch erscheinen und alt aussehen. Niemand will zum *alten Eisen* gehören, und trotzdem oder gerade deswegen überaltern wir zusehends. Offenbar sollen wir das Alter(n) lernen.

Im (Be)streben, sich und alles um sich herum immer, unbedingt und jederzeit auf dem neuesten Stand zu halten, neudeutsch upzudaten, bricht sich ein umfassender Abwehrzauber gegen alles Alte und die Alten Bahn und belegt das Alte allgemein mit (s)einem Bann.

In der Pandemie wurde das Alter zum obersten Risikofaktor erhoben, dabei war es das nie oder nur im Zusammenhang mit Vorerkrankungen, gegen die es leichte Abhilfe seitens der Komplementärmedizin gibt. Allerdings wurde diese nicht eingesetzt, als wollte man die Alten lieber loswerden – unter Heulen und Zähneklappern der noch Jungen.

Besessen vom Geist des Neuen und ihrem Erneuerungswahn, entzog die Gesellschaft klammheimlich dem Alter seine Würde und allen Charme. Der Jugendkult entwickelte sich damit geradezu zum Muss und wurde im Schatten zum Fluch. So sicherte sich durch die Hintertür und aus dem Schattenreich auch die früher verbreitete und offen gelebte Unsitte des Verfluchens wieder ihren Platz in der Gesellschaft. Heute feiert sie gegen die Ungeimpften beachtliche Triumphe.

Das kann und muss uns nicht gefallen, und das brauchen wir uns nicht länger gefallen zu lassen. Wir können offensiv und mutig älter werden, unsere (Lebens)rechte zurückholen und unsere Würde wahren.

Unsere Seelen leben und nähren sich von den alten oder besser zeitlosen Mustern der Mythen, Märchen und Sagen. Die Tiefenpsychologie bedient sich Ersterer und Letzterer nicht zufällig und verdeutlicht an ihrer Gestalt Verwicklungen der menschlichen Seele. Im antiken Mythos von Medea oder im germanischen Nibelungenlied finden wir die Geschichten von Racheengeln. Bei den Germanen bleibt allein Kriemhild am Ende ihrer Schuldprojektionsorgie und ihres Rachefeldzuges übrig. Wollen wir es wirklich nochmals so weit kommen lassen oder lieber unsere Schatten konfrontieren, die eigenen wie die kollektiven?

Die (arche)typischen Muster der Mythen zeigen wichtige Sackgassen und Scheidewege auf und warnen uns. Märchen dagegen stehen für eine Höhenpsychologie. Ihr geht es statt um Ver- um Entwicklung. Letztes Ziel ist das der Befreiung und Erleuchtung. Wir können auch diese Vision als unser persönliches Ikigai wählen.

Märchenhelden ziehen zum Erreichen dieses Zieles aus, suchen nicht nur, sondern finden ihre bessere Hälfte, die Prinzessin, verbinden und vermählen sich mit ihr, um in die Zeitlosigkeit einzutauchen. Der immer wiederkehrende, sie beendende Satz

»Wenn sie nicht gestorben sind, leben sie noch heute« spricht diese Dimension zeitloser Wahrheit an.

Aufgabe von uns Alten ist es heute mehr denn je, diese Sagen und Mythen der Tiefenpsychologie, aber vor allem auch die Märchen der Höhenpsychologie am Leben zu halten. Sie unseren Kind(eskind)ern wieder zu vermitteln, ist Demenzvorbeugung für uns und Rettungsring für die Jungen. Als Nahrung für kindliche Seelen und auch für die unseres eigenen »Inneren Kindes« bieten sie eine Win-win-Situation. Sie nutzt die traditionelle Nähe zwischen Groß(en)eltern und Enkeln zu beiderlei Vorteil und hilft auch der zwischen alle Stühle geratenen Elterngeneration.

Was will das Alter von uns?

Die Lernaufgabe des grauen Alters ist folglich, Herausforderung in Förderung zu verwandeln durch Wandeln des Schattens in (s)einen Schatz. In modernen Industriegesellschaften lehrt bereits heute das rapide wachsende Heer von Alten die Jungen das Fürchten und Gruseln, etwa im Hinblick auf Rentenberechnungen und Altersversorgung. Wir Alten entwickeln uns – wider Willen – zu Spielverderbern am Jugendkult. Wir stören die ebenso einseitig-lichten wie seichten Gedanken der Freizeit- und Fun-Gesellschaft. Wie uns selbst lassen wir schon den Jungen *graue Haare wachsen*, besonders in Gesellschaften, die Auseinandersetzung mit Sterblichkeit und Endlichkeit des Lebens komplett verweigern, wie die europäischen. Allein unsere schiere Zahl und die Aussicht auf massenhaft Alzheimer-PatientInnen stigmatisieren uns zur Herausforderung. Darin aber liegt schon sprachlich die Förderung, die wir und sie jederzeit annehmen können. Sie kommt garantiert nicht von den Regierenden, sondern wenn, nur aus uns. Also *machen wir uns auf*. Gewählte Obrigkeiten zu hassen ist Projektion, Mitgefühl dagegen fördert uns(er Immunsystem).

Hier liegt vielleicht unsere größte Chance und Aufgabe. Wo wir uns mit dem Alter offensiv auseinandersetzen, den Tod einerseits als Gewissheit, andererseits als Chance eines Übergangs in eine andere Welt erkennen, werden wir wichtig. So können wir zur Erlösung aus dem angedeuteten Elend beitragen. Die jenseitige ist eine Welt, von der alle Traditionen und Religionen ausnahmslos positiv berichten. Lediglich abgesehen von der kindischen Angstmache christlichen Bodenpersonals, um Kinder gefügig zu machen und ihnen Angst, Prüderie und maßlose Spaßlosigkeit einzutrichtern.

So ist es heute auch kein Zufall, wenn immer mehr Geschichten aus dem Jenseits auftauchen, wo ein Unverdächtiger wie US-Neurochirurg Eben Alexander sein Sterbeerlebnis beschreibt und daraus ein Weltbestseller wird.[84] Die Aussöhnung mit dem eigenen und dem Tod an sich ist bei uns immer noch extrem unpopulär, aber gerade deshalb die große Chance. Sie ist tatsächlich der größte Bestseller, der alle Seelen anspricht. Nur ob wir bereit sind, ist die große Frage. Sie im Herzen zu bewegen riet uns schon Rilke ganz zu Beginn unserer Reise.

Mystiker berichten seit jeher, unser wahres Leben könne erst beginnen, sobald wir uns mit der Endlichkeit und unserem diesseitigen Ende aussöhnen. Wo diese Angst sich löst, ist eine wesentliche Vorbeugung bezüglich unserer größten Bedrohung möglich. Angstfreiheit und die Auffüllung freigewordener Seelenräume mit Lebensfreude sind die ideale Grundlage für ein erfülltes rundes Leben.

Auch soziologisch liegt darin unsere einzige Chance als Gesellschaft. Wenn wir hierzulande weiter so rasch (über)altern, zugleich immer weniger Nachwuchs zustande bringen und insgesamt immer reicher werden, bietet das geschichtlich gesehen keine gute Perspektive für unser Überleben. Insbesondere angesichts immer mehr verarmender Gesellschaften, die immer mehr Kinder hervorbringen und dabei durchschnittlich immer jünger und bedürftiger werden. Solche Diskrepanzen haben auf Dauer immer Ausgleich verlangt – und später auch mit Erfolg erzwungen: oft kriegerisch, selten friedlich und aus Verständnis. Statt wie Alzheimer-PatientInnen vor dem Dilemma unbewältigten Alterns ins große Vergessen zu flüchten, können wir diese Situation durchschauen und verstehen, uns ihr stellen und die Bedingungen und vor allem uns ändern.

So bleibt uns Alten in Gesellschaften des Jugendkultes tatsächlich auch die Aufgabe, aus dem Hinterhalt zu spuken, als (Un)-geister unsichtbare Fäden zu spinnen und Fallstricke zu spannen. Als *graue Eminenzen* können wir den Vorder-Gründigen in die Suppe spu(c)ken oder als Elder Statesmen aufzeigen, wo es langgehen könnte. In der Medizin ließe sich mit evidenzbasierter Medizin die eminenzblasierte der Pharmalobbyisten ablösen – mein altes Ziel seit Jahrzehnten und weiterhin im Alter. Helft bitte … lasst mich nicht so alt aussehen mit dieser alten Forderung, die so viel Förderung für alle enthalten könnte.

»Das Gerümpel muss rumpeln und poltern, in den Dachkammern und im Keller. Es muss rumoren und geistern. Seine Sternstunden sind die Geisterstunden …«, formulierte Alfred Ziegler, der alte Jung'sche Analytiker, so schön lautmalend in *Bilder einer Schattenmedizin* schon vor Jahrzehnten.[85] Das gibt es höchstens noch antiquarisch, aber in mir leben es und er weiter.

Den Geistern ist sprachlich die Be*geist*erung nahe, die wiederum Schlüssel zur Alzheimer-Vermeidung, Entdeckung des »Inneren Kindes« und kindlicher Lebensfreude ist. Beide sind bester Dünger fürs Gehirn. Die närrischen Alten und andere Archetypen des Alters sind berufen, auf ihre Art nochmals *Leben in die alte Lebens-Bude* zu bringen.

Das für die überalternde Gesellschaft Gesagte trifft ähnlich und analog für einzelne Alte zu. Selbst noch die Greisenzeit bietet die Chance, sich dem Dunkel und Grau(en) der Schatten zu stellen. Mit diesem Spuk aufzuräumen und ein für alle Mal abzuschließen macht Freude und befreit enorme Energien. *Das Schatten-Prinzip*[86] kann beim Verständnis helfen und so Raum für wundervolle Archetypen schaffen, die auf ihre Verwirklichung warten.

Japanische Lebenskunst 3.0

Yuimaru – Gemeinschaft und Teilhabe

Ein großer Teil der katastrophalen Stimmung während Pandemie-Zeiten hatte wohl mit Maßnahmen des Social Distancing zu tun. In der Antike erkannten wir uns noch als Zoon politikon: Begonnen hat alles in den Sippen der Cromagnon-Menschen, die ihre Kraft aus der teilenden Gemeinschaft bezogen. Durch diese bedingungslose Kooperation waren immer alle auf dem letzten, insgesamt besten Stand.

Yuimaru, enges Gruppengefühl mit starker gegenseitiger Verbundenheit, ist ganz im Einklang mit japanischer Tradition. Dieser hoch entwickelte Gruppenbezug beschert Japanern viele Vorteile. Nach ihrem Beruf befragt, kann die Antwort ihre Firma sein. »Was sind Sie?« mit »Toyota« zu beantworten stimmt für Japaner durchaus. So sehr mit ihrer Firma identifiziert, halten sie sich fast dafür. Diese Solidarität geht so weit, dass bis heute viele ihrer Firma zuliebe auf Teile ihres Urlaubs verzichten, was kaum einem Europäer einfiele. Japaner verbringen ihre Freizeit mit anderen Firmenmitarbeitern und fahren in die Ferienheime des Konzerns. Wir erleben, wie eng sie als Touristen *zusammenhalten*, immer in Gruppen aus Bussen quellen und auch wieder in diese zurückkehren, fast wie die Jungen des Maulbrüters.

Am Autorückspiegel haben Japaner manchmal ein Stück mumifizierte Nabelschnur ihres Kindes hängen, das die enge Verbindung innerhalb der Familie symbolisiert. An unseren Rückspiegeln baumeln eher die ersten Baby-Schuhe unseres Kindes als stolzes Zeichen früher *Selbstständigkeit*. Problemlos benutzen Japaner innerhalb der Familie dasselbe Badewasser.

Aus Sicht der übrigen Welt mag da vieles übertrieben wirken, aber der enge Zusammenhalt bietet auch immense Vorteile und das offenbar viel bessere Lebensgefühl, eines, das jedenfalls länger hält und trägt. Mit einer Japanerin bei einer Lotterie zu gewinnen wird zum begeisterten Kommentar führen: »Wir haben gewonnen.« Die europäische Richtigstellung – »Du hast gewonnen!« – wird sie enttäuschen. Dabei ist sie nicht bös gemeint. Wir wollen uns nicht mit »fremden Federn schmücken«, sie aber fühlen immer in der »Wir«-Form.

In seinem Buch *Tribe*[87] belegt US-Journalist Sebastian Junger, wie über Jahrhunderte weiße Amerikaner zu indigenen Kulturen überliefen und niemals umgekehrt. Es lag an deren beeindruckender Gemeinschaft und Solidarität. Selbst ursprünglich entführte Weiße verweigerten schon nach kurzer Zeit die Rückkehr in die sogenannte Zivilisation. Sie schätzten das freie Gemeinschaftsleben so ungleich mehr als die Konkurrenzgesellschaft ihrer Herkunft. Rutger Bregman beschreibt die bezaubernde Faszination unseres Anfangs in *Humankind*[88] und lenkt die Aufmerksamkeit auf die Vorteile dieser gemeinschaftlichen Lebensform. Wir könnten tatsächlich *Corona als Weckruf* zu einem neuen Gemeinschaftsgefühl nutzen und wieder lernen, zusammenzuhalten und -zustehen. Ich bin überzeugt, nur so wir unser Gruppenbewusstsein wiederfinden und uns als Menschheitsfamilie fühlen und (er)leben, kann auf Erden wirklich Frieden einkehren.

Dieses Gemeinschaftsgefühl zurückzugewinnen ist das Gebot der Stunde und die Forderung dieser Zeit. Das Alter drängt die Einsicht und Sehnsucht nach Gemeinschaft geradezu auf. Die Erkenntnisse der australischen Sterbebegleiterin Bronnie Ware verdeutlichen das anhand der letzten Wünsche und dessen, was die meisten am Ende bereuen.[89]

Ganz konkret drängen sich im Alter anstelle von Apartments der modernen »Apartheid«, die verteufelt an Legebatterien erinnern, alternative Wohnformen und aktive Nachbarschaft geradezu auf. Filme wie »Und wenn wir alle zusammenziehen?«[90] zeigen den Charme und die Chancen solch später Zusammenschlüsse. Wohngemeinschaften haben selbstverständlich auch Haken und Ösen, aber besser als die Appartements der Einsamkeit sind sie allemal.

Soziale Kontakte sind menschlich, und ihr Fehlen ist unmenschlich. Im Alter bewährt sich wie ganz zu Anfang der Evolution »miteinander und gemeinsam« statt »einsam und getrennt«. *Corona als Weckruf* bietet eine Sammlung von Argumenten dafür. *Glücklich mit mir selbst*[91] belegt die Vorteile des Lebens in Beziehung und Verbundenheit mit sich selbst und anderen – in dieser Reihenfolge. Nicht erst im Alter, hier aber besonders, zeigt sich die Wichtigkeit, mit sich selbst auszukommen, um mit anderen überhaupt eine Chance zu haben. Und erst mit Letzterem werden wir unserem menschlichen Anspruch gerecht.

Die Japaner auf Okinawa können uns zeigen, was Yuimaru, das Gemeinschaftsgefühl der Verbundenheit, allen bringt. Sie wirken glücklich, werden uralt und strahlen Zufriedenheit aus.

Auch wir gewännen sehr, würden wir uns rechtzeitig auf unsere Stärke, die in der Gemeinschaft liegt und von Anfang an lag, zurückbesinnen. Gemeinsam statt einsam, miteinander statt getrennt sind wir glücklicher und können Altern als Chance und Geschenk entdecken.

Im Alter haben wir Zeit, am Leben unserer Mitwelt teilzuhaben und andere an unserem Leben teilhaben zu lassen. Alternative Wohnformen und aktive Nachbarschaft einschließlich entsprechender Hilfe und alle Formen sozialer Kontakte können das fördern. Sich zu organisieren und Freude mit Freunden zu teilen – sich mit anderen zusammenzutun zum Wandern und Wundern, zum Diskutieren und Essen –, kann uns bereichern und innerlich reich werden lassen, was mit Geld nie gelingt.

Shinrin yoku – Die japanische Wissenschaft des »Waldbadens«

Goethe dichtete: »Ich ging im Walde / So für mich hin, / Und nichts zu suchen, / Das war mein Sinn.«[92] Absichtsloses in sich selbst versunkenes Spazierengehen durch den Wald ist nicht erst seit Goethes Zeiten eine wundervoll abwehrsteigernde Immuntherapie. Im Jahr 1990 entdeckte Miyazaki Yoshifumi, Professor und Direktor des Zentrums für Umwelt, Gesundheit und Feldforschung an der Universität Chiba, in einer Feldstudie den Zusammenhang zwischen längeren Aufenthalten im Wald und der Reduktion von Stresshormonen. Seitdem wird in Japan Forschung betrieben, um die gesundheitlichen Einflüsse von *Shinrin yoku* wissenschaftlich zu belegen.[93]

Unsere Vorfahren kamen wohl aus den Wäldern oder verbrachten jedenfalls viel Zeit in ihnen und brachten so Gesundheit mit. In Indonesien heißt *Orang* »Mensch« und *Utan* »Wald«. Orang-Utans, Waldmenschen, waren wir in diesem Sinne anfangs wohl alle.

Wer nur eine Stunde im Wald verbringt, steigert seine Abwehrkraft in Gestalt natürlicher, bezüglich Viren besonders wichtiger Killerzellen, um über 50 Prozent. Ein Tag kann über eine Woche wirken, drei Tage für Wochen.

In TamanGa hatten wir in unseren Waldsälen während des Sommers und Frühherbstes nicht eine Corona-Infektion. Tatsächlich verbrachten wir ganze Wochen draußen im Wald und fühlten uns sehr wohl. Selbst an den wenigen bewölkten Tagen blieb der Drang zum Waldsaal groß, und Jacken und Decken kamen zum Einsatz, um in guter Waldluft bleiben, lernen, meditieren und sein zu können. Unser Waldsaal ist sicher der mit Abstand in jeder Hinsicht günstigste Saal, in dem ich je Seminare geben durfte.

Teil II
Praktische Erfahrung geht über alle Theorie

Raum und Zeit

Orte der Regeneration in bedrohlicher Welt

Ideale Erholungsorte in der äußeren Welt zu schaffen, ist eine ebenso faszinierende wie alte Idee und neue Möglichkeit. Sicherlich wäre es ein Ort, wo wir uns verstanden und gut aufgehoben fühlten in menschlicher Gemeinschaft und andererseits auch persönlich über uns hinauswachsen dürften, wo also *Geborgenheit* und *Autonomie* zusammenfänden. Das war die alte Idee von Klöstern und Aschrams für die entsprechenden Anhänger der jeweiligen Religion, Tradition, Glaubensrichtung oder Lebensphilosophie. In modernen Gesellschaften mit ihrer Vereinzelung verschwinden solche Plätze immer mehr.

Müssen wir möglicherweise zuerst unseren Glauben wiederfinden, an uns selbst und ans Leben, bevor sich entsprechende Orte wieder auftun? Als ich *Schicksalsgesetze* schrieb, war meine Absicht, die *Spielregeln des Lebens* zu verbreiten, um Vertrauen in die unser Leben bestimmenden Gesetzmäßigkeiten zu vermitteln. Wer die Spielregeln, die die große Ordnung bestimmen, kennt, fühlt sich sicherer auf der Welt. Durchschaut er das Schattenprinzip, wird er umso weniger verzweifeln. Es lässt verstehen, warum so viele genau das Gegenteil von dem bekommen, was sie sich so sehr wünschen. Daraus erklärt sich, warum heiße Liebe so häufig in kalten Hass umschlägt und, obwohl sich fast alle nach Frieden sehnen, so viel Krieg herrscht. Wer diese Regeln kennt und in sich diese Ordnung entdeckt und anerkennt, findet auch in der äußeren Welt leichter Orte der Resonanz mit sich und der Welt.

Kinder sind noch voller Hoffnung, diesen Ort für sich zu schaffen, Jugendliche erträumen sich die ideale Partnerschaft. Die Nonnen der erwähnten Studie dürften ihren Kraftort im Kloster gefunden haben. Die Erfahrung, dort ohne Demenzgefahr uralt zu werden, bestätigt sie.

Moderne Heilungs-Biotope zu schaffen wie TamanGa oder Tamera in Portugal sind mehr Ausdruck dieser Sehnsucht als Flucht aus der »normalen« Welt. Als Beispiele eines freundlicheren und liebenswürdigeren Zusammenlebens wollen sie Plätze der Zuflucht bieten, aber auch beispielhaft auf die Zukunft auf dieser Erde einwirken. Wir bräuchten sie überall zur Regeneration und Inspiration mit freundlicher Gemeinschaftsenergie und dem Mut zur Selbstverwirklichung.

Alzheimer-Orgien in der Moderne sind Ausdruck einer die Seele zerstörenden, weder kind- noch menschengerechten Welt. Sie ist ungerecht zu Kindern und ihren Müttern – dem ganzen weiblichen oder Mond-Prinzip gegenüber ablehnend. Eine Welt, der auch radikale, das heißt an die Wurzeln gehende (Um-)wandlung und reuige Um- und Einkehr und damit die achte Lebensbühne fremd wurde. Aber auch eine, die den Zugang zur Mystik verlor und damit zur zwölften Lebensbühne.

Damit ist uns das ganze weibliche Wasser- und Seelenelement erst fremd geworden und anschließend fast abhandengekommen. Aber auch die anderen drei Elemente haben wir vernachlässigt und dürfen das im Alter wieder auf- und nachholen.

Aus der Perspektive der Krankheitsbilder-Deutung schaut es aus, als weigerte sich bei Altersdemenz das Gehirn zunehmend, mit dieser ihm feindlichen Welt in Kontakt zu treten. Stattdessen fällt es auf (kindliche) Stufen zurück, von denen wir kommen. Die Notwendigkeit zur Rückkehr wird hier auf der Körperbühne deutlich. Diese Rückkehr ist bei Demenz mehr ein destruktiver ungesunder Rückfall. Das Gehirn gibt wieder auf, was ihm in einer ständig schneller und dramatischer verlaufenden Entwicklung gleichsam »draufgesattelt« und zu viel wurde. Wir sollten – wie immer bei krankhaften Abstürzen auf die Körperbühne – diese Rückkehr in die Welt des Stamm- und Mittelhirns, wo Überleben und die Welt der Gefühle zu Hause sind, im übertragenen Sinn angehen.

So ist dieses Krankheitsbild unserer Zeit ein deutlicher Spiegel unseres Seins ohne Sinn in einer immer konsumsüchtiger, bedrohlicher und verrückter agierenden Welt. Ver-rückt, weil ohne tieferen Sinn, aus dem Gleichgewicht und in Einseitigkeit (ab)-gerutscht.

Die gute Nachricht: Jede(r) von uns kann sich solch einen Ort der Ruhe, ja Stille, in einem Gefühl der Mitte in sich selbst schaffen, in seiner Mitte. Auf die zielen wie gesagt *Medi*tation und früher auch *Medi*zin. Mit TamanGa haben wir solch einen Kraftplatz (zu verwirklichen) gesucht und gefunden. An unserem herrlichen und wundervoll belassenen Flecken Erde haben wir verschiedene einfache, aber wirksame Möglichkeiten, wieder zu innerer Ruhe und Ausgeglichenheit zu finden. Wir sind zum Beispiel barfuß unterwegs auf unserem Bio-Gelände oder genießen das »Waldbaden« in einer Hängematte.

Mit der Zeit gehen: Chronos und Kairos

Zwei Prinzipien kennzeichnen die Zeit: Chronos, das Prinzip der linearen Zeitquantität, und Kairos, das der Zeitqualität. Heute kümmern wir uns fast nur noch um Chronos. Fast alle tragen wir Chronometer in Gestalt von Uhren. Dabei bestimmt unser Lebensglück allein Kairos. Im Alter wird diese Qualität, in der griechischen Mythologie personifiziert durch die Gottheit gleichen

Namens, immer wichtiger, auch wenn viele sie erst sehr spät bemerken. Kairos ist für die Sternstunden unseres Lebens zuständig. Je mehr davon wir im Bilderalbum unserer Seele sammeln, desto glücklicher können wir uns preisen.

Stefan Zweig hat (s)ein wundervolles Buch *Sternstunden der Menschheit* genannt.[94] Wichtiger für uns sind noch die persönlichen Sternstunden. Diese Kostbarkeiten im Augenblick öffnen unsere Seele und erfüllen sie und uns. Wir erinnern uns an sie für immer und ewig, weil sie der Zauberwelt des Hier und Jetzt angehören. Wer versucht, solche Augenblicke zu Stunden zu dehnen, erntet nur Langeweile, schrieb uns Goethe ins Stammbuch. Kairos und Chronos sind grundverschieden. Der Moment, wo meine Tochter meinen in den Brutkasten gesteckten kleinen Finger ergriff, ergriff mich und sagte mir, sie würde bei uns bleiben. Der kurze Augenblick, wo ich im Hochgebirge ins Seil stürzte und ins Leere fiel, dehnte sich zum Lebensfilm und bleibt unvergessen. Zeitlose Augenblicke werden gegen Ende der eigenen Zeit immer wichtiger und gewinnen an Bedeutung. In diesen Momenten berühren wir die Ewigkeit.

Aber auch mit der chronologischen Zeit können und müssen wir gehen, denn wer nicht mit der Zeit geht, geht mit der Zeit. Und wir müssen auch nicht so früh und nicht vor unserer Zeit gehen, wenn wir den Körper, das Haus der Seele, anständig behandeln und in Ordnung halten. Später und reifer zu gehen gilt in fast allen und auch unserer Tradition als besser.

Die alte indische Tradition wird da ganz konkret und gliedert das Leben in vier Abschnitte à 21 Jahre. Der erste dient dem Wachsen und Lernen, der zweite bis zum 42. Lebensjahr dem Aufbau von Familie, Haus, Hof, Firma. Der dritte bis 63 hat den Zweck, all das so abzusichern, dass ein Brahmane die letzten 21 Jahre bis 84 noch genug Zeit findet, sich ausschließlich seiner spirituellen Entwicklung zu widmen.

Praktische Numerologie

Selbst im Westen gibt es in der sogenannten Numerologie, dem Spiel mit den Zahlen des Lebens, ein System, das Chronos und Kairos verbindet und zu Orientierung im Leben verhelfen kann. Eine meiner ersten PatientInnen, Claire Stehrenberger, vertraute mir ihr Zahlen-Lebens-Programm an, damit ich es vielen weitergäbe. Sie selbst hatte es ebenso übertragen bekommen. Sie war eine groß(artig)e alte Dame, die weit kam. Nachdem sie vielen auf die Sprünge geholfen hatte, ging sie hoch in ihren Neunzigerjahren und ließ mir ihr Zahlenspiel zurück, das ich vielen Absolventen der Ausbildung »Integrale Medizin« mit auf den (Lebens)weg geben konnte.

Der erste Schritt ihres Systems ist die sogenannte theosophische Addition der Geburtszahl. An meiner möchte ich es verdeutlichen, damit es für dich an deiner Zahl nachvollzieh- und anwendbar wird.

Geboren am 24.7.1951, ergibt sich 2 + 4 +7 +1 + 9 + 5 + 1 = 29. Diese Zahl markiert das Lebensjahr, in dem wir unsere erste wirkliche Freiheit finden und Entscheidungen anstehen.

Dann folgen bei mir 9 Jahre Säen, 2 Jahre Pflegen der Saat und 9 + 2 = 11 Jahre Erntezeit. Da war ich 51 und erlebte die zweite Zeit der Freiheit und Chance der Entscheidung in meinem Leben.

Darauf folgten 1 Jahr Säen, 5 Jahre Pflegen und 5 + 1 = 6 Jahre Ernten. Ich war 63 und reif für eine dritte Freiheit und Wahl.

Darauf folgen 3 Jahre Säen, 6 Jahre Pflegen und 3 + 6 = 9 Jahre Ernten. Mit 81 würde ich eine vierte Freiheit erreichen.

Jetzt bin ich 71 und habe noch 1 Jahr Pflege vor mir, um dann ab 72 noch – gegebenenfalls – 9 Jahre Erntezeit zu erleben.

Dieses System bewährt sich über Jahre in der Seminarreihe »Integrale Medizin«– jedenfalls für die vor 2000 Geborenen. Die Jungen nach 2000 Gekommenen müssen wohl etwas Neues finden.

Wer diesen Kompromiss aus Chronologie und Kairos Qualitätsbewusstsein auf die eigene Lebenszeit anwendet, ist besser orientiert. Wobei es keinen Grund gibt, sich dadurch einschränken zu lassen. Tatsächlich gibt es auch in Pflegezeiten schon manche Ernte. Sehr hilfreich ist es, für Kinder und Enkel zu errechnen, wann sie zu sich erwachen und ihre erste wirkliche Freiheit bekommen. Das kann dauern wie bei mir bis 29, als ich mich beruflich entscheiden musste, dem vorgegebenen und von allen erwarteten Weg oder meinem eigenen zu folgen. Es war auch eine Entscheidung zwischen Schul- und meiner Medizin, in der Erstere zwar weiter vorkam, aber nur als Grundlage.

Wer mit seinem Leben etwas Eigenes anfangen möchte, ist mit solcher Orientierung gut bedient. Das gilt auch noch im fortgeschrittenen Alter, um Zurückliegendes besser einordnen und verstehen zu können. Das Drama des Lebens ist, wie Søren Kierkegaard anmerkte, dass wir es vorwärts leben müssen und erst rückwärts verstehen können. Insofern ist das Alter die Zeit des Verstehens, Durchschauens, des tiefen Verständnisses. Da erst können viele erkennen, dass sie, obwohl zur freien Entscheidung hin erzogen, rückwirkend doch nicht so frei waren.

Wir dürfen ein Leben lang wachsen. Freund und Seelsorger Jürgen Fliege schrieb das Buch *Männer wachsen im Garten*[95] und setzte das in seinem Paradies(garten) auf La Palma um. TamanGa heißt wie gesagt »Garten Gamlitz« oder »Ganesha« und hat uns und schon viele wachsen lassen. Das wird hoffentlich weiter möglich sein. Auf allen Ebenen dürfen wir wachsen, säen, pflegen und ernten. Die Zeit der Ernte im Alter geringzuschätzen ist eine schlechte Angewohnheit, die nur wir Alten überwinden können.

Wir wachsen an Heraus- und Anforderungen und darin verpackten Förderungen. Alles beginnt damit, uns selbst anzunehmen und zu lieben. Letztlich geht es darum, unser Inneres Licht zum Leuchten zu bringen. Wir könnten uns wie eine Zwiebel erleben. Die Essenz liegt im Innern, und viele Schalen umhüllen sie. Die meisten Traditionen wissen: Alle Wesen sind erleuchtet, ist doch das Buddha- oder Chrestós-Bewusstsein immer und überall. Leben heißt, die Schalen, die dieses innere Licht verhüllen, zu säubern, Schale für Schale oder Schicht für Schicht von Fasten- zu Fastenzeit, von Meditation zu Meditation, von Übung zu Übung, Entscheidung für Entscheidung. Leben heißt letztlich Erleuchtung üben.

Von den Vorausgegangenen lernen

Ohne uns dessen so richtig bewusst zu sein und das ganze Ausmaß zu ahnen, haben wir unglaublich viel von unseren Ahnen übernommen und gelernt, wahrscheinlich sogar in unser Erbgut eingebaut. Und das ist viel weiter zu fassen, als es anklingt. Wir tragen die ganze Geschichte des Lebens in uns, im Kern jeder Zelle. Die Hälfte der DNS unseres Erbgutes stammt von Viren. In jeder Zelle sind die Mitochondrien oder Zellkraftwerke ursprünglich Bakterien, die unsere Vorfahren aus gutem Grund ein- und letztlich angestellt haben. Diese Energielieferanten sind entscheidend für unsere Gesundheit und Langlebigkeit, wie wir heute wissen. In unserem Darm leben zehnmal so viele Bakterien, wie wir Zellen im Körper haben. Unsere Vorfahren erlebten also Zeiten des Austausches ohne Krieg mit der belebten Umwelt.

Was die menschlichen Vorfahren angeht, verdanken wir ihnen, Knollenblätterpilze gar nicht mehr probieren zu müssen. Das haben sie für uns getan und einige wohl mit dem Leben bezahlt. Das Kosten des Schierlings hat Sokrates uns ein für alle Mal abgenommen.

Wir haben von unseren Vorfahren schon so viel gelernt und könnten damit fortfahren. Kriege haben sich nie bewährt, keine

Probleme gelöst, sondern neue geschaffen. Das Gegenteil, der Zusammenhalt in der Gruppe, die Kooperation hat uns als einzigen Menschentyp überleben lassen und enorm vorangebracht, zum Erfolgsmodell der Evolution auserkoren. Warum nicht darauf zurückgreifen und aufbauen?

Jahrelang habe ich Pathologen nicht verstanden. Mir war unklar, wie man sich nach vierzehn Semestern Medizinstudium mit dem Zerlegen von Leichen zufriedengeben konnte. Vom bereits erwähnten Hamburger Professor Püschel, der in meinen Augen so viel für die Aufklärung der Hintergründe und Todesursachen von Corona-Opfern tat, lernte ich erst, dieses Fach zu schätzen. Sein Motto ist so wahr: »Von den Toten für die Lebenden lernen.« Er hat es demonstriert. Die Vorausgegangenen sind so wichtig für uns. So wichtig wie die Alten für die Jungen, denn wir sind ihnen ebenfalls voraus(gegangen). Insofern ließe sich von uns viel und gut lernen, vorausgesetzt, wir Alten haben das Leben zum Wachsen und Lernen genutzt. Fehler wie Krieg und Faschismus müssen nicht wiederholt, sondern durchschaut werden. Sie zu wiederholen fehlen uns Zeit und Nerven.

In allen Ländern und Kulturen einschließlich indigener (be)-klagen – laut Sterbeforschern – Menschen auf dem Totenbett das gleiche Problem in Gestalt nicht gelebten, weil nicht gewagten Lebens. Wer sich nicht traut, *sein* Leben zu leben, verspielt die größte Chance. Aber es ist nie zu spät und das Alter eine formidable Zeit, Unerledigtes zu erledigen, Ungelebtes und -gewagtes nachzuholen – kurz, zu leben und zu wagen, was noch offen ist.

An zweiter Stelle beklagen Menschen der Industrienationen Mangel an Disziplin, also nicht durchgehalten zu haben, was sie als richtig erkannt und sich vorgenommen hatten.

In der Zusammenschau fällt auf, uns fehlt offenbar am meisten der Mut der ersten Lebensbühne und das Durchhaltevermögen der zehnten. So weit durch ungezählte Befragungen objektivierte Ergebnisse der Sterbeforschung.

Die bereits erwähnte Australierin Bronnie Ware, die Sterbende durch ihre letzten Monate begleitete, hörte folgende fünf hauptsächliche Klagen beziehungsweise Versäumnisse:[96]

- »Ich wünschte, ich hätte den Mut gehabt, mir selbst treu zu bleiben, statt so zu leben, wie andere es von mir erwarten.« Wie viele von uns lassen sich und ihr Leben von anderen bestimmen! Fremdbestimmung kann auch und vor allem von weniger Fremden wie eigenen Eltern herrühren. Also lass dich niemals von jemand anderem von dem abbringen, was du selbst wirklich realisieren willst. Wie viele stellen am Ende ihres Lebens fest, vor allem getan zu haben, was andere von ihnen erwarteten! Sie fühlen sich unglücklich und um ihr Leben betrogen. Das stimmt auch, nur haben sie es sich meist selbst angetan. Tu dir das einfach nicht an! Das Alter ist die wahre Hoch-Zeit, das noch rechtzeitig, kurz vor Torschluss zu erkennen und zu wandeln. Das verhindert Torschlusspanik am wirkungsvollsten und nachhaltigsten.
- »Ich wünschte, ich hätte nicht so viel gearbeitet.« Bronnie Ware resümiert, alle Männer, die sie gepflegt habe, sagten das. Zu viel arbeiten und zu wenig leben – aus Angst, nicht genug Geld zu verdienen, oder der Karriere wegen –, wird zu einer am Ende nicht mehr abtragbaren und folglich unerträglichen Hypothek. Das Alter ist höchste Zeit, das zu erkennen und zu ändern. Aber wir können auch bei der Arbeit leben und sogar aufleben. 80 Prozent ihrer Glückserlebnisse haben Deutsche bei der Arbeit.
- »Ich wünschte, ich hätte den Mut gehabt, meinen Gefühlen Ausdruck zu verleihen.« Warum unterdrücken wir unsere Gefühle? Die meisten wohl um des lieben Friedens willen. Aber ist diese Art Frieden wirklich so lieb und das wert? Fragen wir

uns das rechtzeitig. Das Alter ist wieder höchste Zeit, gerade noch rechtzeitig.

- »Ich wünschte, ich hätte den Kontakt zu meinen Freunden gehalten.« *Philía*, die Freundschaftsliebe, wird im Laufe des Lebens und folglich im Alter immer wichtiger und wertvoller. Freundschaften aber brauchen Zeit. Ohne Zeit sterben sie vor uns und fehlen dann am Ende so sehr.
- »Ich wünschte, ich hätte mir mehr Freude gegönnt.« Wir haben die Freiheit, unser Glück zu wählen und uns dafür zu entscheiden. Je früher wir das lernen, desto naheliegender ist Glück.

Routinen in Rituale wandeln

Übungen wie Meditationen, ob zur Entwicklung oder Regeneration, laufen ständig Gefahr, in Routinen abzugleiten. Dadurch verlieren sie den Großteil ihrer Wirkung. Die Chance liegt vielmehr im Gegenpol, sie bewusst in Rituale zu verwandeln, die unsere ganze Achtsamkeit und Aufmerksamkeit bekommen. Nach meinen Erfahrungen wird der überwiegende Teil aller Übungen mechanisch, zwar nicht »bewusstlos«, aber ohne viel Bewusstheit und Achtsamkeit absolviert, sozusagen abgewickelt. Das ist schade um die aufgewandte Zeit und verbrauchte Energie. Tatsächlich können Übungen Energie bringen, statt sie zu verbrauchen. Das Geheimnis liegt in Aufmerksamkeit und Achtsamkeit. In deren englischer Version von *mindfulness* als Zaubermittel ist das bereits wissenschaftlich von dem emeritierten amerikanischen Professor Jon Kabat-Zinn belegt.[97]

Ideal ist eine Kombination aus bewusster Achtsamkeit und hingebungsvoller Begeisterung. Sie ergäbe eine fantastische Synergie.

Die Notwendigkeit von Bewusstheit ist einer der großen Vorteile der Bewusstseinsgymnastik, neudeutsch Brain-Gym. Sie lebt geradezu davon und nimmt gleichermaßen Einfluss auf Körper und Geist. Als einfache Einstiegsübung male eine Acht in die Luft mit einer Hand und mit der anderen eine liegende Acht.

Was tun, wo beginnen?

Spielfilme – Mit dem Abend den Tag und das Leben zurückgewinnen

Meine Filmempfehlungen – auch die bisher in diesem Buch genannten, von denen ich hier jetzt einige ohne weitere cineastische Angaben wiederhole – sind kein Zufall. In all meinen Praxisjahren habe ich mehr Spielfilme statt Pharmaka verschrieben, schon wegen der positiven Nebenwirkungen und des weitgehenden Fehlens negativer. Gute Filme ermöglichen, so viel so leicht zu lernen. In anderthalb bis zwei Stunden lassen sich ganze Leben mit all ihren Konsequenzen nachvollziehen und Erfahrungen daraus übernehmen – auf ebenso spannende wie entspannende Art. Persönlich habe ich mich mit Spielfilmen oft nach engagierten Arbeitstagen belohnt.

Im Film »Quartett« erleben wir Musiker beim Altwerden und wie ein weiterhin unbefriedigtes Ego ihren Seelenfrieden belastet und sogar verhindert. In »Zu guter Letzt« lässt uns Shirley MacLaine miterleben, wie ihr ausschließlich Beruf und Geld gewidmetes Leben durch ein gutes Ende doch noch zum Segen wird. Das Herz schon schwach und mit allen Menschen der Umgebung solide verkracht oder wenigstens überworfen, rettet die alte Unternehmerin im wahrsten Sinne des Wortes noch alles auf den letzten Drücker. Unter dem Einfluss ihrer Nachrufschreiberin tut sie erstmals im Leben einem Fremden (Kind) etwas Gutes. Auch wenn anfangs aus Berechnung und ausschließlich spekulativ, entwickelt das Gute doch seine eigene Kraft und Macht und (ver)wandelt sie noch in ein geradezu einfühlsames Wesen. Sie will helfen und kann und tut es. Nebenbei verwirklicht sie im höchsten Alter noch einen uralten Traum und wird Discjockey. So verhilft sie der ihr völlig unterschätzt scheinenden englischen Band »The Kinks« zu Radio-Aufmerksamkeit. Als sie schließlich geht, geschieht es gelöst und entspannt – mit einem auf den letzten Metern geretteten Nachruf.

Ein guter Film ermöglicht einen Abend, der mit seiner Verführung in die Seelen-Bilder-Welt bereits die Träume der Nacht anregt und manchmal -bahnt. Wer diese Begegnung mit Seelenbildern häufig zum Abend- und Abschlussritual seiner Tage wählt, wird sich mehr und mehr in die Seelenwelt einfühlen. Der Zugang zu ihr wird sich vertiefen und die Entwicklung und Erinnerung an die Träume der Nacht, die aus derselben Bilderquelle stammen, intensivieren.

Seine Abende auf diese Weise zu sanieren führt allmählich zu wirklichen Feierabenden – und in den Nächten zu lebendigen Traumreisen. Der Seele entsprechende Filme auszuwählen, fördert so nicht nur Traumbilder, sondern diese vertiefen ihrerseits auch wieder den Zugang zu den Seelen-Bilder-Welten. Die Deutungen unserer beiden bereits erwähnten Filmbücher können noch weitere Perspektiven und Dimensionen eröffnen und so Zugänge zum eigenen Bilderreichtum der Seele verschaffen.

Nebenbei und effektiv helfen gute, die Seele erhebende Filme, Einsamkeit aufzulösen und in Alleinsein zu wandeln. Dieses wiederum wird in Gesellschaft vieler spannender Filmcharaktere leichter nicht nur erträglich, sondern inspirierender, verwickeln uns Spielfilme doch auf spielerische Art in vielfältiges (Mit)erleben.

Früher hießen sie »Lichtspiele«, lockten uns in Lichtspieltheater und ließen Lichter aufgehen. Filme oder Movies *bewe-*

gen uns. Sie lenken uns nicht nur ab, wobei sie das können und dann auf Dauer zu Schatten-Entwicklungen beitragen. Bewusst ausgewählt bringen sie uns auf neue Themen und bieten Lösungen an. Sie ermöglichen manchmal sogar, ein Happy End für uns selbst zu finden, schenken sie uns doch zum Schluss fast immer eines. Oscar Wildes bereits zitierte Erkenntnis, am Ende werde alles gut oder es sei nicht das Ende, lassen sie gleichsam erleben und verhelfen jedenfalls unserem Tag und Abend zu einem guten Ende. Dem Lebensabend so nahe verwandt, können sie als Abendritual helfen, diesen zu üben. Wer jedem seiner Abende ein gutes Ende verpasst, wird an seinem Ende auch ein solches erleben, ist doch das Leben eine Kette von Tagen und folglich Abenden. Täglich lassen sie uns Leben üben wie im Film »Und täglich grüßt das Murmeltier«.[98] Das ist weder kausal noch logisch gemeint, sondern analog(isch) gedacht.

Analogien und Synergien gewannen im Laufe meines Lebens immer mehr Gewicht und überflügeln jetzt im Alter die Rolle kausaler Logik. Sogar nach einem im kapitalistischen Sinne erfolgreichen, aber aus geistig-seelischer Sicht verpfuschten Leben ist ein glückliches Ende möglich, wie uns Shirley MacLaine so erfrischend offenbart. Ist dieses Wissen im Alter nicht eines der schönsten Geschenke?

Wer die Abende seiner Tage rettet, fördert seinen Lebensabend in besonderem Maße und kommt damit der Volksweisheit »Ende gut, alles gut« nahe. Tatsächlich ist unser aller Leben ungleich mehr von Analogien geprägt, als unsere an Kausalität ausgerichteten Ausbildungen ahnen lassen. Die moderne Physik entlarvt Kausalität inzwischen sogar als, wenn auch plausiblen, aber doch als Denkfehler.

Analogiedenken ist aus der Mode gekommen. Dabei könnte es unser Leben bereichern und böte im Alter und Herbst des Lebens entscheidende Chancen, das Ruder noch herumzureißen in

Richtung eines guten (Lebens)abends. Ein gutes Ende, ein Happy End, ist ein besonderes Geschenk und die Möglichkeit, doch noch alles rund hinzubekommen. Ist es nicht das Größte, was wir uns selbst schenken können?

Lichtbilder und -funken für die Seele

Gute, die Seelen beflügelnde Filme bieten – nach meiner Erfahrung – einen geradezu himmlisch (ent)spannenden Weg, viele Geheimnisse wie auch das der Zeit zu lüften. Die in *Die Hollywood-Therapie* beschriebene Serie von zehn Filmen zurzeit lässt das Thema durchschauen und sogar klären. Wer gerne wieder jünger werden will, findet im Film »Der seltsame Fall des Benjamin Button« (s)eine Therapie.[99] Wer nicht weiter altern will, mag sich von »Für immer Adaline« heilen lassen, und am Ende können wir alle mit »Alles eine Frage der Zeit«[100] lernen, unsere Tage mit Glück zu füllen und sie tagtäglich und insofern allzeit zu genießen.

Bekanntermaßen rät die Bibel, vor der Abendruhe unserem Bruder zu vergeben. Das ist ein idealer Rat, um überhaupt Ruhe zu finden und einen guten Schlaf anzubahnen. Solange wir Vorwürfe und Leid mit uns herumschleppen, werden wir weder mit unserem Tag fertig noch gut ein- und durchschlafen.

Das gilt vor allem auch im Großen und für das Entschlafen am Ende des Lebensabends. Nur wer sich und aller Welt verziehen hat, kann fertigwerden mit seinem Leben, Frieden finden und in Ruhe entspannt einschlafen. Auf solch ein Happy End gilt es hinzuleben.

Die Zeit wird mit der Zeit immer knapper und damit kostbarer. Insofern ist das Alter die Zeit, die Kostbarkeit des Augenblicks zu schätzen, und es wäre schade, sie in nachtragenden und beleidigten Gedankenmühlen zu verschwenden. Filme können uns wie wenig anderes dabei helfen, mit unseren Tagen und unserem Leben fertigzuwerden.

Filme für alte Abende

Zum Glück gibt es zu unserem Thema eine Fülle guter und sehr guter Filme. Einige weitere Höhepunkte seien hier kurz angedeutet, ohne die Spannung des Erlebens zu nehmen.

In »Best Exotic Marigold Hotel«[101] reist eine Gruppe alter Engländer nach Indien, um dort einen besseren Lebensabend zu verbringen. Aber natürlich nehmen sie all ihre Probleme mit, und Indien bietet noch reichlich neue dazu. Und doch geht es für alle gut aus. Indien wird zur Herausforderung, aber auch zur Förderung in vieler Hinsicht.

Im deutschen Film »Wir sind die Neuen«[102] prallen zwei grundverschiedene Wohngemeinschaften im selben Haus aufeinander. Eine aus über(ent)spannten lustigen Alten und eine aus ehrgeizzerfressenen uncoolen Jungen mit jeder Menge Problemen. Ihr Zusammenfinden nach anfänglichen Aversionen erweist sich für beide Seiten als Segen.

»Und wenn wir alle zusammenziehen?« ist wie gesagt ebenfalls eine Alten-Wohngemeinschafts-Geschichte, die es in sich hat, zum Schmunzeln und Nachdenken über das eigene Altern anregt und zur Grundlage tiefer Diskussionen über das Ende verleiten kann.

»Die Herbstzeitlosen«[103] und »The Magic of Belle Isle – Ein verzauberter Sommer«[104] bieten zwei verschiedene Versionen des Alterns mit einigen Anregungen.

In »Picknick mit Bären«[105] schleppt ein alternder, aber geistig-seelisch und körperlich noch fitter Robert Redford als Reiseschriftsteller den versoffenen, sichtbar gealterten Loser Nick

Nolte mit auf den Apalachian Trail. Der ist anspruchsvoll und tut beiden gut, wenn auch anders als erwartet.

Im bereits erwähnten Film »Man lernt nie aus« rettet der vom alten Eisen aufbegehrende Robert De Niro die junge dynamische Start-up-Chefin aus Problemen dank seiner Erfahrung und seiner Bereitschaft, weiter seinen Mann zu stehen. Es entwickelt sich eine selten schön bebilderte Freundschaftsliebe.

»Immer Ärger mit Grandpa« zeigt denselben Robert De Niro als Opa und Erzieher (s)eines schwierigen Enkels.[106] Er lebt vor, wie sich Krieg in Frieden und Auseinandersetzung in Freundschaft wandelt.

»Britt-Marie war hier«[107] zeichnet das Bild einer Frau, die überall aufräumt und vor allem nirgends aufgibt.

Filme fürs »Altern in Würde« und entsprechende Abschiede

In »Dienstags bei Morrie«[108] zeigt ein alter Lehrer einem Jungen, der dabei ist, sein Leben zu ruinieren, worum es wirklich geht.

Im bereits genannten Film »Zu Ende ist alles erst am Schluss« begleitet ein Enkel seine Groß(e)mutter auf den letzten Metern, und diese bringt nebenbei sein Leben auf Schiene.

In »Der Hals der Giraffe«[109] bringt eine Enkelin ihren schon resignierten und ins Altenheim abgeschobenen Opa wieder auf Trab und holt ihre Mutter ins Leben zurück.

»Frühstück bei Monsieur Henri«[110] zeigt, wie belebend die Begegnung der Groß(en)eltern- und der Enkelgeneration sein kann. Ein junges Mädchen verhilft einem alten Griesgram zu einem guten Abschied aus seinem und er ihr zum Einstieg in ihr Leben.

Ernährung – Kurzzeitfasten und mehr

Wer definitiv vor dem Abendfilm aufhört zu essen, schenkt sich circa zwölf Stunden Fasten, und das Frühstück kann wieder zum *breakfast*, das heißt »Fastenbrechen«, werden. Das kommt dem Darm sehr entgegen und bereitet ihn auf noch Besseres vor.

Zugleich ist es nun gut möglich, so sinn- wie genussvoll die Essensperiode weiter zu verkürzen und die Regenerations- und Ruhephase – nicht nur des Darms – zu verlängern. Das bringt uns zum Kurzzeitfasten, das ich mir seit über vierzig Jahren gönne und sehr genieße, weil es Körper und Geist so spürbar entgegenkommt. Heute wird es auch »Intervall-« oder »intermittierendes Fasten« genannt.

Einen leichten Einstieg bietet schon das kommende Wochenende. Meine Empfehlung in Stichworten: Wenn möglich, einfach Samstagmorgen im Bett bleiben und voll auf Genuss setzen mit einem anregenden Buch, einer Film-Matinee, einem guten Gespräch, berauschenden Liebesfest oder (gem)einsamen Waldspaziergang. Zur Mittagszeit ein Brunch, eine Mischung aus *breakfast* fürs Fastenbrechen und *lunch* fürs Mittagessen. Die Abendmahlzeit früh, am besten vor 18 Uhr.

Wer das am Sonntag wiederholt, ist am Montagmorgen schon gut eingestiegen ins Kurzzeitfasten. Jetzt ist eine gute halbe Stunde länger zu schlafen angesagt, je nachdem, wie viel Zeit früher das Frühstück kostete. Im Alter kommt erleichternd hinzu: Für die meisten von uns ist täglich Sonn- oder Feiertag. Uns ist jetzt immer ein besonnener, selbstbestimmter Tag und ein entsprechendes Leben möglich. Mit Kurzzeitfasten wird es – vielfach wissenschaftlich belegt – nur länger dauern und gesünder verlaufen. Zwei Mahlzeiten reichen bei Weitem und erleichtern uns gewichtsmäßig, aber auch das Leben, denn wir bekommen mehr Zeit, Geld, Gesundheit und Vitalität.

Sich nüchtern wohler und leistungsfähiger als nach dem Essen zu fühlen ist eine allgemeine Erfahrung. »Voller Bauch studiert nicht gern«, weiß der Volksmund, denn da ist das meiste Blut im Darm und fehlt im Hirn. Ähnlich würde sich kein erfolgreicher Sportler vor dem Wettkampf den Bauch voll schlagen, braucht er doch sein Blut in den Muskeln statt im Darm.

Kurzzeitfasten schenkt viel gutes Lebensgefühl, spart einige Zeit und insofern Geld und beschert uns gute Gesundheit. Eine vielfältige Win-win-Situation! Als ich das gleichnamige Buch schrieb,[111] ließen sich über 200 positive Studien gar nicht mehr im Buch unterbringen und wurden auf www.dahlke.at ausgelagert. Schon nur zwölf Stunden völlige Ruhe im Sinn von Essenspause sind ein Segen für Darm und Organismus. Innerhalb von acht Stunden zweimal zu essen und sechzehn Stunden Regenerationspause ist noch besser. Persönlich bevorzuge ich, innerhalb von vier Stunden zu essen und zwanzig zu fasten. Nur eine Mahlzeit pro Tag kann ich aus Erfahrung ebenfalls empfehlen. US-Amerikaner sprechen da von »Warrior Diet« oder »Kriegerdiät«, wobei es sich keineswegs aggressiv oder kriegerisch anfühlt, im Gegenteil.

Bewusst fasten

Die konsequente Weiterführung des Kurzzeitfastens führt zum Fasten und im Idealfall zu zwei Fastenzeiten, eine im Frühjahr, eine im Herbst. Die positiven Wirkungen auf Gesundheit und insbesondere Regeneration des Immunsystems sind unübersehbar. Fasten tut bis ins Alter gut und ist die mit Abstand beste Detox-Methode. Der in schul- und komplementärmedizinischen Verfahren versierte Gynäkologe und Umweltmediziner Prof. Dr. Volker Zahn ließ seine PatientInnen zunehmend fasten. Selbst nach Aussagen der Langlebigkeitsforscher ist Fasten die wissenschaftlich belegt beste gesunde Lebensverlängerung. Natürlich ist es ideal, früh, aber nicht vor der Adoleszenz damit zu beginnen. Von einem Jungbrunnen hat am meisten, wer ihn rechtzeitig und regelmäßig nutzt.

Das praktische Vorgehen ist für Kurzzeitfaster einfach: von zwei zu einer und keiner Mahlzeit übergehen und dafür viel gutes Wasser aus reifen Quellen trinken. Ideal ist auch die Kombination von Fasten mit anderen gesunden Übungen wie Wandern, Yoga, Tai-Chi und so weiter. Selbst bei unserer Woche »Fasten, Wandern und Wein« in TamanGa lässt sich viel erleben von der Wahrheit, die im Wein liegt, über den angetrunkenen Mut bis zur Ekstase beim sogenannten »verbundenen Atem« (siehe das Kapitel »Auf Nasen- und Lungenflügeln fliegen – Der ›verbundene Atem‹«).

Eine weitere im Hinblick auf gesunde Langlebigkeit sinnvolle Fasten-Variante ist der Verzicht auf Eiweiß in einer Mahlzeit des Tages, an einigen Tagen im Monat, da es ähnlich gut wie das völlige Fasten auf die Regeneration des Organismus zu wirken scheint. Allerdings ist das nicht zu übertreiben, um keinen Muskelabbau zu provozieren.

Andere Teilfasten-Arten wie die alte FdH-(»Friss-die-Hälfte«-) Kur oder modernes Scheinfasten mit entsprechenden Fertig-Mahlzeiten ist nach meinen Erfahrungen im Sinne karger Ernährung ebenfalls wirksam, aber viel weniger als bewusster kompletter Nahrungsverzicht, der den Organismus zu einer ungleich weitergehenden Umstellung animiert.

Die vier Ws des Essens

Der Gegenpol zum Fasten ist Essen. Hier dreht sich alles um die vier Ws: wann und wie, was und wie viel – in dieser Reihenfolge. »Wann?« ist einfach: möglichst selten, wie beim Kurzzeitfasten besprochen.

»Wie?« läuft auf gutes Kauen hinaus, wie es der österreichische Fastenarzt F. X. Mayr lehrte. »Schmausen statt Schlingen« ist die Devise. Wer alles zu Brei kaut oder zu Gemüse- und Fruchtsaft, ist auf bestem Wege. So ersparen wir Magen und Darmtrakt eine Arbeit, zu der beide gar nicht fähig sind. Zähne hat nur der Mund. Hier die *not*wendige mechanische Arbeit zu verweigern schafft unübersehbare Probleme auf den folgenden bis zu 11 Metern Darm.

Beim »Was?« ist alles Giftige, Gefährliche und Schädliche zu meiden, also vor allem Tierprotein. Laut Studie der Schweizer Regierung sorgt es für 92 Prozent des Gifteintrags, darunter Dioxin.[112] Die mit Abstand beste Lösung läuft – inzwischen durch viele Studien gestützt – auf pflanzlich-vollwertiges *Peace Food* hinaus. Das belegen die schon erwähnten, in allen Lebensphasen und seit Generationen in Südkalifornien lebenden Adventisten, die bei bester Gesundheit viel älter werden als Durchschnittsamerikaner. Über Hundertjährige sind unter ihnen normal.

Peace Food ist die Kost, die wie Fasten den CRP-Wert oder Entzündungsmarker des Organismus senkt. Das heißt, wir reduzieren damit akute wie chronische Entzündungen oder Herde, vermindern Allergien und Autoimmunerkrankungen und beugen den meisten Krankheitsbildern vor.

Peace Food ist mehr als vegane Kost, denn Weißmehl und -zucker, Cornsirup und -schnaps, Zigarren und Zigaretten sind vegan, aber nicht gesund. Wer nur pflanzlich-vollwertig isst, verhindert über den Reichtum an Ballaststoffen Darmkrebs weitgehend, er nimmt eine Flut an sekundären Pflanzenstoffen zu sich, bis auf B_{12} alle notwendigen Vitamine, Mineralien und was ein gesundheitsbewusster Mensch braucht. Darüber hinaus regt er seine Zellkraftwerke an, was entscheidend für ein gesundes langes Leben ist.

Ernährungsmedizin

Bezüglich Krebs, Typ-1-, -2- und -3-Diabetes, neurodegenerativer Erkrankungen wie MS, Parkinson oder Alzheimer und zum Abnehmen ist die ketogene *Peace-Food*-Variante noch empfehlenswerter. Entsprechende Rezepte finden sich in *Peace Food Keto-Kur.*[113] Bezüglich Gefäß- und Herzerkrankungen rät allerdings auch der bereits erwähnte Dr. Caldwell Esselstyn, Fett strikt zu reduzieren.

Ansonsten ist bei der Fettaufnahme darauf zu achten, viel Omega-3 und wenig Omega-6 zuzuführen, das heißt am besten kein Sonnenblumenöl, dafür viel Lein-, Walnuss- und Hanföl. Die Wertung, alles gesättigte Öl sei schlecht und alles ungesättigte gut, ist schlicht falsch. Gesättigtes Kokosöl ist mit seinen mittelkettigen Fettsäuren ein Segen für Gehirn und Nervensystem, hochungesättigte Omega-6-Fettsäuren fördern dagegen Entzündungen und sind folglich einzuschränken.

Hier öffnet sich das weite Feld einer Medizin über die Nahrung, die schon Hippokrates mit seinem berühmten Satz angeregt hat: »Eure Nahrung sei eure Medizin, eure Medizin eure Nahrung.« Einer ihrer modernen Vertreter ist der ehemalige US-Krebsforscher und Mediziner Dr. William Li, dessen Buch *Richtig essen, länger leben* zum Bestseller wurde.[114] Für über 200 fast ausschließlich pflanzliche Nahrungsmittel belegt er ihre heilende Wirkung. Sein Hauptanliegen, unsere körpereigenen

Abwehrkräfte zu aktivieren, kann uns auch in Corona- und allen Grippezeiten sehr behilflich sein. Li sieht fünf Säulen des Abwehrsystems: Gefäßbildung (Angiogenese) als sein Spezialgebiet, Regeneration durch Stammzellen, das Mikrobiom (früher: Darmflora), den Schutz des Erbgutes der DNS und Immunschutz.

Hier einige Beispiele für jede der fünf Säulen. Die Angiogenese wird durch grünen Tee, Tomaten, Soja und sogar Bier gestärkt, sowohl durch Wachstumsimpulse für neue Blutgefäße wie auch durch Angriff auf Gefäße von Krebsgeschwüren. Dunkle Schokolade, Schwarztee und Bier fördern die Regeneration der Stammzellen, durch die sich der Körper von der Zellebene aus erneuern kann. Die bei uns eher seltenen blauen Kartoffeln können Krebs-Stammzellen vernichten. Vergorene Nahrungsmittel wie Sauerkraut und Sauerteigbrot helfen dem Mikrobiom. Ohne das Milliardenheer von hilfreichen Bakterien-Mitarbeiterinnen überleben wir nicht. Sie können aus der Nahrung viele notwendige Stoffe herstellen, die Immunsystem, Angiogenese und Hormonproduktion günstig beeinflussen. Vollkornprodukte und Nüsse schließlich helfen, unser Erbgut zu schützen, und regen die DNS an, sich selbst zu reparieren.

Wie wir heute wissen, wird unser Immunsystem entscheidend vom Darm beeinflusst, der auch am meisten Immunzellen beherbergt. Brombeeren, Walnüsse und Granatäpfel unterstützen es sowohl gegen Viren und schädliche Bakterien wie auch gegen Angreifer von innen wie Krebszellen.

Für unser Thema Alter(n) besonders bedeutsam sind antioxidative Lebensmittel, die freie Radikale regulieren wie Obst, Gemüse und besonders eiweißreiche Hülsenfrüchte. Hier ist zu beachten: Freie Radikale entstehen vor allem in den Zellkraftwerken der Mitochondrien und sind nicht per se schlecht, sondern fordern und fördern den Organismus auch. Pflanzlich-vollwertige Kost verlängert die Telomere, die Enden der Chromosomen, und erhöht damit die Lebensdauer der Zellen, verlangsamt folglich deren und unser Altern.

Blau- und Himbeeren, Cranberrys, Kirschen und Kiwis, Walnüsse und Mandeln, grüner Spargel, die Produkte der Kokosnuss, Karotten, Curry, rote Zwiebeln, brauner Reis und so weiter sind ebenfalls hilfreich für unsere Gesundheit. Roter Reis ist ein Zaubermittel gegen Hochdruck. Ingwer und Meerrettich, Kapuzinerkresse steigern die Abwehr, Brunnenkresse ist ein Tausendsassa und hilft auf vielen Ebenen. Hinzu kommt die ganze Welt der Kräuter und Gewürze, wie sie etwa der bezaubernde Film »Die Hüterin der Gewürze« enthüllt.[115]

Die Belohnung für solch bewusst gesunde Kost ist nach Li ein längeres und besseres Leben. Dabei sieht er das ganze Thema sehr aus der Perspektive einzelner Inhaltsstoffe. Letztlich geht es aber darum, eine bunte Palette von ganzen Pflanzen zu genießen, denn es werden immer wieder bisher ungekannte Vitalstoffe entdeckt.

Karge Einfachheit

Für Gesundheit und Langlebigkeit gibt es aber noch wichtigere Faktoren wie etwa die Reduktion der Kost und ihre Einfachheit. Es scheint so, dass die moderne Raffinesse und insofern die Vermischung vieler Bestandteile einem langen gesunden Leben nicht zuträglich ist. William Shakespeare wird wohl mit seiner Aussage richtig gelegen haben, die beste Ernährung entstünde aus der Not. In den sogenannten Blauen Zonen (siehe unten) mit den vielen Hundertjährigen finden sich weit überwiegend arme Leute, die zeit ihres (langen) Lebens auf einfache, geradezu karge Kost und auf körperliche Arbeit angewiesen waren. Der Grund dürfte sein, dass unsere frühesten Vorfahren nicht so viel und nichts Raffiniertes zur Verfügung hatten.

Die Anhänger solch reduzierter Kost waren in dieser frühen Zeit meist auch selbst ihr bester Beweis. Der venezianische Adlige Luigi Cornaro propagierte im 15. Jahrhundert karges Essen und schrieb darüber wahrscheinlich die ersten Selbsthilfebücher. Er starb mit gut hundert Jahren – in dieser Zeit eine Sensation. Im 20. Jahrhundert wurde der Professor der französischen Akademie der Medizin Maurice Guéniot für sein Eintreten für reduzierte Kost viel verlacht und überlebte mit 102 Jahren alle Spötter.

Im Gespräch mit dem Gerontologen Prof. Dr. Valter Longo,[116] in dem er die Langlebigkeit fördernden Effekte des Fastens betonte, legte er auch Wert auf die Feststellung, die heilsame Wirkung der sogenannten Mittelmeerdiät oder mediterranen Küche – die klassischerweise aus einer Mischkost von frischem Obst und überwiegend Gemüse, mehr Fisch und weniger rotem Fleisch bei Verwendung von gutem Olivenöl besteht und bei der auch ein Glas Rotwein am Tag kein Tabu ist – beruhe auf deren ursprünglicher, aus Armut geborener Einfachheit und Kargheit. Selbst im Süden Italiens aufgewachsen, hat er diese Kost reichlich genossen.

Lediglich beim Fasten wurden wir uns nicht einig, da er völligen Nahrungsverzicht als zu anspruchsvoll für US-Amerikaner einstufte. So propagierte er später seine »Fasting Mimicking Diet« mit 500 Kalorien (Kohlenhydraten). Nach meinen gut fünfzigjährigen Fasten-Erfahrungen verliert sich dabei allerdings der radikale, das heißt bis an die Wurzeln reichende Umstellungseffekt des Fastens auf Körper wie auch Geist und Seele. Für nachhaltige Heilungen ist gerade der so sehr wichtig. Mit sehr schlanken PatientInnen habe ich diese Erfahrung leider öfter gemacht. Sie tun sich mit dieser Art von Halbfasten-Diät mit 500 Kalorien leichter, haben wohl auch einen gewissen Detox-Effekt, aber nicht die für Heilung oft notwendige radikale Umstellung.

Blaue Zonen der Langlebigkeit

Unter Blauen Zonen versteht man Regionen in der Welt, in denen die Menschen viel länger als der Durchschnitt leben sollen. Das Konzept stammt von Dan Buettner, der es erstmals 2005 im Magazin *National Geographic* vorstellte.[117] Zu den bekanntesten blauen Zonen, deren uralte Bewohner durch die karge Einfachheit der Kost und des Lebens auffallen, zählt ursprünglich Okinawa, das inzwischen allerdings durch Übernahme modernen Junkfoods diesen Status verlor und hinter die Lebenserwartung des übrigen Japan zurückfiel. Des Weiteren Ikaria in Griechenland, wo Hundertjährige normal sind – sie wird auch die Insel genannt, wo die Menschen das Sterben vergessen. Der Grund dürfte in strenger Beachtung der griechisch-orthodoxen Religion liegen, die fast das halbe Jahr Essensbeschränkungen auferlegt. Außerdem Ogliastra auf Sardinien, Nicoia, eine Halbinsel in Costa Rica, und am besten untersucht: die bereits erwähnten Adventisten in Südkalifornien. Letztere sind durch Prof. Dr. Gary Fraser (Adventist Health Study 1 und 2)[118] gut erforscht. Interessant sind sie auch, weil die Vorteile bezüglich Gesundheit und Langlebigkeit nur für die streng den religiösen veganen Ernährungsvorgaben Folgenden gelten. Ansonsten ähnlich lebende, aber zum Vegetarismus gewechselte Adventisten leben schon weniger gesund und lange. Völlig auf US-Kost Umgestiegene unterscheiden sich in beiden Punkten nicht vom US-Durchschnitt. Dessen Lebenserwartung entspricht etwa dem deutschsprachiger Länder, die körperliche und seelische Gesundheit ist aber – nach meinen reichlichen Erfahrungen – noch spürbar schlechter.

Übereinstimmende Erfahrungen aus Blauen Zonen lang anhaltender Gesundheit sind die folgenden:

- Die Ernährungsgrundlage ist pflanzlich-vollwertig, da einfach und ohne moderne Agro-Chemie angebaut. Solch ballaststoffreiches Essen muss besser gekaut werden, was die Sättigung erhöht und verlängert. Ob faserig oder quellfähig, Ballaststoffe sind unverzichtbar für Gesundheit und Langlebigkeit. Übergewicht ist natürlich kein Thema der Uralten.
- Der Eiweißanteil ist gering und stammt überwiegend aus Hülsenfrüchten, aber auch seltenen kleinen Fischmahlzeiten. Die bis ins hohe Alter weitergehende körperliche Arbeit ist sicher förderlich und bringt den Muskelerhalt mit sich. Wo das in der Moderne nicht gegeben ist, bringt es Vorteile, jenseits der sechzig den Eiweißgehalt etwas zu steigern und bewusste Bewegung zu integrieren.
- Raffinierte Kost wie Fabrikzucker ist in Blauen Zonen kein Thema, dafür gibt es reichlich komplexe Kohlenhydrate aus Gemüsen und Früchten. Solch einfache Kost sorgt für ein erstaunlich reiches Darmmikrobiom, da sie nichts enthält, was ihre Ausbildung schädigt wie etwa Antibiotika, Pesti-, Fungi-, Herbizide und andere (Bakterien)killer wie Konservierungs- und Desinfektionsmittel.
- Der sehr traditionelle Speisezettel ist noch deutlich von den Ahnen geprägt. Insofern kommt aus fernen Gegenden stammendes Exotisches, mit dem auch viele moderne Menschen Probleme entwickeln, gar nicht auf den Tisch.
- Die Uralten essen und leben so oft wie möglich in Gesellschaft. Ein lebendiges Sozialleben verbindet offenbar lange mit dem Leben. Sie neigen zu Gastfreundlichkeit. Sowohl beste Freunde als auch gute Nachbarschaftsbeziehungen scheinen die Lust am langen Leben zu erhöhen.

- Die meisten haben einen Garten, in dem sie viel Zeit verbringen. So sind sie viel in frischer Luft, essen viel Frischkost, bewegen sich viel. Sie sitzen wenig (fest).
- Die meisten haben keinen Fernseher, jedenfalls nicht in Küche oder Schlafzimmer.
- Sie trennen zwischen Außenwelt und Wohnung und haben oft einen Schuhschrank am Eingang. Fast 30 Prozent der Schuhe sind mit Fäkalkeimen verschmutzt.
- Sie neigen dazu, Pflanzen in der Wohnung zu haben. Diese brauchen Licht und Luft wie sie selbst.

Für Westler mit Uralt-Ambitionen:

- Ein Haustier kann einen guten Kompromiss bieten.
- Das Leben mehr in Richtung Boden verlegen, um nicht zu stürzen.
- Ausrutschfallen im Bad vermeiden, aber gern mit kaltem und heißem Wasser spielen.
- Für einen ruhigen ungestörten Schlafplatz ohne Strahlensalat, aber mit viel frischer Luft sorgen.

Frische Kost für Altersfrische, wärmende für Behaglichkeit

Besonders wichtig im Alter ist genug frische Kost, schließlich wollen wir Frische in Geist und Körper möglichst lange bewahren. Insofern ist gut gekaute und vertragene Rohkost sehr empfehlenswert. Der deutsche Physiker Prof. Dr. Fritz-Albert Popp sprach von Bio-Lumineszenz und meinte damit die Lichtausstrahlung der Nahrung in Form von Photonen. Sie ist bei frischer Rohkost am stärksten und bei Tiefkühlkost und genmanipulierter, aber auch schon bei Kost aus Hybridpflanzen kaum mehr messbar.

Insofern spricht alles dafür, sich reichlich an natürlicher Frische und ihrem Leuchten des Lebens zu bedienen.

Aber Essen sollte auch ausreichend wärmen, besonders in kalten Jahreszeiten. Dazu gibt es ausführliche Tabellen im Taschenbuch *Geheimnis der Lebensenergie* neben einem Kurztest zum Bestimmen des eigenen Ernährungstyps.

Das »Wie viel?« ergibt sich aus den ersten drei Ws. Wenn die gut klappen, die Essenszeitspanne kurz gewählt und alles gut gekaut wird, die Auswahl pflanzlich-vollwertig und möglichst frisch und passend zum eigenen Typ ist, ergibt sich die Menge wie von selbst. Sogar wer nur einmal am Tag im Sinne der Warrior-Diät isst, wird sich dabei – jedenfalls auf Dauer – nicht vollstopfen.

Nahrungsergänzung im Alter

Grundsätzlich braucht jeder Veganer das richtige Vitamin B_{12} und aus meiner Sicht nicht nur pflanzliche, sondern vollwertige Lebensmittel. 2019 veröffentlichte die Fachzeitschrift *Cell Metabolism* hierzu eine entscheidende Studie. Zwei randomisierte, also durch »Zufall« zugeordnete Gruppen wurden für lediglich vierzehn Tage isoliert und bezüglich Vollwertigkeit beiden Extremen ausgesetzt. Die eine bekam nur hochverarbeitete Fertignahrung, die andere ausschließlich unverarbeitete Lebensmittel. Beiden Seiten wurde so viel angeboten, wie sie wollten. TeilnehmerInnen der Vollwertgruppe aßen pro Tag circa 500 Kalorien weniger und verloren im Vergleich zu denen der »Fertigfuttergruppe« 1 Kilo an Gewicht. In der Industrienahrungsgruppe aßen sie viel mehr und nahmen zu.

Warum wir von Industrienahrung mehr und zudem rascher essen, liegt auf der Hand:

- Die Ess-Geschwindigkeit steigt mit der Weichheit der Kost.
- Mahl- durch Schlingzeiten zu ersetzen vermindert spürbar die Sättigung.
- Vor allem sättigt Industriekost nicht gut, weil sie nicht alles enthält, was wir brauchen. Kaum lässt das Völlegefühl nach, signalisiert ein mit »Mangelware« gefütterter Organismus schon wieder Hunger, weil ihm noch etwas fehlt. Der Körper hat in der Evolution gelernt, Hunger zu entwickeln, bis er alles Notwendige hat. Heute haben wir einen Mangel im Überfluss. Einem Überfluss an Masse (Kalorien) steht ein Mangel an Inhalt gegenüber. Unser großes Problem auf vielen Ebenen: Quantität statt Qualität!

Nur wer das ganze Jahr über – wie unsere Vorfahren – ungewaschenes und vor allem unbehandeltes Bio-Obst und -Gemüse isst, kann auf den Ersatz von Vitamin B_{12} verzichten. Denn die es produzierenden Bakterien lagern es auf Oberflächen von Pflanzen ab. Praktisch heißt das, wir brauchen fast alle B_{12} und bitte gleich das richtige, das unser Organismus immer aufnehmen kann: Methylcobalamin statt Cyanocobalamin, dessen Cyanidanteil erst mittels Intrinsic-Faktor abgespaltet werden müsste. Aber gerade wir Älteren und viele mit Magenproblemen haben davon oft nicht (mehr) genug. Außerdem brauchen wir heute fast alle Vitamin D, insbesondere in sonnenarmen Gegenden und Zeiten. 87 Prozent der Deutschen mangelte es bei einer kürzlichen Untersuchung daran. Andererseits ergab eine Studie: Menschen mit hohen Vitamin-D-Spiegeln infizierten sich vielleicht mit Covid, blieben aber symptomlos. Symptome entwickelten sich erst bei unter 50 nmol/l (Nanomol pro Liter), und erst unter 20 nmol/l wurde es richtig ernst und gefährlich.[119]

Persönlich bekomme ich diese beiden aus der kleinen roten Pille Amorex, die ich morgens und abends einnehme. Vor allem, weil sie auch natürliche Vorstufen des Wohlfühlhormons Serotonin und Belohnungs- und Glückshormons Dopamin enthält. Außerdem ist Vitamin B_6 darin, was bei mir das Erinnern der Träume unterstützt. Ansonsten nehme ich noch TAKEme Omega-3, da ich das über die Nahrung nicht schaffe.

Mit siebzig nehme ich jetzt noch Senevit für gesunde Langlebigkeit. Es enthält vor allem die Niacin eng verwandte Substanz Nicotinamid-Ribosid, allgemein auch als »Vitamin B_3« bezeichnet und seit Jahren von der Langlebigkeitsforschung bestätigt, sowie eine ganze Reihe weiterer, als Senolytica bekannte Pflanzenstoffe und Vitamine.

Vier Glanzlichter guten Lebens

Vier Neurotransmitter haben es mir angetan, für die ich schon länger sorge und sie allen, aber besonders älteren Menschen sehr empfehle:

- Am einfachsten ist das Human Growth Hormone (HGH) zu bekommen, da der Organismus es selbst produziert und nach spätestens sechs Stunden Fasten ausschüttet. Dieses Wachstumshormon sorgt für die aufgeräumte zupackende Stimmung beim Fasten. Durch Kurzzeitfasten bin ich die meiste Zeit damit (gut) versorgt.
- Oxytocin, ursprünglich als »Stillhormon« bekannt, rührt von sanftem Hautkontakt her, weshalb es auch »Kuschelhormon« heißt. Diesbezüglich empfehle ich die »Löffelchenstellung« für guten warmen Schlaf mit frischer Luft und viel Sinnlichkeit …
- Zusätzlich gönne ich mir – bei anspruchsvollem, forderndförderndem Leben – den Luxus von ausreichend Vorstufen des Wohlfühlhormons Serotonin und des Glücks- und Belohnungshormons Dopamin, wie schon erwähnt in der kleinen roten Amorex-Pille enthalten.

- Ansonsten setze ich jetzt im Alter noch auf das gerade erwähnte Senevit, das mich mit einer dem jetzigen Wissensstand entsprechenden optimierten Mischung natürlicher, die gesunde Langlebigkeit fördernder Stoffe versorgt.

Bewegung und (geistige) Beweglichkeit

Mit dem Alter verschieben sich die Bedürfnisse auch im Bereich der Bewegung. Ist in der Jugend die körperliche im Vordergrund, rückt im Alter die geistige ins Zentrum. (Leistungs)sport ist ein Jugendthema und verliert im Alter – hoffentlich – an Bedeutung. Die kostbare Zeit der Reife für sportlichen Ehrgeiz zu verbrauchen wäre schade. Aber vieles spricht dafür, körperlich ohne großen Aufwand und vor allem Ehrgeiz gut in Form zu bleiben.

Im Alter treten sanfte Bewegungsübungen, die Geschmeidigkeit und fließende Beweglichkeit erhalten oder fördern, in den Vordergrund wie Tai-Chi, Qigong, Yoga-Flows. Vom wachen Geist begeistert begleitet, sind sie noch viel wirksamer. Nachweislich erhöhen sie die Produktion von Gelenkschmiere, jener Synovialflüssigkeit, die uns so viel fließender durchs Leben gleiten lässt. Sportliche Ehrgeizprogramme und vor allem Stoffwechselübersäuerung sind eine Bedrohung für Gelenke und Gelenkigkeit.

Welche Bewegung darf es für alte Hasen sein? »Was am meisten Freude und Spaß an der Bewegung bringt«, würde ich heute antworten. Und wenn du gern frei in der Luft unterwegs bist und dich da besser hängen- und loslassen kannst, ist es vielleicht gerade als letzter Schrei Aerial Yoga. Ansonsten rate ich von solch anstrengenden und obendrein unfallträchtigen Übungen wie Acrobatic- oder Ashtanga-(Vinyasa-)Yoga eher ab. Denn brauchen wir im reiferen Alter noch einen Unfall, ein (über)anstrengendes Muskeltraining oder gar einen Absturz aus luftigen Höhen?

Ein einfacher Trick bei all diesen Bewegungsübungen: Gib anfangs viel Zeit hinein, starte ganz langsam, und finde dann dein wirklich eigenes Tempo.

Immer gut und gesund ist sanftes Schwitzen, schon wegen des zusätzlichen Detox-Effekts, durch aktive Bewegung wie bei moderatem Laufen, forciertem Gehen, Bergwandern, Schwimmen, Radfahren oder Rudern. Es mag sich wie gut geölt und warm gelaufen anfühlen. Schwitzen durch Aktivität ist gesünder als passiv in Sauna, Infrarot-Kabine oder Tepidarium. Wobei auch Wärmeanwendungen noch hilfreich und viel besser sind als nichts. Schon viel zu cool, tut uns Wärme immer gut, natürlich besonders Herzenswärme. Die entsteht bei Bewegung, die das Herz bewegt, bei E-Motion und natürlich Liebesgefühlen.

Wunderbar sind auch Spaziergänge mit guten Gesprächen, die neben dem Körper den Geist fordern und fördern. Was uns bewegt, wird sich mit fortschreitender Zeit verändern. Ging es anfangs darum, die Welt zu erobern, wird es mit der Zeit und im Alter wichtiger, sie zu befrieden, die eigene kleine wie die große.

Wichtig ist, aktiv zu bleiben, sich weder körperlich noch geistig in Pension schicken zu lassen oder gar zu resignieren. Letzteres hieße wörtlich, seine Unterschrift, die Signatur, zurückzuziehen. So viel besser ist, sich weiter ge- und berufen zu fühlen. Aktiv und sogar berufstätig bis weit jenseits der Renten- und Pensionsgrenze zu bleiben erweist sich als gute Vorbeugung bezüglich geistig-seelischen und körperlichen Einrostens und als ausgesprochen förderlich für gesunde Langlebigkeit. Weiter zu lernen und Kreativität auszudrücken, ganz ohne Druck und Zwang, sondern im freien Fluss, ist ein Zaubermittel.

Manchmal ist jetzt erst die richtige Zeit, Begabungen aus- und anzupacken und als Gaben mit Hingabe zu geben, einem möglicherweise verspätet gehörten inneren Ruf zur eigentlichen Berufung zu folgen. In letzterem Fall können wir auch viel mehr Erfahrungen und Erkenntnisse einbringen. Wer denen folgt, wird es weit(er) bringen und (noch) mehr Erfolge erringen. Ohne zu ringen, können uns späte Erfolge wie spätes Glück einfach zufallen, nicht zufällig, sondern geradezu gesetzmäßig. Wer das, worum es ihm wirklich geht, nun angeht, bei dem wird noch viel gehen.

Wer nicht mehr auf lohnenden Lohn und dienenden Verdienst angewiesen ist, könnte trotzdem einer guten Sache sogar mit mehr Hingabe und geistiger Beweglichkeit dienen und noch mehr Ehre einlegen und entsprechende Honorare erhalten.

Dass alles fließt, war immer klar. Aber jetzt dürfte der Fluss statt gehetzt ungleich ruhiger und beständiger fließen, gleichsam aus der Mitte heraus. Statt des früheren Wechsels von Arbeit und Urlaub könnte die Bewegung erholsamer und die Ruhe kreativer werden. Aufgeregte große Amplituden dürfen sich in ruhiges Fließen wandeln mit sanften Wellenbergen und -tälern, die harmonisch ineinander übergehen. Die Jungen sagen: »Let's go with the flow«, und quälen sich oft schrecklich ab. Wir Alten könnten fließen und es einfach laufen lassen. Schön und zum Lachen animierend im bereits genannten deutschen Film »Wir sind die Neuen« zu sehen.

So lässt sich körperliche Bewegung mehr von Geist durchdringen und geistige mehr körperlich begleiten. Die uralte Idee des Gymnasiums der Antike könnte eine geistvolle Gymnastik hervorbringen wie Bewusstseinsgymnastik, besagtes Brain-Gym. Diese Anregung des Geistes über den Körper wird beiden guttun und die Seele noch belustigen und ihr Lust auf mehr verschaffen.

Selbst die »Qual der Wahl« ist ganz einfach. Wenn du herausfinden willst, welche Bewegung für dich jetzt am wichtigsten ist, mag dir beim Muskeltraining zuerst das Herz, unser wichtigster Muskel, in den Sinn kommen. Tatsächlich würde moderates

Herz-Kreislauf-Training mit den erwähnten Bewegungsarten im Sauerstoffgleichgewicht den meisten alternden Menschen am besten bekommen (Sauerstoffgleichgewicht bedeutet vereinfacht gesagt, genug Luft durch die Nase zu bekommen und nicht auf Mundatmung oder gar Hecheln auszuweichen). Das Herz in Form zu bringen und zu halten fällt leicht – etwa beim Gehen mit Stöcken, beim Laufen oder Bergwandern. Die Bizepsmuskeln mit Hanteln zu quälen ist etwas aus der alten beziehungsweise frühen Zeit. Es sei denn, es ist nicht mühsam, sondern bringt dir Spaß.

Eine der wichtigsten Bewegungen überhaupt ist Vor*beugung*. Auch Loslassen und Sich-Hingeben sind wundervolle Bewegungsübungen im übertragenen Sinn, die geistig-seelische Beweglichkeit ins Spiel bringen, wie auch spirituelle Entwicklung und der Weg zurück zur Einfachheit.

Natürlich ist es zusätzlich sinnvoll, die Muskulatur in Form zu halten. Allerdings haben wir über 650 Muskeln. Das ist fast wie bei den mindestens 250 000 sekundären Pflanzenstoffen. Letztere können wir nicht alle zuführen. Es bringt uns mehr, sie bei abwechslungsreicher bunter pflanzlich-vollwertiger Kost zu genießen. Genauso wenig können wir alle Muskeln trainieren. Da wäre der Tag so ausgefüllt wie verschwendet. Aber wir können gut unser Herz-Kreislauf-System durch Ausdauerbewegung im Sauerstoffgleichgewicht in Form halten.

Das aktiviert nachweislich auch unsere Mitochondrien, die so wichtig für gesunde Langlebigkeit sind. Es bringt uns in Kontakt mit unserem guten kollektiven Anfang als Nomaden, als wir viel in Bewegung waren und wohl meist im Ausdauerbereich. Wer damals mehr und besser arbeitende Zellkraftwerke hatte, war entschieden im Vorteil. Wir sind die Nachfahren und fahren heute viel zu viel Auto – und gehen und laufen zu wenig. Was wir jedoch einmal hatten, können wir ungleich leichter wiedererlangen. So kenne ich einige PatientInnen, die im Alter ihre Ausdauer entwickelten weit über das Niveau ihrer jungen Jahre hinaus.

Dabei ist es gut, wie damals über kleine Hindernisse zu springen, um unser Gleichgewicht zu trainieren und im übertragenen Sinn auf dem Sprung zu bleiben, immer bereit für Neues. Allerdings gibt es das schreckliche Wort der sogenannten »Sarkopenie«, Muskelschwund. Das ist das aus dem Griechischen gebildete Wort für den Verlust von Fleisch. Das wird im Alter tatsächlich weniger, wenn wir nichts tun. Wer dem vorbeugen will, muss die entsprechenden Muskeln fordern, um sie zu fördern. Schon beim Kaugummikauen lässt sich erleben, wie Gesichts- und besonders Kaumuskeln sogar wieder wachsen. Da sind die mimischen typisch für alle. Und Falten können ganz nebenbei verschwinden, wenn sich das Gesicht wieder mit (Muskel)fleisch füllt …

Kälte und Hitze als Heilmittel

Aus der Evolution nachvollziehbar, mögen wir Kältereize weniger, war es doch so kalt in den Höhlen des Anfangs, von den Eiszeiten ganz zu schweigen. Dabei hat schon Hippokrates in grauer Vorzeit zu Kälteanwendungen geraten. Namen wie Sebastian Kneipp, Vincenz Prießnitz und heute Wim Hof stehen für deren wunderbare Heilwirkungen. Allein als Gegenpol zu Wärme und Hitze ist Kälte unverzichtbar, wobei ich damit nicht die sündteuren und nicht ausreichend erforschten Kältekammern mit dramatisch tiefen Temperaturen meine.

Die Naturheilkunde kennt das sogenannte Arndt-Schulz'sche Gesetz, das sich mir sehr bewährt hat. Es besagt: »Schwache Reize fachen die Lebenstätigkeit an, mittelstarke Reize fördern sie, starke hemmen sie, stärkste heben sie auf.«[120]

Folglich neige ich eher zur Bio-Sauna mit Temperaturen zwischen 50 °C und 60 °C, empfehle gern die Schwitzgrotte mit 56 °C, schätze aber das Tepidarium mit 38 °C noch mehr. Die finnische Sauna war nie so gedacht, wie wir das heute in den Fitnessbereichen von Sterne-Hotels erleben: 95 °C, rein in die Hitze und raus ins eiskalte Tauchbecken, und das ohne ausreichende Regenerationszeiten, denn Zeit ist Geld. Diese Gleichung ist keine und sowieso falsch, denn am Ende lässt sich für Geld keine Zeit eintauschen oder gar kaufen.

Auch Kneipp'sche Kälteanwendungen leben von der Wiederaufwärmung, der Regenerationszeit. Wer stundenlang im eiskalten Wasser watet oder im Schnee, ohne sich anschließend wieder aufzuwärmen, schadet sich und seiner Gesundheit eher. Aber natürlich ist Zeit heute Mangelware. Dabei ist sie überhaupt keine Ware, sondern gehorcht – wie zu Beginn von Teil II gezeigt – ganz anderen Gesetzen.

Dem gesunden Altern jedenfalls kommen die mittleren, moderaten und die sanften Reize sehr entgegen. Insofern ist der Wechsel zwischen 14 °C kaltem und 39 °C warmem Wasser noch in einem (mir) gut bekömmlichen Bereich. Bei verschiedenen Besuchen in Island, dem Iceland, habe ich entsprechende Erfahrungen sammeln dürfen. Dort gibt es eine Fülle vielbenutzter heißer Quellen als Gegenpol zur klimatischen Eiseskälte. Einheimischen, die sich bewusst beidem aussetzten, schien das auf Dauer sehr gut zu bekommen.

Eine holländische Studie[121] zeigte: Wer sich nach der heißen noch eine kalte Dusche gönnt, erlebt fast ein Drittel weniger krankheitsbedingte Arbeitsausfälle. Ansonsten lässt die Wissenschaft verlauten, Kältereize führten zur Vermehrung der Mitochondrien. Das klingt logisch, denn in der Kälte brauchen wir mehr Energie, und diese fördert gesunde Langlebigkeit.

Entspannung, Meditation und Stressabbau

Die tiefste Form der Entspannung bietet neben dem Schlaf die Meditation, und das Alter ist eine wundervolle Zeit dafür – auch um damit anzufangen. Denken wir nur an den Brahmanen der hinduistischen Tradition, der das letzte Viertel seines Lebens ihr fast ausschließlich widmet. Wie gesagt hat Jon Kabat-Zinn der Achtsamkeit – englisch *mindfulness* – durch wissenschaftliche Studien auch in bürgerlichen Kreisen zur Salonfähigkeit verholfen.[122] Dabei war sie schon immer zentrales Anliegen sowohl buddhistischer Zen- als auch hinduistischer Vipassanā-Meditation und eigentlich aller meditativer und kontemplativer Exerzitien. Im Alter haben wir – wie alte Inder – Zeit dafür, wenn wir sie uns nehmen. Der Widerstand dagegen sollte jedenfalls außerhalb der Mühle des normalen Arbeitslebens deutlich geringer sein.

Weitere Entspannungsmethoden, die weit über die körperlichen Wohltaten hinausgehen können, sind beispielsweise Qigong, Tai-Chi, Yoga und dergleichen, wie sie an verschiedenen Stellen dieses Buches schon angeklungen sind. Aber auch die Progressive Muskelentspannung nach Jacobson. Wenn du diese Begriffe in die Suchmaschine gibst, findest du geeignete Literatur und sicher Möglichkeiten, auch in deiner Nähe entsprechende Kurse zu belegen.

Die einfachste Form der Meditation ist die geführte, wie sie in zahlreichen Variationen angeboten wird. Um ein mittlerweile geflügeltes Wort abzuwandeln: Der Erleuchtung ist es egal, in welcher Haltung und in welchem Alter sie dich findet. Diese einfachste der Meditationen ist im Liegen und Sitzen und tatsächlich in jeder Position leicht durchführbar und kann wirklich Freude bereiten.

Der gute alte Schlaf: (Mittags)schlaf, Power Nap und Besseres

Schlaf ist die natürlichste und verbreitetste Form von Erholung und Entspannung. Er regt die Mitochondrien und die Energie- beziehungsweise ATP-Produktion an, was wiederum gesunde Langlebigkeit fördert (Adenosintriphosphat [ATP] ist der Hauptenergiespeicher der Zellen, sozusagen der »körpereigene Booster«). Besonders die gesunde Schlafvariante ist im Alter mehr denn je zu empfehlen. Körperlich heißt das: mit Nasenatmung. Und seelisch: nachdem wir mit unserem Tagwerk fertig geworden sind.

»Sich gesund schlafen« ist ein gängiger Ausdruck und medizinisch eine unglaublich hilfreiche Therapie. Tatsächlich ist tiefer regenerierender Schlaf meist das beste Mittel, um natürlich zu gesunden, sich von Krankheit und Überforderungen zu erholen. Wer schwer erkrankt ist, gehört ins Bett mit der begründeten Hoffnung, sich wieder gesund zu schlafen. Im Schlaf werden alle Systeme weitgehend heruntergefahren und die Weichen auf (Selbst)heilung gestellt. Die einkehrende vergleichsweise tiefe Ruhe stellt um auf Regeneration. Auch in der Schulmedizin wird das akzeptiert, und sie versetzt schwer Kranke oder Verunfallte in eine Art Heilschlaf, das sogenannte künstliche Koma. Wer dächte da nicht an die Inkubation, den Heilschlaf der Antike. Die PatientInnen werden ganz sich selbst und ihren Selbstheilungskräften überlassen. Einer der guten Momente, in denen man sich an das hippokratische *Primum nil nocere* (»Vor allem nicht schaden«) hält.

Im Alter, aber auch nach einem oft anstrengenden Hinweg in der Lebensmitte, ist zur Tagesmitte Erholung, ein Mittagsschlaf, fällig – oder noch besser die längere mediterrane Variante der Siesta. Auch die in die Jahre gekommene Squaw der indigenen amerikanischen Stämme durfte sich in der Siesta ihres Lebens erst mal erholen, bevor sie ihre Verantwortung im Rat der weisen Frauen übernahm.

Mit fortschreitendem Alter wird regenerierender Schlaf immer wichtiger. In der TamanGa-Natur-Kur lautet die Empfehlung, versuchsweise vier Tage lang spätestens um 22 Uhr zu Bett zu gehen, um noch zwei Stunden des besonderen Schlafes vor Mitternacht zu genießen. Schon meine Groß(e)mutter, die sich postum als sehr weise erwies, sprach davon, der Schlaf vor Mitternacht zähle doppelt. Manchmal schwärmte sie sogar von Schönheitsschlaf, wenn sie meine Schwestern dazu anstiften wollte. Sie hielt ihn für viel wichtiger als kosmetische Anstrengungen.

Inzwischen wissen wir in TamanGa von so vielen Gästen, wie sehr sie die besondere Qualität ungestörten Schlafs an einem solchen Ort schätzen. Ohne den üblichen Wellensalat von WLAN bis zur gängigen Stromstrahlung, die in TamanGa mittels Netzfreischaltern mit der letzten Stromquelle erlischt, entsteht eine Situation wie in alten Zeiten vor der Elektrifizierung der Welt. Das ist heute aufwendig, aber möglich mithilfe von Computerkabeln und einem achtsamen Umgang mit Strom, der sich bei uns geschickt und bezüglich Kabellängen sparsam verlegt in der Nacht völlig abmeldet.

So erinnern mich die Schlafstunden vor Mitternacht an meine Groß(e)mutter, die bereits um diese Geheimnisse wusste, auch wenn ihr damals noch kaum jemand glaubte. Inzwischen spüren zunehmend Gäste diese Befreiung vom üblichen elektromagnetischen Wellenbad in Klausen aus Lärchenholz mit Lehmverputz, die, ohne Metall und Klebstoffe gebaut, ein besonderes natürliches Innenklima bieten und zudem noch Handystrahlung abhalten.

Zusätzlich hängt in jedem Giebel eine Geonado-Welle, die ebenfalls und auch tagsüber Elektrosmog abschirmt ebenso wie Erdstrahlen und nachweislich für gute Atmosphäre sorgt – sogar in unseren Glashäusern für gute Ernten in mehrerer Hinsicht.

So lässt sich nicht nur vom Feierabend die Nacht, sondern von deren Schlaf auch der nächste Tag retten. Jedenfalls gehen Rettung und Regeneration fast immer vom (arche)typisch weiblichen Pol aus.

Wer in solchermaßen ungestörter Nachtruhe tief schlafen und regenerieren kann, öffnet sich nicht selten auch der uralten Idee des Mittagsschlafes. Der findet heute – als *Power Nap* in seiner Gesundheitsbedeutung von US-Renommieruniversitäten längst mit mehreren Studien belegt[123] – verstärkt ins alte Europa zurück. Im Alter wird er immer wichtiger, weil er rechtzeitige Regeneration bietet und darüber hinaus die Herzinfarktwahrscheinlichkeit – je nach Studie – um bis zu 50 Prozent senkt.

Nach dem Arbeitsleben könnte das eigentliche Leben ohne Wecker beginnen. Der ist in der Moderne üblich und beendet jeweils abrupt Regeneration, bevor sie abgeschlossen ist. Wenig ist ihr abträglicher. Insofern könnten wir uns mit dem Ende des Arbeitslebens vom Wecker verabschieden, auch von dem im Handy. Denn der verschärft mit seiner »Strahlkraft« alles noch.

Persönlich darf ich sagen, dass auch der Verzicht auf Letzteres eine für mich wesentliche Gesundheitsmaßnahme ist. Warum sollte ich allen möglichen Leuten erlauben, mich jederzeit stören zu dürfen? Das halte ich für eine wirklich abenteuerlich abwegige Idee. Dankbar leiste ich mir, kein Handy zu brauchen, aber es für Notfälle zu haben. Im Normalfall darf es praktisch immer im Dornröschenschlaf, heute »Flugmodus« genannt, verharren und auf einen Notfall warten. Und da kann es lange warten. Diese Methode rate ich allen alten Überfliegern, denn wirkliche Notfälle sind zum Glück selten.

Der Schlaf-wach-Rhythmus wird im Organismus von der Zirbeldrüse geregelt, die Melatonin für den Tiefschlaf produziert. Cortisol aus der Nebennierenrinde ist, trotz seines schlechten Rufes als Stresshormon, sein Gegenspieler, unser Aufwach-Hormon. Im Alter lässt die Produktion beider nach, was besonders den Tiefschlaf und seine so wichtige Anregung der Zellkraftwerke und ihrer Energielieferung in Form von ATP beeinträchtigt. Deswegen ist die Beachtung eines verlässlichen Tagesrhythmus nun noch wichtiger, aber auch leichter wegen des Wegfalls der Arbeitsweltzwänge. Zusätzlich rege ich persönlich meine Zirbeldrüse mittels Tesla-Oszillator an, einem Gerät zur (Trink)wasser-Vitalisierung beziehungsweise Organ-Energetisierung, das ich schätzen gelernt habe.

Vom Penner-Dromedar zum wachen Glücksdrachen

Führen wir möglichst früh im Leben einen Mittagsschlaf ein und gleich noch einen zur Vorabend-Entspannung, können wir energetisch vom lahmen Dromedar über das schon aufgewecktere Kamel zum Glücksdrachen aufsteigen.

Jeder von uns, auch die es nicht wissen und die es nicht wahrhaben wollen, erleben vormittags einen Energie-Hype, der sich zu Mittag wieder absenkt. Findet hier ein Mittagsschlaf, Power Nap oder noch besser eine Tiefenentspannung statt, ist auch der Nachmittag energetisch gerettet, wie auch die zurückgehende Herzinfarkt-Wahrscheinlichkeit belegt. Wer sich nur an drei Tagen in der Woche Mittagsruhe gönnt, senkt diese immer noch um über 30 Prozent. Tiefenentspannung mittels geführter Meditation ermöglicht nicht nur Hirnwellen aus dem Alpha-Bereich, sondern innerhalb weniger Wochen sogar Trancetiefe mit Theta-Wellen und damit noch unvergleichlich tiefere Regeneration.

Wer dieses regenerierende Spiel zugunsten der Gesundheit noch weiter steigern möchte, kann auch nach vollendetem Tagwerk spätnachmittags oder abends eine Tiefenentspannung einschieben und wird einen weiteren Energie-Hype erleben. Der wird den Abend auch aus dieser Richtung in einen Feierabend verwandeln.

Es war wohl nicht immer so wie heute, wo vielfach das Primär-Elend des Jobs ins Sekundär-Elend des wahllos konsumierten Fernsehprogramms übergeht. Sonst sprächen wir gar nicht von Feierabend, sondern vielleicht von Elendsende oder Abendstress.

Mit obiger Idee lässt sich das Energie-Tagesprofil des einhöckrigen Dromedars problemlos in das des zweihöckerigen Kamels wandeln. Dadurch besteht selbst im Alter noch Karrieregefahr wie bei Robert De Niro in dem bereits genannten Streifen »Man lernt nie aus«. Mittels Vorabendruhe lässt sich daraus sogar ein Glücksdrachen mit drei Energie-Hypes entwickeln. Und da ist – besonders im Alter – sogar noch mehr drin und dran. Das ergibt mehr als dreimal so viel Energie, da das Ganze mehr ist als die Summe seiner Teile.

Wer den weiblichen Pol seines Lebens solchermaßen am Abend, in der Nacht und am Mittag saniert, wird ein weiteres Geschenk bekommen. Denn diese heilsamen Impulse entwickeln die deutliche Tendenz, auf den lichten Tag überzugreifen und das Ganze abzurunden.

Im Alter liegt es besonders nahe, sich mehrere kürzere Schlafperioden zu gönnen. So wird die Nacht intensiver und etwas kürzer und der Tag aufgelockert durch verschiedene Schlafepisoden zu einer Art alltäglichem Energiefeuerwerk. Gesunder Schlaf kann so viel bewegen! Natürlich vor allem und zuerst uns gesund erhalten und immer wieder rasch regenerieren. Nicht umsonst hat sich die sogenannte Resilienz oder psychische Widerstandskraft zum Zauberwort entwickelt (vom lateinischen *resilire* für »abprallen, zurückspringen«). Im Laufe des Lebens wird es immer wichtiger, sich von den vielfältigen Herausforderungen möglichst rasch zu erholen.

Der lange Atem der Sieger

Im Atemholen sind zweierlei Gnaden:
Die Luft einziehen, sich ihrer entladen;
Jenes bedrängt, dieses erfrischt,
So wunderbar ist das Leben gemischt.
Du danke Gott, wenn er dich preßt,
Und dank ihm, wenn er dich wieder entläßt.

Johann Wolfgang Goethe[124]

Schließlich ist auch das »richtige« Atmen eines unserer einfachsten, günstigsten und wirksamsten Mittel zu guter Gesundheit und langem Leben. Alles spricht dafür, dass der östliche Mythos der die Atemzüge zuteilenden Schicksalsgöttinnen der Wirklichkeit am nächsten kommt. Je weniger wir verbrauchen und je mehr Zeit wir uns für den Atem nehmen, desto länger können wir – gesund und munter – auf Erden weilen.

Wie beim Essen gilt auch beim Atmen: Weniger ist mehr. Der lange Atem der alten Sieger ist ein langsamer. Der Atem ist wahrscheinlich unsere größte und am meisten unterschätzte Chance auf lange währende Gesundheit und ein entsprechendes Leben.

Richtig atmen durch die Nase

Das Wichtigste ist dabei zuerst und vor allem die Nasen- und richtige Atmung. Das Einatmen ist aktiv, drückt den kuppelförmigen Atemmuskel des Zwerchfells hinunter und lässt den Bauch hervortreten. Das Ausatmen ist ein Loslassen dieser Muskelspannung, das Zwerchfell entspannt sich und steigt wieder hoch, die Luft strömt passiv aus. Beim Einatmen spüren wir die frische Kühle in der Nase, beim Ausatmen das Ausströmen der Luft und das Zurücksinken von Brust- und Bauchdecke.

Mundatmung schwächt uns und lässt uns auf vielfache Weise erkranken. Ein scheußlicher Tierversuch, bei dem Affen die Nase für zwei Jahre verstopft wurde, zeigte, wie schlecht es ihnen schon nach wenigen Monaten ging. Sie wurden apathisch, verloren an Vitalität, vor allem aber bildete sich ihr Gesichtsschädel zurück. Er wurde schmaler, und die Kiefer wurden kraftloser: ein Abbild von Menschen, die in diese Sackgasse gerieten. Ähnliches erleben Allergiker in der Heuschnupfen-Saison, wenn zuschwellende Nasenschleimhäute zu Mundatmung (ver)führen und Lebensenergie und -stimmung drücken.

Mundatmung bringt die Luft mit weniger Druck herein, was nach James Nestor, dem Autor von *Breath – Atem*,[125] eine Erschlaffung des Gewebes im Rachenraum begünstigt und den Atemraum mit der Zeit verringert. Mundatmung fördert so weitere Mundatmung – ein Teufelskreis. Im Gegensatz dazu öffnet Nasenatmung die von Schleimhaut weich ausgekleideten Atemwege und hält sie auf Dauer offen. Nasenatmung fördert Nasenatmung: ein Glückskreis.

Schon eine taoistische Schrift aus dem alten China animiert zur Nasenatmung. Durch den Mund eingeatmete Luft wird als *ni chi* – »schlechter Atem« – bezeichnet. Der auf circa 1500 v. Chr. datierte *Papyrus Ebers*, eine der ältesten Medizinschriften überhaupt, empfiehlt ebenfalls Nasenatmung wie auch die schon erwähnte Schöpfungsgeschichte unserer Kultur, das Erste Buch Mose oder Genesis. Dort demonstriert Gott selbst Adam und uns als seinen Nachfahren den richtigen Weg, indem er ihm seinen göttlichen Odem durch die Nase einhaucht. Also auch Gott atmet und zeigt uns, wie es geht: durch die Nase.

Bezüglich unseres Themas ist die Nasenatmung auch wissenschaftlich belegt von größtem Vorteil. Sie versechsfacht den Spiegel an Stickstoffmonoxid (NO), dessen positiver Einfluss auf Anregung der Gefäßdurchblutung beruht. Nasenatmung führt so zu sechzehnfach besserer Sauerstoffversorgung. Das als Viagra weltbekannt gewordene Mittel Sildenafil bewirkt über die Freisetzung von NO die Erweiterung der Kapillaren. Insofern ist es gesünder als mancher befürchtet und inzwischen längst unter anderen Namen günstiger im Handel.

Höhere NO-Spiegel wirken sich fördernd auf vieles aus, da alle Körperfunktionen guter Durchblutung bedürfen. Das reicht vom Immunsystem über alle Organe bis zur Stimmung, hat Einfluss aufs Gewicht und natürlich auf die Sexualität.

Ganz abgesehen davon sieht der ständig offene Mund nicht gerade gut aus. Er wirkt sogar irgendwie dumm. Tatsächlich verdummt uns Mundatmung, denn sie versorgt das Frontalhirn mit weniger Sauerstoff.

Meine Tochter Naomi wurde mit Trisomie 21, das heißt auch mit chronisch schlaffem Bindegewebe, auf die Lebensreise geschickt. Das Angebot, mit einer sogenannten Mundplatte die Schließung ihres Mundes schmerzhaft zu erzwingen, ließ sich durch einfache natürliche Maßnahmen ersetzen. Naomi wurde über vier Jahre gestillt und mit sehr kleiner Öffnung beim Fläschchen zu intensivem Saugen ermuntert. Wohl kaum ein Kind hat auch so viele Seifenblasen aller Größen produziert wie sie. Das wandelte Teile der Wohnung in eine Schmierseifen-Rutschbahn, aber Naomi kann ihren Mund schließen. Sie ist auch schlank mittels ähnlich einfacher Maßnahmen.

Solche Erfahrungen haben mich geprägt, schwerwiegenden Eingriffen lieber einfache natürliche vorzuziehen. Die meist mit erheblichen Nebenwirkungen einhergehenden Vorschläge der allopathischen Schulmedizin lassen sich oft mit Heilmitteln von Mutter Natur nachhaltiger und einfacher verwirklichen.

Statt im Mund-Nasen-Rachen-Raum herumzuoperieren, lässt sich beispielsweise mit täglichem Achtsamkeitstraining bezüglich bewusster Nasenatmung eine Win-win-Situation viel leichter und nachhaltiger verwirklichen. Selbst anfängliches nächtliches Zukleben des Mundes klingt schlimmer, als es ist.

Inzwischen haben wir in den Industrienationen 50 Prozent Mundatmer, und 40 Prozent leiden unter chronischer Nasenverstopfung. Nehmen wir den Darm noch dazu, sind wir das mit Abstand verstopfteste Wesen auf Erden.

Dabei ist die Nase ganz eindeutig unser Atemorgan. Gesunde langlebige Menschen atmen durch sie – langsam und weniger und erreichen und bewegen damit mehr. Unsere Schleimhaut ist lebenswichtig. Bei unphysiologischer Mundatmung wird sie durch Schwellung zum Problem.

Wir haben zwei Arten von Haut: eine feste äußere, die uns mit ihrer Schicht aus toten Hornzellen schützt, und eine innere weiche Schleimhaut, die uns integrieren hilft, aber auch schützt. Sowohl in der Lunge wie in der Nase bewegt sich eine Schleimschicht, von sogenannten Zilien oder Flimmerhärchen befördert, Richtung Rachen. Mittels Räuspern gelangt sie durch Ausspucken nach draußen. Aber meist wird sie geschluckt, im Magen von dessen Säure neutralisiert und über den Darm entsorgt.

In vielen indigenen Gesellschaften bringen die Mütter den Säuglingen von Anfang an Nasenatmung bei – durch wiederholtes sanftes Verschließen des Mundes. Zum Glück können auch

Erwachsene und sogar wir Alten das noch lernen. Es ist nie zu früh, aber auch kaum je zu spät.

Der US-Zahnarzt und Ernährungswissenschaftler Dr. Weston Price untersuchte, nach seinen Erfahrungen mit dem Chaos in US-amerikanischen Mündern, ein Leben lang indigene Völker. Er fand überall und unabhängig von der sehr verschiedenen Kost gesunde Gebisse in ebensolchen Kiefern voller harmonisch stehender Zähne. Den Unterschied führte er auf Vitaminmangel in raffinierter Zivilisationskost zurück. Das ist die eine Hälfte der Wahrheit, die andere liegt in zunehmender Mundatmung aufgrund des Mangels an Kauen.[126]

Wer Nasenatmung nicht als Kind gelernt hat, kann es nachholen. Tagsüber ist es ein ideales Achtsamkeitstraining, denn der Atem ist jederzeit mit uns. Sich wieder und wieder zu erinnern, den Mund zu schließen, wenn er nicht zum Essen, Trinken oder Sprechen gebraucht wird, führt rasch dazu, sie sich anzugewöhnen.

Nachts hat es sich wirklich bewährt, den Mund mit einem hautverträglichen Pflaster zuzukleben, natürlich nicht bei Babys sowie kleinen Kindern und selbstverständlich nur, wenn man nicht an einer schweren Erkältung oder Atemwegserkrankung leidet (wodurch die Nasenatmung eingeschränkt ist). Es reicht meist ein Streifen in Nasenbreite, gleich unter dieser beginnend, über Ober- und Unterlippe bis zum Kinn. Am Anfang befremdlich, gewöhnt man sich rasch daran, den Mund nur noch wenn wirklich notwendig zu öffnen. Meist wird diese streng wirkende Maßnahme schon nach einigen Tagen oder spätestens Wochen überflüssig. Wer die vielfältigen Vorteile der Nasenatmung spürt, wird kaum »rückfällig«. Die Früchte kommen rasch in Form von Verminderung vieler Krankheitsbilder, bei Weitem nicht nur Schnarchen und Schlafapnoe. Da schon die Hälfte der modernen Menschen falsch atmet, wäre hier flächendeckende Erleichterung möglich.

Selbst der im Alter lästige nächtliche Harndrang, der bei Männern auf eine lebenslang unterforderte Prostata zurückgeht, die sich im Alter wachsend Beachtung verschafft, lässt sich oft bessern. Der Grund dürfte in der Zirbeldrüse liegen, die durch bessere Durchblutung mehr Vasopressin produziert. Zum Glück ist es nicht notwendig, solche medizinischen Zusammenhänge zu verstehen. Es reicht, konsequent durch die Nase zu atmen. »Halt den Mund« (zu) hat also auch eine positive Variante und (s)eine eigene Magie – zumal es freiwillig und aus Einsicht geschieht ...

Licht und Schatten der Evolution

Die Gründe für unser kollektiv falsches Atmen liegen in der Entwicklungsgeschichte. Was Vorteile bringt wie der aufrechte Gang, hat immer auch eine Schattenseite. Durch die Aufrichtung kam nicht nur der Anspruch an Aufrichtigkeit ins Seelenleben, sondern es gerieten auch die Ausführungsgänge der Nasennebenhöhlen von unterster wie bei Vierbeinern an oberste Stelle. Dadurch können diese volllaufen und wir die Nase ganz konkret und im übertragenen Sinn voll bekommen. Statt immer feuchte kühle Nüstern als Zeichen von Gesundheit wie bei Hund, Katze, Pferd und Kuh, kann unsere Nase obendrein austrocknen.

Das Gute vom Schlechten ist aber, dass wir durch unsere Aufrichtung die vordere Extremität frei bekamen. Insofern können wir – bevorzugt mit den Zeigefingern – in der Nase bohren und dieselbe von Borken und Popeln befreien. Letzteres bringt vielen auch viel Lust. Denn im Inneren der Nasenflügel liegen nicht nur Reflexzonen der Geschlechtsorgane, sondern ähnliche Schwellkörper wie in Klitoris, Penis und Brustknospen. Das mag die enorme Popularität des Nasenbohrens erklären. Wie bei Tieren spiegeln die erektilen Nasenschleimhäute auch unseren Gesundheitszustand und den sexueller Erregung wider. Niesen ist vielen angenehm, und selbst die Worte drücken das noch aus. »Ich habe genossen« ist phonetisch durchaus zweideutig. Als früher sexuelle Gelüste noch vermehrt im Stau landeten, sprach man vom »Flitterwochen-Schnupfen«. Jedenfalls mag all das anregen, sich gut um die eigene Nase zu kümmern und auf sie und ihre Bedürfnisse zu achten.

Yin und Yang

Die Begriffe »Yin« und »Yang« stehen in der chinesischen Philosophie für polar entgegengesetzte und dennoch aufeinander bezogene duale Kräfte, die sich gegenseitig ergänzen und nicht ohneeinander sein können. (*Yin* bedeutet eigentlich »Nebel- oder Schattenseite des Berges«, *yang* »Sonnen- oder Lichtseite des Berges«.) Ein recht bekanntes Symbol dieses kosmischen Prinzips ist das Tajitu (☯), in dem das Yang (weiß, hell, hart, männlich, positiv und so weiter) und das Yin (schwarz, dunkel, weich, weiblich, negativ, passiv und so weiter) in einer Monade dargestellt werden. Das eine ist im jeweils anderen enthalten, und mit diesen Eigenschaften sind keinerlei moralische oder sonstige Wertungen verbunden.

Im Yoga gibt es neben den Körperübungen (Asanas) verschiedene Atemübungen, »Pranayama« genannt. Dabei werden die unbewussten Atemmuster zeitweise durch bewusste Atemtechniken ersetzt. Wer regelmäßig Pranayama praktiziert, kann seine Atmung verbessern und positive Effekte für den gesamten Organismus erzielen. Was die alten Inder längst wussten, ist nun auch wissenschaftlich belegt:[127] Ein Nasenloch zuhaltend, können wir mit der Polarität von Yin und Yang spielen. Wer zeitweilig nur durch das linke atmet, aktiviert den archetypisch weiblichen parasympathischen oder Vagus-Pol des Eingeweide-Nervensystems. So fördern wir Entspannung, Regeneration und Loslassen, etwaige Angst lässt nach, der Blutdruck sinkt, und Körper und Seele können sich etwas abkühlen. Wir kommen herunter, der Vagus wirkt wie eine Bremse.

Wer dagegen nur durchs rechte Nasenloch atmet, aktiviert den archetypisch männlichen Sympathikus, der den aktiven Fight-and-flight-Modus anregt. Unter Sympathikus-Einfluss geben wir so richtig Gas. Hier lässt sich also für Ausgleich sorgen in einer modernen Welt, die mit Vollgas in die Einseitigkeit rast.

Ein noch viel entscheidenderer Nachteil unserer Entwicklung war, dass wir unsere Ernährung von der rohen, harten Kost der frühen Jahre, die viel Kauen erforderte, auf weiche und schließlich sogar Fertignahrung umstellten. Diese mundgerecht bequeme Kost wird unserem Mund keineswegs gerecht. James Nestor beschreibt es eindrucksvoll in seinem Buch über den Atem.

All das ließ mit dem Mund- und Rachenraum auch unsere Atemwege schrumpfen und rascher verstopfen. So wurde die Mundatmung üblich und setzte scheußliche Teufelskreise in Gang. Mit Essen, Trinken, Sprechen, Lachen ausgelastet, quetschte sich nun – notfallmäßig – noch die Atmung dazwischen. Die Atemluft verlor dadurch nicht nur Filterung, Erwärmung und Befeuchtung in der Nase, sondern auch den natürlichen sanften Rhythmus. Allein die Filterung wäre heute so besonders wichtig in Zeiten belasteter Luft. Dass uns das Lachen immer mehr verging und es jedenfalls zu kurz kam, steckten wir weg, ohne es so recht zu merken.

Hier liegt also ein weiterer Grund für gutes Kauen, dem wir beim Thema Schmausen in Bezug aufs Essen schon begegneten.

Für diejenigen, die sich beim Essen mit dem Zählen ihrer Kieferaktionen schwertun, weil sie etwa auf Austausch und entspannte Gemütlichkeit in Zwei- oder »Mehrsamkeit« setzen, böte sich Kaugummikauen als Ausweg an. Wer sich, wie so viele in modernen Zeiten, nur noch zum Essen trifft, mag durchaus Aussprache dem Kauen vorziehen. Kaugummi ist also nur ein Ausweg und Ersatz, aber eine wirksame Nebenbei-Übung. Auch dabei ist es wichtig, den Mund zu schließen und durch die Nase zu atmen, denn sonst wird und wirkt es ordinär.

Es gibt also einige wesentliche Gründe für sehr gutes Kauen. Persönlich kein Fan des American Way of Life, entdeckte ich mit Freude vor langer Zeit den europäischen und wie so vieles Europäische griechischen Kaugummi, Mastix, das Harz des Mastixbaumes.

Auf Lungenflügeln das Leben verlängern

Die negative Synergie von Mundatmung und Kaufaulheit führt zu einer Fülle von Problemen. Beide können wir uns leicht ersparen und in der Folge ein ungleich gesünderes längeres Leben gewinnen. Auch was die Lebens*energie* angeht, bringt die richtige Atmung durch die Nase einen Unterschied wie Tag und Nacht – vorausgesetzt, wir nutzen sie auch Tag und Nacht. Die Lebensverlängerung durch richtiges Atmen bekommt erst durch ebenfalls zunehmende Gesundheit wirklich Sinn. Berichte aus Indien, China, Tibet und allen buddhistischen Kulturen verdeutlichen, wie wenig es ihnen mit Atemtechniken um Lebensverlängerung ging. Sie nutzen sie, um höhere Bewusstseinsstufen zu erreichen und einen Überfluss an Lebensenergie.

Heute gilt als erwiesen, unrhythmisches Schnarchen und die sogenannte Schlafapnoe verkürzen unser Leben. Rudolf Steiner erkannte, dass alles Leben Rhythmus ist. Rhythmisches Atmen ohne die Aussetzer der Apnoe bringt also mehr Leben, sprich, es verbessert und verlängert das Leben – auf vielfältige Weise, auch schon einmal, indem es viele Krankheitsbilder heilt.

Um lange »fliegen« zu können, müssen wir lernen, unsere (Lungen)flügel auszubreiten und zu weiten. Der Mythos der östlichen Schicksalsgöttinnen, die die Atemzüge zuteilen, findet inzwischen wissenschaftliche Bestätigung. Eine der aufwendigsten Studien, die von Framingham,[128] die sich bereits über mehr als sieben Jahrzehnte hinzieht und die Herz-Kreislauf-Krankheiten untersucht, ergab gleichsam nebenher eine Sensation: Die Lebenserwartung korreliert nicht – wie erwartet – mit der Vererbung, sondern mit der Lungenkapazität. Tief Luft holen zu können erweist sich also als Hinweis auf ein langes Leben.

Die Lungenkapazität nimmt aber typischerweise im Laufe des Lebens ab, bei Frauen noch mehr als bei Männern. Achtzigjährige haben im Vergleich zu Zwanzigjährigen schon fast ein Drittel eingebüßt – sofern sie nicht dagegen an*gehen* beziehungsweise -atmen. Das nämlich ist gut und einfach möglich. Wir können die Lungenkapazität durch moderate Bewegung wie Gehen, Wandern, Laufen, Radfahren und sogar Spazierengehen jederzeit wieder steigern.

Hier gilt es – wie immer – das rechte (eigene) Maß zu finden. Alles Übertreiben ist zu viel des Guten. Perlentaucher können ihre Lungenkapazität enorm steigern. Sie sterben aber sehr oft sehr früh, da sie sich meist überblähte Lungen im Sinne des Emphysems antrainieren. Auch Musikprofis haben – laut Studie – mit Blasinstrumenten aufs falsche Pferd gesetzt. Der ständig hohe Druck und die Überblähung der Lungen führen eher zu Lebenszeitverkürzung. Wer sich jedoch so bewegt, dass der Atem tief(er) wird, aber noch gut durch die Nase fließen kann, ist auf gutem Wege. Da bewegt sich und geht etwas, wer so läuft, bei dem läuft es, wer so rennt, bei dem rennt es. Der Volksmund weiß: »Zu wenig und zu viel sind der Narren Ziel.«

Das mag nun wie ein Widerspruch zu Obigem wirken, ist es aber nicht. Wer viel Luft mit einem Zug holen kann, muss das viel seltener tun. Der nächste für ein langes gesundes Leben ebenso entscheidende Schritt heißt tatsächlich: bei hoher Lungenkapazität weniger atmen.

Hier gilt eine weitere Weisheit des oft so weisen Volksmundes, der »bewahrt, was sich über lange Zeit bewährt« hat. Das ist sein Trick und der seines reichen Weisheitsschatzes. Es könnte auch unserer werden: Alterprobtes, das sich nach vielen Korrekturen über die Zeiten erhalten und bewährt hat, zu bewahren und weiterzugeben. Das kommt der Kintsugi-Idee nahe. Wir bewegen uns viel zu wenig, essen aber zu viel, arbeiten zu viel und atmen zu viel. Die Lösung ist, mit weniger Atem mehr Energie zu bewegen und mehr zu erreichen, mit weniger Arbeit mehr Erfolg, mit weniger Essen mehr Gesundheit. Bei Letzterem spricht es sich längst herum: Zu viel, viel zu oft, zu süß und zu salzig bringt uns nicht weiter, sondern in Teufels Küche.

Beim Herzen haben wir es längst akzeptiert. Ein gut trainiertes Herz ist größer, genau wie die gut trainierte Lunge. Es schafft mit weniger Kontraktionen, also niedrigerer Frequenz, mehr und ist leistungsfähiger. Heute ist allen klar: Ein niedriger Ruhepuls ist ein Segen. Mit gut trainierten Organen lebt sich's nicht nur länger, sondern vor allem viel besser. Das gilt natürlich auch fürs Gehirn. Mehr und tieferes Denken animiert es, mehr Nervenverbindungen zu schaffen, mehr zu leisten, und erlaubt uns, mehr zu erreichen.

Diesbezüglich gleichen sich alle Organe: Sie wollen benutzt werden. Nieren, die viel Trinkwasser bewältigen, danken es mit Leistungsstärke. Lebern, die beim Fasten viel entgiften durften, sind gesünder. Gefordert werden sie gefördert. Unterfordertes wird nicht nur schwächer, sondern auch gefährlich. Brüste, die früh viel gestillt haben, sind ungleich besser geschützt vor Brustkrebs. Vorsteherdrüsen, die viel zu leisten hatten, neigen kaum zu Prostatakrebs. Gut trainierte Gehirne erkranken viel seltener an Alzheimer und bieten im Leben so viel mehr – an Erkenntnissen, aber auch Lebensfreude.

CO_2 vs. O_2

Vom Atem gibt es noch viel zu lernen. Längst ist erwiesen, wie viel wichtiger ausreichend Kohlendioxid ist als viel Sauerstoff. Unser Atemzentrum wird vom Anstieg des CO_2 gesteuert, nicht vom Sinken der O_2-Sättigung. Studien belegen, egal wie oft und wie viel wir atmen, die Sauerstoffsättigung des Blutes bleibt gleich hoch oberhalb von 90 Prozent, abgesehen von schweren Krankheitsbildern.[129]

Je kohlendioxidreicher Blut ist, desto leichter kann es Sauerstoff aus dem Blutfarbstoff Hämoglobin lösen. Dadurch erhalten geforderte Muskeln, die mehr CO_2 freisetzen, auch mehr Sauerstoff. Das ist *natür*lich sinnvoll. Zudem erweitert CO_2 die Blutgefäße, wenn auch nicht so stark wie Stickstoffmonoxid (NO). So erhalten stark beanspruchte Regionen und Organe mehr frisches Blut und damit Sauerstoff – natürlich auch das Hirn.

Sauerstoffgaben sind nur sinnvoll, wo die normale Sättigung durch Beeinträchtigung der Lunge ausbleibt – oder beim Bergsteigen in extremen Höhen.

Die Lungen können nur ein Viertel des eingeatmeten Sauerstoffes (O_2) aus dem Blut lösen, der Rest wird wieder ausgeatmet. Verlängern wir aber durch langsames Atmen die Verweildauer der Luft in der Lunge, lässt sich mit weniger Atemzügen mehr O_2 daraus gewinnen. Denn natürlich ist auch Sauerstoff sehr wichtig. Der ungarische Nobelpreisträger Albert Szent-Györgyi widmete sich, in die USA ausgewandert, der Krebsforschung und der Atmung. Er ging davon aus, dass auch Menschen »rosten«, wenn ihre Zellen – vor allem im Alter – die Fähigkeit zur Sauerstoffaufnahme verlieren. Die Elektronen der Atome bewegen sich dann langsamer. Beim Menschen heiße das Krebs. Das erklärt, warum Krebs sich oft in sauerstoffarmen Geweben entwickelt. Szent-Györgyi riet, dem vorzubeugen, durch Überschwemmen des Organismus mit genügend O_2. Genau das erreicht, wer langsam, wenig und vor allem durch die Nase atmet, aber auch wer beim »verbundenen Atem« voll und über die bisherigen Grenzen hinaus geht mit seinem Atem.

Die Buteyko-Methode beschränkter Atmung hat sich inzwischen nicht nur bei Asthmatikern und im Leistungssport, sondern in der Breite bewährt (nach dem russischen Arzt Konstantin P. Buteyko). Damit lässt sich nicht nur die Ausdauer steigern, sondern auch die Muskulatur stärken und überschüssiges Körperfett verbrennen.

Im Westen ist die »47/11-Methode« inzwischen verbreitet: beim Gehen und Laufen 4 Sekunden einatmen und anschließend 7 Sekunden ausatmen, und das für 11 Minuten. Mit der Zeit kann die Einatmung dabei bleiben, aber die Ausatmung sich weiter verlängern, die Dauer der ganzen Übung ebenfalls. Ich laufe inzwischen gern nach dem Rhythmus 4/10/40 – das heißt 4 Sekunden ein-, 10 ausatmen – für circa 40 Minuten und aus rhythmischen und Auslastungsgründen noch mit Stöcken.

Auf dem Gegenpol verschafft zunehmendes Hecheln immer weniger O_2. Im Extremfall kann es Erstickungsgefahr heraufbeschwören, da nur noch Totraumbelüftung geschieht statt Austausch in den Lungenbläschen.

Wir könnten all das auch von Mutter Natur lernen und wissen längst, Säugetiere mit den niedrigsten Herzfrequenzen leben am längsten. Sie haben immer auch die niedrigste Atemfrequenz. Beides gehört und passt zusammen. Niedriger Ruhepuls lässt sich am besten über reduzierten Atem erreichen. Bei Walen mit ihrer unendlich langen Tauchfähigkeit ist ihr hohes Alter bekannt. Ähnliches gilt auch für uns. Der Yoga-Guru B. K. S. Iyengar wusste, das Leben bemisst sich statt nach Tagen nach Atemzügen. Als Kind hatte ihn Krankheit über Jahre ans Bett gefesselt. Mit Yoga und seinen Atemtechniken gesundete er und wurde 95.

Die Ausatmung, das eigentliche Geheimnis des langen Atems

Der lange Atem ist einer der Gründe, warum Singen und Intonieren von Mantren so gesund sind, verlängern sie doch nebenbei die Ausatmung und geben dem Herz(en mehr) Raum. Auch rituelles Beten wie das katholische Rosenkranzgebet verlängert die Ausatmung. James Nestor fand in Gebetsmeditationsübungen vieler unterschiedlicher Kulturen von Asien bis Afrika, von Europa bis nach Amerika und in Religionen überall die gleichen Atemrhythmen. Sie laufen fast immer auf sechs Atemzyklen pro Minute oder fünfeinhalb beim Rosenkranz hinaus. Der Anthropologe und Schamane Alberto Villoldo empfiehlt für Trancereisen in die innere Welt sogar nur drei Atemzüge pro Minute.

Wie Mantra-Rezitation ist Beten und Chanten über seine spirituelle Wirkung hinaus gesund, bringt es uns doch in den archetypisch weiblichen Rhythmus, denn es regt über die lange Ausatmung den Parasympathikus oder Vagus an und sorgt damit für Erholung und Regeneration.

Singen inspiriert so viele und verlängert *natür*lich den Atem. Chöre haben oft mehr Teilnehmer- als ZuhörerInnen. Wer viel singt, oft und lange Mantren nutzt oder seinen eigenen Ton aus der Wooyce-Analyse[130] erklingen lässt, kennt den wohltuenden Effekt.

All diese Übungen wie das früher auch bei uns so beliebte, heute fast vergessene Summen verlängern die Ausatmung. Die indische Tradition kennt die Brahmadi-Übung, ein langes Summen auf den Buchstaben M. Im Yoga gibt es das Ujjayi-Atmen, wobei die Stimmritze verengt wird und ein ebenso wohltuendes tieferes Brummen erklingt. Ob du höher summst wie eine Biene oder tiefer brummst wie ein Brummbär, es tut gut.

Nicht zufällig sind beide Tiere Lieblinge unserer Kinder – von der Biene Maja bis zum Teddybären. Kinder mit ihnen tönen zu lassen und das beizubehalten ist sehr gesund. Auch seelisch ist es empfehlenswert, statt brummig zu reagieren, lieber bewusst zu brummen wie beim Yoga-Ausatmen oder ein Lied zu summen.

Als »Tönen« bezeichnet man einen stimmlichen Ausdruck, der sich nicht an einer bestimmten Melodie orientiert. Es ist somit intuitiv und folgt keinen Regeln. Das freie Tönen kann einen positiven Einfluss auf unsere Selbstheilungsmechanismen haben: Es versetzt unsere Zellen in Schwingung, und Wunden verheilen schneller, wenn sie eine leichte Vibration erfahren. Überhaupt hat Tönen viele Vorteile und lässt sich gut mit anderen Übungen verbinden. Das lateinische *personare* heißt wörtlich »hindurchtönen« und kann über die Zeit die Persönlichkeitsentwicklung spürbar fördern.

Ein vom zu vielen, zu verbissenen Kaugummikauen oder zerknirschter Lebenseinstellung verspannter Unterkiefer lässt sich wunderbar lockern. Es reicht, ihn – statt sich – hängen zu lassen, den Kopf bewusst physisch – statt psychisch – zu schütteln und entsprechende Töne zu formen. Von unseren Kindern können wir eine weitere Loslassübung für den in unserer Zeit oft so über- und verspannten Mundbereich übernehmen, das sogenannte Brause-Bussi. Dabei wird – ausnahmsweise – mit sanft aneinandergelegten Lippen laut ausgeatmet, was zu feuchter Ausatmung und entsprechenden Lauten führt, eben dem Brause-Bussi.

Ich empfehle die Kombination dieser Übungen – schon wegen der Synergie. Wir bewegen uns gleichsam in die Höhe bezüglich der Tonhöhen: zuerst Unterkiefer hängen lassen und blubbern, dann das Brause-Bussi, dann brummen mit geschlossenen Lippen und zum Schluss summen.

Während dieser Atemübungen wird die Hirndurchblutung verstärkt. Herz-, Kreislauf- und Nervensystem treten in maximale Resonanz oder Kohärenz, das heißt, sie schwingen in höchster Effizienz miteinander.

Auch freies Sprechen kann, wenn vom langen Atem getragen, solche Qualität entwickeln. Tatsächlich ist Sprache wie Gesang die Modulation des Ausatmungsstromes. Wer frei spricht und längere Sätze formt, fühlt sich oft nach Vorträgen energetisiert und geradezu aufgekratzt, wie ich aus Erfahrung weiß. Insofern ist die bereits erwähnte Buteyko-Methode mit einer kurzen Ein- und einer langen Ausatmung von großem Vorteil. James Nestor empfiehlt dagegen nach Sichtung vieler Rhythmen den aus dem katholischen Rosenkranz abgeleiteten: fünfeinhalb Atemzüge in der Minute, Ein- und Ausatmung jeweils fünfeinhalb Sekunden, was zu einem Atemvolumen von 5,5 Litern führen soll.

Verbindend bei all diesen verschiedenen Rhythmen ist jedoch: weniger Atemzüge für mehr Leben.

Lungenerkrankungen sind Atemkrankheiten

Erkrankungen unserer inneren Flügel lassen uns flügellahm werden. Meist ist der Grund nicht, zu wenig Luft zu bekommen, wie wir immer wieder hören, sondern im Gegenteil die alte nicht loszuwerden. Sowohl Asthma- und Lungenemphysem- wie auch BronchitispatientInnen leiden daran, nicht genug auszuatmen, die eingeatmete Luft nicht loszulassen. Das ist der entscheidende Schritt der Entschlackung und Entgiftung.

Die Überblähung lässt die Medizin vom »Fassthorax« sprechen. Es handelt sich auch da um ein Loslassproblem.

Auch viele Krankheitsbilder, die nur indirekt mit den Lungen zu tun haben, sind Atemerkrankungen, selbst wenn wir es kaum glauben mögen. Von 10 Kilogramm, die wir abnehmen, werden 9,5 Kilogramm über Kohlendioxid abgeatmet. Wir verbrennen die Nahrung im Stoffwechsel, und das Ergebnis ist CO_2. Und Kohle(nstoff) ist bekanntlich schwer. Nach James Nestor ist damit die Lunge das primäre Gewichtsregulationssystem des Körpers.

Auf Nasen- und Lungenflügeln fliegen – Der »verbundene Atem«

Weil ich »Atemfan« seit Jahrzehnten bin, mag dieses Kapitel etwas lang ausgefallen sein, etwa gegenüber dem der Bewegung. Aber diese wirkt eben sehr wahrscheinlich auch vor allem über die Erweiterung der Lungenkapazität lebensverlängernd. Meine psychoanalytische Doktorarbeit schrieb ich 1978 über die *Psychosomatik des kindlichen Asthma bronchiale*. Da waren viele der hier angeführten Geheimnisse des Atems noch kaum erforscht und Erfahrung aus anderen Medizinkulturen – wie bis vielfach heute – unerwünscht, sogar verpönt.

Zu meinem Glück aber entdeckte ich gleich zu Beginn meiner psychotherapeutischen ärztlichen Arbeit den »verbundenen Atem«. Er war wie ein Wunder für mich und blieb bis heute im wahrsten Sinne des Wortes wundervoll. In einem Flieger nach Indien hyperventilierte ein Fluggast und erlebte eine Atembefreiung – und ich mit ihm. Seine Stimmung wechselte augenblicklich von extrem angstvoll zu himmelhoch jauchzend-euphorisch. An der Münchner Uni konnte ich damals nichts darüber erfahren. Ich stieß auf *Mauern* im doppelten Sinn.

Verbundener Atem

Bei der Methode des »verbundenen Atems« atmen wir verstärkt mittels tiefer Atemzüge durch die Nase ein und lassen das Ausatmen ohne Pause, also verbunden, passiv geschehen. Diese Methode ist in vielerlei Hinsicht heilsam.

Die ersten Schritte des verbundenen Atems sollte man nicht ohne qualifizierte therapeutische Begleitung tun, zum Beispiel in unserem Heilungsbiotop in TamanGa oder im Heilkunde-Zentrum Johanniskirchen (siehe Anhang).

Dabei hat auch die forcierte Atmung eine lange Geschichte, die in Tibet über ein Jahrtausend zurückreicht. Die französische Reiseschriftstellerin und Erforscherin der tibetischen Kultur und des Buddhismus Alexandra David-Néel, die im letzten Jahrhundert die spirituelle Szene mitprägte, beschreibt in einem Reisebericht aus Tibet, wie sie mit der Tummo-Atmung und der dadurch hervorgerufenen inneren Wärme bis Hitze auch in größter Kälte gut zurechtkam.[131] Sie wurde über hundert Jahre alt. Ungezählte Anhänger dieser Methode berichten von dadurch bewirkten Heilungen, selbst noch bei schulmedizinisch aussichtsloser Prognose.

Mir fällt dazu Parmenidis ein. Er sagte: Gib mir eine Möglichkeit, Fieber zu erzeugen, und ich heile jede Krankheit. Tummo-Atmung kann extreme innere Hitze entfachen. Die Hitze öffnet die körpereigenen Reservoirs und überschwemmt den Organismus mit Endorphinen, dem Glückshormon Dopamin und dem Wohlfühlhormon Serotonin. Außerdem ist bekannt, dass Hitzereize unsere Zellkraftwerke stimulieren wie ebenso Kältereize. Mitochondrien aber sind von großer Wichtigkeit für ein energievolles langes Leben.

Heute ist die Tummo-Atmung das Geheimnis hinter Wim Hofs spektakulären Kälteexperimenten. Der Holländer betont, solche Erfahrungen seien jedem möglich. Leonard Orr sprach von »Rebirthing«, Stanislav Grof nannte seine forcierte Atemtechnik »holotrop«, also auf Ganzheit zielend. In kleineren Studien ließen sich mit letzterer Methode, die technisch unserem »verbundenen Atem« entspricht, verblüffende Heilungen bewirken. Im St. Louis Medical Center wurden damit sogar bei Schizophrenen und an bipolarer Störung Leidenden Erfolge dokumentiert.[132]

Nach dem Polaritätsverständnis ist es nicht erstaunlich, dass sowohl sanfter als auch auf dem Gegenpol forcierter Atem solch staunenswerte Möglichkeiten eröffnen. Zumal etwa der mir so nahe »verbundene Atem« beide Phasen in sich birgt. Nach der vermehrten Atmung führt er in tiefste Entspannung mit oft langen Atempausen und Erfahrungen im Bereich der Einheit oder jedenfalls weit jenseits der polaren Welt der Gegensätze.

Auch wer einen Stein oder Speer weit nach vorn schleudern will, muss sich vorher entsprechend weit zurücklehnen und Schwung vom Gegenpol holen.

Für mich ist der »verbundene Atem« auf den Schwingen unserer äußeren Nasen- und inneren Lungenflügel eine immer noch unglaublich unterschätzte Quelle der Inspiration, der Energetisierung und Vitalisierung. Für entsprechend belastete PatientInnen erwies er sich als hilfreich bei der Angst- und Traumabewältigung. Aber vor allem ist er die für mich bisher effizienteste Möglichkeit, Erfahrungen der Einheit zu erleben. In ihm liegen so unglaubliche Chancen und Erlebnismöglichkeiten. Von der nachhaltigsten Entsäuerung des Organismus auf körperlicher Ebene bis zur Erfahrung der Einheit und sich daraus ergebende Befreiungen von vielen Symptomen wie etwa Sucht und Stagnation.

Ich wünsche dieser Methode und uns allen so sehr, sie könnte sich noch mehr verbreiten und viele inspirieren. Im Alter sind die meisten von uns reifer und auch offener, die tiefsten Tiefen ihrer Gefühlswelt und höchsten Höhen ihres Bewusstseins auf den Schwingen des Atems zu erleben.

Prana – Lebensenergie und Alter

Wir verwenden die Ausdrücke »Luft« und die chemischen Bezeichnungen »Sauerstoff (O_2)«, »Kohlendioxid (CO_2)« und »Stickstoff (N_2)«. Das beschränkt sich – wie für unser Weltbild typisch – auf die materielle Ebene. Der Osten kennt den Ausdruck »Prana«, der sich auf die Qualität des »Lebensodems« bezieht. Dort geht man beispielsweise davon aus, Klimaanlagen produzierten zwar kühle Luft, aber von schlechter Qualität und ohne Prana. Wir verstehen das kaum, aber viele von uns werden in solch einem »Klima« krank.

Dabei wurde dieses Prinzip der Lebenskraft und -energie schon circa tausend Jahre vor unserer Zeitrechnung ziemlich gleichzeitig in Indien und China entdeckt. Für die Inder floss Prana in speziellen Kanälen, die sie »Nadis« nannten, und sammelte sich in Zentren der Energieräder oder Chakras. Bei den Chinesen hießen die Kanäle »Meridiane« und die Energie »Chi«, bei den Japanern »Ki«. Die Griechen der Antike tauften sie *pneūma*, die Hebräer *rúah*. Nur Wissenschaft und westliche Welt übersehen diesen Qualitätsaspekt bis heute weitestgehend. Das ist typisch für uns und bezeichnend für den Materialismus, der viele Vorteile mit sich brachte, als er die moderne Welt eroberte, aber ihr auch sehr schadete.

Immerhin sprechen auch westliche Menschen von guter und schlechter, von verbrauchter und frischer Luft. Wir haben Luftkurorte, und die WHO entdeckte, dass – im Hinblick auf Umweltschäden – am meisten Menschen an verschmutzter Luft zugrunde gehen.

Nach meinen Erfahrungen ist frische Luft *das* Lebenselixier. Je mehr wir davon bekommen, desto besser – und besonders im Alter, wo es darum geht, (s)einen frischen Geist zu bewahren.

Was also tun? Natürlich kann man die Nase, um sie zu öffnen, regelmäßig mit der indischen Salzwassermethode spülen. Das aber ist nicht nur ungewohnt, sondern auch unangenehm.

Nasenscheidewandverkrümmungen lassen sich operieren, Zähne, die keinen Platz mehr in schrumpfenden Kiefern finden, ziehen. Junge Münder werden heute nicht selten zu einer Art Klempnerladen mit Spangen und so weiter ausgebaut. All das ist Teil der offensiven Machermedizin und nicht mein Anliegen. Und schon gar nicht im Alter. Aber selbst in jungen Jahren und erst recht im Alter empfehle ich zusammenfassend folgende Maßnahmen:

- zu Nasenatmung wechseln, wo erforderlich oder gewünscht, mit nächtlichen Klebestreifen;
- Kaumuskeln stärken durch Kauen;
- üben, weniger oft, dafür tiefer zu atmen beim Meditieren, Wandern und so weiter, aber nicht den Atem dauernd unbewusst oder vor Schreck anhalten;
- sich außergewöhnliche Seelenreisen mit dem »verbundenen Atem« zu gönnen bis in die Tiefen des Seins (nach anfänglicher Anleitung [siehe oben]).

Der renommierte naturheilkundlich orientierte US-Arzt Andrew Weil, für dessen Buch *Spontan-Heilung*[133] ich 1995 das Vorwort schreiben durfte, sagte sinngemäß, dürfe er nur einen einzigen Ratschlag für ein gesünderes und besseres Leben geben, wäre es dieser: *Lernen Sie, besser zu atmen.*

Die Heilkraft der vier Elemente und deine Rhythmen

Das Erdelement

Haben Tiere etwas Falsches gefressen, erbrechen sie oder bekommen Durchfall – genau wie wir. Aber viel öfter als wir fressen sie anschließend Erde. Sowohl Erbrechen als auch Abführen und Heilerde waren Heilmittel der anfänglichen Medizin und alten Naturheilkunde.

Innerliche Einnahme von Heilerde ist in der von Adolf Just gegründeten Luvos-Lößkur bis heute Teil unserer Heilfastenkuren zum Entgiften, Entsäuern und bei Magen-Darm-Problemen. Letztere lassen sich über Reinigungskuren oft bessern. Just gründete im Harz sein Naturheilzentrum Jungborn, das rasch berühmt wurde. Er hatte Gäste wie Schriftsteller Franz Kafka, Schauspielerin Marika Rökk oder den Begründer der Anthroposophie Rudolf Steiner. Sogar Mahatma Gandhi war begeistert von der Heilerde-Kur und widmete ihr das erste Kapitel seines Buchs *Nature Cure*.[134]

Bei Reizdarm und dem Leaky-Gut-Syndrom (»undichten Darm«) ist das ein ebenso natürlicher wie hilfreicher Weg, die Verdauung zu sanieren. Selbst bei Colitis ulcerosa oder Morbus Crohn lassen sich damit grundlegende Besserungen und im Zusammenhang mit der entsprechenden Psychosomatik auch Heilungen erzielen.

Erde hilft nachhaltig bei der Entgiftung von Schwermetallen und den verbreiteten Weichmachern (Phthalaten), die unser Hormonsystem irritieren. Außerdem bindet Heilerde als mineralischer Katalysator freie Radikale im Verdauungstrakt, entlastet damit die Zellkraftwerke der Mitochondrien und unterstützt die heute so notwendige Entsäuerung. Entgiftung, Entsäuerung und Regeneration der Mitochondrien sind alles Voraussetzungen für ein gesundes langes Leben.

Das Erdelement ist auch zentraler Bestandteil der alten Felke-Kur in Sobernheim. Der evangelische Pfarrer Emanuel Felke rückte im Gegensatz zu den »Wasserpäpsten« Kneipp und Prießnitz das Erdelement in den Mittelpunkt seiner Kur. Schon frühmorgens gingen seine PatientInnen »in den Lehm« und wurden bis zum Kopf ins kalte Lehmbad eingepackt, das sie anschließend mit ihrer Körperenergie erwärmten. Am Ende schabten sie sich den Lehm mit hölzernen Schabern gegenseitig wieder ab und wuschen sich schließlich kalt.

Selbst durfte ich die insgesamt wohltuende, aber auch herausfordernd abhärtende und insofern abwehrsteigernde Wirkung der Kur in jungen Jahren erleben. Das Lehmbad war – einem Sarg nicht unähnlich – mit Brettern abgegrenzt in die Erde eingelassen. Später wurde es in modernen Hotels, ähnlich dem heutigen Fango, der Vulkanerde, in Tücher und Wannen in Innenräume verlegt. So verlor es einen guten Teil seines natürlich-herben Charmes, der sinnlichen Wirkung und immunsteigernden Kraft.

Bei der ursprünglichen Form stieg man dabei im wahrsten Sinne des Wortes in sein Grab, und vielen dürften die biblischen Worte in den Sinn gekommen sein: »Von Erde bist du genommen, zu Erde wirst du werden« (Gen 3, 19). In den Essener-Schriften rät der Meister, den viele mit Jesus identifizieren, bei Gelenkproblemen zu Bädern im Lehm.

Gott formte den Körper des ersten Menschen aus der roten Erde, der Adama, auch wenn diese in Sobernheim eher aus gelbem Lehm besteht, in Montegrotto/Abano aus dunkelgrauer Vulkanerde und in TamanGa aus graublauem Oppok. Das ist ein dort heimischer fast bläulicher Ton, heute eher bekannt für den besonderen Wein, der darauf gedeiht.

Der echte Fango von Abano/Montegrotto, Saturnia und Ischia ist weltberühmt und eine Wohltat für Gelenke wie auch den ganzen Menschen. Aus eigener Erfahrung über Jahrzehnte mit Seminaren im Hotel »Garden« in Montegrotto habe ich, auch ohne Gelenkprobleme, die heißen Fango-Erd-Bäder immer sehr genossen. Er war schon das Gesundheits- und Fitnessgeheimnis römischer Legionäre, die dort zwischen den Feldzügen kurten, wovon bis heute Votivgaben aus Dankbarkeit für Genesungen zeugen. Neben der Nutzung von Rhythmus und Resonanz war die Anwendung von Fango-Heilerde und Thermalwasser sicher eines der »Erfolgsgeheimnisse« römischer Legionen. Heute verhelfen die Kuren mit echtem Fango in den drei italienischen Orten vielen Rheumatikern zu einem weitgehend schmerzfreien Leben.

In TamanGa ist die alte Felke-Kur in der Vor-Corona-Ära gleichsam im Oppok wiedererstanden. Sie zielt auf die heute so wichtige natürliche Erdung, ist aber auch zugleich Auseinandersetzung mit dem Erdelement und unserer Sterblichkeit. Der Ton auf der Haut tut dieser direkt gut im Sinne eines kosmetischen Peelings, dringt aber in seiner Wirkung auch tiefer.

Die heute beliebtere Light-Variante ist das Einreiben mit Oppok-Ton, das gegenseitig auch einige Sinnenfreude auslöst. Erstens wohl, weil wir in der Kindheit zu wenig Gelegenheit fanden, nach Herzenslust im Matsch zu spielen und uns so richtig einzuschmieren und zu drecken. Zweitens, weil wir andere Menschen gerne berühren und ihnen guttun.

Das Eintrocknen des Oppok auf der Haut ist eine eigene Erfahrung, die das Gefühl vermittelt, das Erdelement nähme Überflüssiges und Schädliches auf und uns ab, sauge geradezu aus uns heraus, was wir nicht mehr brauchen. Auch hier ist das anschließende Abwaschen und die Rückgabe des Tons an Mutter Erde ein Erlebnis. Abschaben ist eine Variante der ebenso wesentlichen Bürstungen, ohne die die TamanGa-Natur-Kur nicht mehr denkbar ist.

Verdauung und Peristaltik, der Rhythmus des Erdelements

Selbstverständlich ist bei den erwähnten Krankheitsbildern an erster Stelle an die gesunde Verdauung des Lebens zu denken. Östliche Menschen sprechen vom Verzehr der Karmafrüchte und von Bhoga, Weltessen. Was wir in früheren Zeiten gesät haben, müssen wir heute ernten und die Ernte auch im übertragenen Sinn verdauen, das heißt verarbeiten. Insofern ist das Verdauen des Lebens ein weit über den Ess- und Verdauungsakt hinausgehendes symbolträchtiges Geschehen.

Im Alter als Erntezeit gilt es zu verdauen, was wir in der Vergangenheit eines langen Lebens gesät haben. Wie das Ernte-Dank-Fest in den Herbst fällt das Alter in den des Lebens. Ob es ein Dankesfest wird, hängt natürlich von der in der Vergangenheit ausgebrachten Saat ab. Idealerweise ist es die Zeit des Dankens und Feierns. Gute Gründe dafür zu schaffen ist Aufgabe des Lebens.

Den Rhythmus des Erdelements finden wir in den langgezogenen, verglichen mit den anderen Elemente-Rhythmen ruhigen Wellen der Peristaltik, die über das bis zu 11 Meter lange Darmrohr laufen und den Verdauungsbrei voranbringen.

Um sie zu unterstützen, braucht es ausreichende Füllung des Darmes, das heißt wie gesagt ballaststoffreiche Kost, wie sie nur pflanzliche und am besten vollwertige Nahrung liefert. Tierproteinreiche ballaststofffreie Kost behindert die Peristaltik und arbeitet insofern direkt dem Totengräber zu. Pflanzlich-vollwertige Kost reduziert – wie erwähnt – das Risiko auf den zweittödlichsten Krebs, den des Dickdarms, um 90 Prozent. Die mit über einer halben Million TeilnehmerInnen durchgeführte EPIC-Studie[135] entlarvte Ballaststoffe auch als wirksamsten Faktor von Ernährungsseite zur Vorbeugung von Schlaganfällen. Möglicherweise liegt das an der häufig von ballaststoffarmer Mischkost ausgelösten Verstopfung, die wiederum zum Pressen bei Stuhlentleerungsversuchen führt mit entsprechender Drucksteigerung vor allem im Kopf.

Bekanntlich beeinträchtigen Fleisch- und Molkereiprodukte unsere Gesundheit und verkürzen unsere Lebenszeit. Damit laden wir den Tod geradezu ein, in unserem Darm zu sitzen, wie schon Hippokrates erkannte. Molkereiprodukte fördern nicht nur Krebs, sondern ganz im Gegensatz zur Werbung auch Osteoporose. Das belegen uns schon östliche Menschen, die wenig Milch trinken und sie kaum kennen. Vor allem aber enthalten Molkereiprodukte viel IgF-1, einen Wachstumsfaktor, der die Lebensdauer nachweislich verkürzt. Die Medizinzeitschrift *Aging Cell* veröffentlichte 2011 eine Studie, die zeigte, wie sehr die Lebenserwartung von niedrigen IgF-1-Spiegeln abhängt.[136]

Gute Verdauung nimmt weit oben ihren Anfang. Die Auswahl der Lebensmittel treffen wir mit den Augen und idealerweise mit der Nase, die uns die Witterung zuträgt. Wer einen Blick, einen Riecher oder ein Näschen dafür entwickelt, was ihm gut bekommt, ist gut beraten. Anschließend sollten die Zähne alles zu Brei kauen, denn wer zu dicke und obendrein noch harte Brocken schluckt, überfordert den Magen-Darm-Trakt und sich im übertragenen Sinn. Den Weitertransport übernimmt die Peristaltik, der Rhythmus des Erdelements, und ist somit von entscheidender Bedeutung für Gesundheit und langes Leben.

Das Wasserelement

Die Wasserkur ist bei uns mit dem römisch-katholischen Priester Sebastian Kneipp (1821–1897) verbunden. Er hatte sich selbst damit von früher, schwerer Krankheit geheilt und empfahl sie später vielen Gläubigen mit bestem Erfolg. Einer der letzten Priesterärzte, war er aber nicht der erste Therapeut, der die Heilkraft kalten Wassers entdeckte. Vincenz Prießnitz (1799–1851) hat schon davor mit seinen Wasserwickeln erfolgreich geheilt und wurde vom Landwirt, der nur eingeschränkt schreiben und lesen konnte, zu einem berühmten (autodidaktischen) Naturheiler (»Wasserdoktor«), der ein stattliches Vermögen von 10 Millionen Gulden hinterließ. Seine und die Kneipp'schen Kaltwasser-Anwendungen lösen einen Reiz aus, der den Organismus zur Wärmeproduktion herausfordert. Diese erhöht die Durchblutung, und nichts ist heilsamer.

Inzwischen gibt es nicht nur Kneipp-Ärzte, sondern auch wissenschaftliche Unterstützung. Die zusammengefassten Ergebnisse aus vierzehn kontrollierten Studien ergaben bei neun (64 Prozent) davon signifikante Verbesserungen nach Kneipp-Therapie im Gruppenvergleich bei Hochdruck, chronisch-venöser Insuffizienz, leichter Herzinsuffizienz, Wechselbeschwerden und Schlafstörungen sowie verbesserte Immunantworten bei Gesunden.[137]

Aber auch heißes Thermalwasser ist mir seit Jahrzehnten ein unverzichtbares Heilmittel zur Stärkung des Immunsystems. Wer von körperwarmem Wasser von 36 °C in kaltes Wasser von unter 15 °C wechselt und den ganzen Körper dabei mitnimmt und eintaucht, erlebt eine rasch spürbare steigende Durchblutung und kribbelnde Belebung.

Ein wirklicher Höhepunkt der Wassertherapie ergab sich so im Hotel Garden in Montegrotto, wo das Wasser im großen Thermalbecken für unsere Gruppen auf 36 °C erwärmt wird. Im körperwarmen Wasser zu schweben bei erhebender Musik aus der Wasserwelt kann wundervolle geistig-seelische Erlebnisse bewirken. Dieselbe Temperatur draußen im Wasser des Schwimmbades und drinnen im Körper(wasser) kann die Körpergrenze verschwimmen lassen und so grenzenlose Wahrnehmung von Einheit(snähe) ermöglichen. Das vermittelt Urvertrauen und einen Schub von Vitalität und nicht selten ein ganz neues Lebensgefühl.

Noch eine Steigerung ist, in den bergenden Armen einer achtsamen Freundin oder eines Freundes eine Seelenreise mit dem »verbundenen Atem« im körperwarmen Thermalwasser zu erleben. Die Verbindung der Elemente Wasser und Luft ermöglicht ein bezauberndes und verwandelndes, nicht selten ekstatisches Erleben. Dabei lässt sich oft auch die Geburt nochmals durchleben und so nebenbei ein Geburtstrauma lösen.

Vor allem aber ist gutes Wasser aus reifen Quellen, die nach dem artesischen Prinzip von ganz allein an die Oberfläche treten, in ausreichender Menge genossen, ein zauberhaftes Heilmittel. Der persische Arzt Fereydoon Batmanghelidj heilte in iranischen Gefängnissen sehr erfolgreich nur mit Wasser und Salz. Sein Buchtitel *Sie sind nicht krank, Sie sind durstig!* ist Programm.[138] Tatsächlich spüren viele moderne Menschen kaum noch Durst. Ausdauersportler wissen, sie müssen trinken, *bevor* sie Durst spüren.

Wer rechtzeitig – und das heißt in diesem Fall frühzeitig – lernt, täglich mindestens 2 Liter guten Wassers zu trinken, betreibt sehr effizient Vorsorge vor Altersverwirrung. Während meiner Arbeit in der Psychiatrie erlebte ich einige Male alte Herren, die konfabulierten, das heißt durcheinanderredeten, weil sie völlig dehydriert waren. Als junge Ärzte retteten wir sie durch Infusionen mit physiologischer Kochsalzlösung vor den starken Pharmaka der Psychiater, die uns schmunzelnd gewähren ließen. Natürlich rieten wir den Angehörigen der rasch wiederhergestellten Patienten, bei ihren alten Herren ab jetzt regelmäßig für viel Flüssigkeit zu sorgen. Aber wenige Tage später brachten sie sie wieder mit der Bitte um die guten Infusionen. Es half nicht viel, den Angehörigen zu erklären, wir seien eine Universitätspsychiatrie und keine Tränke für alte Männer ...

Tatsächlich landen unter uns alten Menschen immer wieder viele bei schweren Psychopharmaka, nur weil sie nicht rechtzeitig gelernt haben, ausreichend Wasser zu trinken. Nicht selten blockieren sie aus demselben Grund zu lange und sinnlos extrem teure Kranken- und sogar Intensivbetten.

In TamanGa, das ja in einer klassischen Weingegend liegt, gibt es vor meinen Wochenseminaren jeweils Wasser-Degustationen. Sie sind ungleich wichtiger als Weinproben. Die gibt es auch, aber nur einmal im Jahr bei der Selbsterfahrungswoche »Fasten mit Wandern und Wein«. Bei den Wasserproben finden die TeilnehmerInnen unter zehn guten Wässern – den sieben reifen Quellen von St. Leonhards und einigen aufbereiteten Wässern – das für sie persönlich bestschmeckende heraus. Wer eine Woche davon wenigstens 1 Liter pro Tag trinkt, erlebt eine immer noch weithin unterschätzte Kur. Sie ist fürs Alter und speziell den Lebensabend wichtiger als viele andere, verhindert sie doch die Austrocknung mit all ihren scheußlichen Folgen. In TamanGa reicht 1 Liter, weil das pflanzlich-vollwertige Essen genug weiteres gutes Wasser ins Spiel bringt.

In Nervenwasser gebettet – Der Craniosakral-Rhythmus

Gehirn und Rückenmark, also unser Zentralnervensystem, sind zwischen zwei Häuten oder in Medizinersprache Müttern eingebettet, der zarten Pia Mater und der robusten Dura Mater. Zwischen diesen Müttern sorgt der sogenannte Liquor, das Nervenwasser, für Schutz und Isolierung. Er verhindert Gehirnerschütterungen und -verletzungen. Auch im Innern des Gehirns in den sogenannten Ventrikeln finden sich große Seen aus Nervenwasser. Unser Spüren, Fühlen, Empfinden und Denken sind in einer Wasserwelt geschützt, über die der sogenannte Craniosakral-Rhythmus läuft. Er verbindet unser »heiliges Bein«, das Os sacrum, das den hinteren Teil der Beckenschale bildet, mit dem Schädel, dem Cranium. Inder gehen davon aus, dass die Energie- oder Kundalini-Schlange in dreieinhalb Windungen aufgerollt dort unten beim untersten Chakra Mūlādhāra ruht. So lange, bis sie, durch Entwicklungsschübe angeregt, sich von Chakra zu Chakra entlang der Wirbelsäule erhebt, um schließlich bis zum Kronen- oder Scheitelchakra aufzusteigen. Beim Buddha wird als Zeichen der Erleuchtung und Befreiung oft hinter ihm eine aufgerichtete Schlange, meist eine Königskobra, dargestellt. Mit ihrer Halskrause überragt sie seinen Kopf und symbolisiert die Öffnung des Kronenchakras, das Erblühen des Tausendblättrigen Lotos.

Mittels Craniosakral-Therapie können entsprechend sensible Menschen hier mit der Ausstrahlung ihrer Hände für Harmonie und Ordnung sorgen.

Das Luftelement

Das Luftelement böte uns unglaubliche Chancen, leider wartet es noch auf deren Entdeckung durch die Schulmedizin. Luftkurorte geraten langsam in Vergessenheit, dabei wären sie wichtiger denn je. Der »verbundene Atem« ist – wie beschrieben – eine einzigartige und die beste mir bis heute bekannte Methode, um Menschen wieder zu einem Leben zu erwecken, das so viel mehr ist als Überleben. Die Lebensenergie im Atem, Prana, könnte für so viele zu Rettung und Lebenselixier werden.

Auf die Entdeckung des Geheimnisses des Luftelements dürfen wir uns freuen. Vielleicht ist es das immer populärer werdende Wald(luft)baden Shinrin yoku, das den Durchbruch bringt. Immerhin gab es schon mal Luftbäder in der Hoch-Zeit der Tuberkulose in Hochgebirgssanatorien wie Davos.

Mit langem Atem zu langem Leben – der Rhythmus des Luftelements

Seinen Atemrhythmus kennt jeder und spürt ihn. Niemand bestreitet seine Wichtigkeit. Ohne Luft und Atemrhythmus können wir nur sehr kurz sein. Wer lernt, das passive Ausatmen zu betonen und zu verlängern, wie im Kapitel »Der lange Atem der Sieger« beschrieben, ist auf gutem Weg zu einem langen Leben. Wer ebendiesen sprichwörtlichen langen Atem der Sieger entwickelt, kann lange mit seinen Atemzügen auskommen und dauerhaft ein gesundes Leben genießen. Denn der Zauber liegt ja nicht allein im langen Leben, sondern entschieden im gesunden Altern. Den Ausdruck »langer Atem« verwenden wir auch in fast allen Bereichen außerhalb der Medizin für die Überlegenen und Sieger. Selbst wenn Konzerne aneinandergeraten, gilt als Gewinner, wer den längeren Atem hatte und zum Schluss gewann und noch »am Markt« war. Erinnern wir uns: Diverse Pranayama fördern eine lange Ausatmung, wodurch der Parasympathikus aktiviert wird. Also der Teil des Nervensystems, der unter anderem für die Senkung unseres Blutdrucks und unserer Herzfrequenz zuständig ist. Das macht uns also ruhiger und erhöht unsere Stresstoleranz.

Tatsächlich lebt alles Leben vom Austausch des Atmens. Jede Zelle atmet. Unsere Zellkraftwerke der Mitochondrien garantieren die Zellatmung und sind viel wichtiger, als wir lange dachten. Die neue Mitochondrien-Medizin widmet sich erst seit relativ kurzer Zeit dieser Thematik. Inzwischen wird – was Langlebigkeit angeht – auch von den Forschern Mitochondrien mehr zugetraut als den Telomeren, den Kappen der Chromosomen. Für deren Entdeckung hat die australisch-amerikanische Molekularbiologin Elizabeth Blackburn 2009 den Nobelpreis für Physiologie oder Medizin bekommen und gleich auch noch belegt, es sei vor allem Stress, der sie und damit das Leben verkürze. Das heißt, gekonnter Umgang mit Stress ermöglicht gesunde Langlebigkeit.

Die dafür mindestens so wichtigen Zellkraftwerke lassen sich durch intensive Sauerstoff- und Prana-Versorgung besonders gut anregen, wie Sitzungen mit dem »verbundenen Atem« eindrucksvoll verdeutlichen. Wir können im Atem wundervoll beides zugleich bedienen: sowohl Stress abbauen und die Telomere verlängern als auch die Mitochondrien mit reichlich Sauerstoff versorgen und so dem langen gesunden Leben doppelt dienen.

Das Feuerelement

In TamanGa haben wir eine Vitamin-D-Bar, die richtiger Hormon-D-Bar hieße. Sie besteht aus nach Süden zur Sonne gerichteten Schwebewiegen, die mit einem Handgriff der eigenen Blutdrucksituation anpassbar sind. Bei niedrigem Blutdruck kommen die Beine hoch und der Kopf tief, bei hohem umgekehrt.

»Hormon D« sollte der Zauberstoff heißen, weil die Sonne mit ihrem »Feuer« in unserer Haut das beste, das heißt am besten bioverfügbare und am nachhaltigsten wirkende Vitamin/Hormon D produziert, das wir kennen. Was der Organismus – hier mithilfe der Sonne – selbst herstellt, nennen wir »Hormon«, was wir uns von außen zuführen müssen, Vitamin. Natürlich brauchen wir auch hier den Kompromiss, im Herbst und Winter ist bei einem vielfach nachgewiesenen Vitamin-D-Mangel bei circa 87 Prozent der Deutschen unbedingt und aus vielen gesundheitlichen Gründen Vitamin-D-Zufuhr notwendig. Vor allem ist sie entscheidend, um uns vor (viralen) Infektionen zu schützen. Im Spätfrühling, Sommer und frühem Herbst ist die Sonne besser. Eine halbe Stunde für den ganzen Körper jeden dritten Tag ist genug, um sich bestens mit dem besten Hormon D zu versorgen.

Auch die schon erwähnte Besonnenheit lässt sich so optimal tanken und in unsere Organe einladen, vor allem natürlich die Gehirn-Zentrale in der *Haupt*sache. Wobei dieses Wort sie zu einer Sache degradiert, was ihr wirklich nicht gerecht wird.

Das wichtigste Feuer ist – wie schon öfter erwähnt – das der Begeisterung, also die Verbindung von Geist und damit Luftelement und Feuerenergie. Was immer wir mit Begeisterung anpacken und in Angriff nehmen, wo immer wir dieses Feuer entfachen, erreichen wir so viel mehr. Das gilt auch für alle (Meditations)übungen wie auch die Verwirklichung der »Heilsamen Tugenden« (siehe Anhang). Nur müssen wir bei allem auch das Schattenprinzip, in diesem Fall in Gestalt des Fanatismus, im Auge behalten und diesen rechtzeitig durchschauen und stoppen.

Friedrich Nietzsche kannte offenbar das Wesen des Feuers, als er dichtete:

»Ja! Ich weiss, woher ich stamme!
Ungesättigt gleich der Flamme
Glühe und verzehr' ich mich,
Licht wird Alles, was ich fasse,
Kohle Alles, was ich lasse:
Flamme bin ich sicherlich.«[139]

Das Herzensfeuer und sein Rhythmus

Unseren Herzrhythmus kennen wir alle, bestimmt er doch unsere Emotionen. Wir spüren, wenn unser Herz vor Freude oder Anstrengung klopft, springt oder hüpft. Stockt sein Rhythmus, stockt auch der Fluss unserer Lebensenergie. Beim Meditieren beruhigt sich mit dem Herzrhythmus unser Leben. Wir werden insgesamt ruhiger, finden zu innerer Ruhe und sogar zu jener Stille, in der Gott am ehesten zu uns spricht. Das alles sind wundervolle Ziele für ein ruhiges Alter, das sich zunehmend der inneren Seelenwelt widmet und vom äußeren Trubel zurückzieht.

Allerdings können Rhythmusstörungen auch unangenehme Probleme auf der elften Lebensbühne anzeigen. Es ist keine so gute Idee, statt in Herzensangelegenheiten aus der Reihe zu tanzen und neue Wege zu gehen und zu fühlen, dem Herzen diese Aufgaben zuzuschieben. Die mit seinen Aussetzern verbundene Angst kann uns – besonders natürlich im Alter – daran erinnern, dass unser Herz irgendwann stillstehen wird, und uns so die Endlichkeit ins Bewusstsein rufen.

Es zeigt mit seinem Rhythmus an, wie wir im Leben unterwegs sind. Idealerweise wird er ruhiger und bleibt stetig wie wir selbst auf unserem Entwicklungsweg.

Das Zusammenspiel der Elemente

So wie sich die beiden »männlichen« Elemente Feuer und Luft gegenseitig anheizen, wenn wir oder ein Sturm ins Feuer blasen, können wir Kerzen auf der Geburtstagstorte ausblasen. Der Luftstrom aus unseren Lungenflügeln kann aber auch das Kaminfeuer anfachen, der Feuer-Atem im Yoga die Lebensgeister entfachen. Große Feuer verursachen aber auch starke Winde, wie wir von Feuersbrünsten wissen. Luft und Feuer können sich also befruchten und behindern. Auch die Elemente haben Licht- und Schattenseiten.

Wasser und Luft verbinden sich – in besonderen Situationen – zu Schaum und begeistern uns als Schaumgeborene Aphrodite/Venus gefühlvoll, regen mit Schaumwein unsere Sinnlichkeit an, selbst noch mit schäumendem Bier auf dumpferer Ebene. Im Champagner begegnen wir der leichten luftigen Waage-Venus, im Bier der schwereren irdischen Stier-Venus. Deren Schaum um ihren Mund wischen sich einschlägig begabte Bierzelt-Typen mit dem Ärmel ab. Champagnerschaum schlägt sich gar nicht erst außen nieder und würde auch niemals so deftig entsorgt. Aber natürlich kann das Luftelement Wasser mit seinen Stürmen auch zum Toben in Sturmfluten und Überschwemmungen aufpeitschen.

Erde und Wasser, die beiden »weiblichen« Elemente, können sich zu Heilschlamm wie beim Fango verbinden und Kinder mit Matsch erfreuen, aber auch als Muren ganze Gebirgsdörfer unter sich begraben und im Sumpf versinken lassen.

Das Zusammenspiel von Erde und Feuer kann den Bauern helfen, Erntereste abzufackeln, um dem Mutterboden wertvollen Dünger zurückzugeben. Die Feuerenergie von Hot Spices kann uns erdenschwere Kost verdaulicher machen. Feuer kann aber auch verbrannte Erde hinterlassen wie in Kriegen, wenn unbewusste und unverantwortliche Menschen die verheerende Feuerkraft von Feuerwaffen gegeneinander entladen.

Feuer kann Wasser zum Kochen bringen und uns so in der Küche helfen. Wir können uns an dieser Mischung aber auch verbrühen. Die Feuerwehr löscht Feuer mit Wasser oder Schaum, der Verbindung von Luft und Wasser, oder bläst es auch allein mit Luft aus. Feuerwasser kann inspirieren, aber auf Dauer – wie im Film »Der Rausch«[140] so deutlich wird – auch das Hirn vergiften.

Die Winde des Luftelements können die Erde besser trocknen als feuerheiße Sonnenstrahlen, aber auch die fruchtbare Erdkrume davonblasen. Beide zusammen fördern Wüsten und Verwüstungen in ihrem Schatten.

Das Zusammenspiel der Elemente und ihrer Rhythmen in ihrem harmonischen Ausgleich verwandelt unser Leben in eine Sinfonie, ein Fest der Elemente und hoffentlich der Dankbarkeit.

Medizinische Archetypen des Alterns

So wie es vier Elemente, Rhythmen und Blutgruppen gibt, schälen sich aus wissenschaftlicher Sicht vier Bereiche (vorzeitigen) Alterns heraus. Es begann mit einer überraschenden Studie der renommierten US-Universität Stanford von 2020. Die Forscher sprechen zwar nicht von Archetypen, aber doch von Ageotypen.[141]

Ähnlich wie eine Kette so stark ist wie ihr schwächstes Glied, hat auch jeder Organismus (s)eine oder mehrere Schwachstellen. Schulmediziner kennen sie schon lange unter dem Namen *loci minoris resistentiae* (etwa »Orte des geringsten Widerstands«). Die vier hauptsächlichen Schwachstellen sind nach der Studie: 1. Immunsystem, 2. Stoffwechsel, 3. Nieren und 4. Leber.

Dass Fasten und pflanzlich-vollwertige *Peace-Food*-Kost Immunsystem und Stoffwechsel stärken, ist uns schon vertraut. Gute vierzig Jahre als Fastenarzt zeigten mir auch, wie offensichtlich es die Entgiftung über Leber und Nieren anregt und beide Organe regeneriert und gesunden lässt. In der Viererbande fehlen uns Herz und Hirn, Lunge wie Darm und einige mehr.

Aber die Stanford-Wissenschaftler können ihre Erkenntnis sehr gut belegen. Wir sollten also Maßnahmen und Mittel bezüglich gesunden, glücklichen Älterwerdens darauf hin prüfen, wie gut sie diesen vier potenziellen herausragenden Schwachstellen tun. Sie haben alle mit dem archetypisch männlichen Pol zu tun: Das Immunsystem ist dem Aggressions- oder Marsprinzip zuzuordnen, der Stoffwechsel dem des Austauschs oder Merkurprinzip, die Nieren dem Beziehungs- oder (Waage-)Venusprinzip, die Leber dem Ora-et-labora- oder Jupiterprinzip. Mit der ersten, dritten, siebten und neunten Lebensbühne (siehe Anhang) sind alle vier archetypisch männlich: Bei der Einteilung in ein starkes und schwaches Geschlecht haben wir uns wahrscheinlich vertan. Zumindest scheint der männliche Pol zuerst zu schwächeln und wohl unsere schwache Seite zu sein.

Die wundervollen Heil- und Lebensmittel aus der großen Schatzkammer von Mutter Natur sind zwar oft gut für alle vier Aspekte, trotzdem gibt es Schwerpunkte.

Unser *Immunsystem* wird über unzählige Pflanzen und ihre sekundären Pflanzenstoffe gefördert, wie in *Schutz vor Infektionen*[142] dargestellt. Die Kette ist unendlich lang von den vertrauten Zitrusfrüchten über Brunnenkresse, Ingwer, Brokkoli, Möhren bis zu Linsen. Das erstaunlich langlebige englische Königshaus schwört auf Gerstenwasser aus abgekochter, über eine Stunde geköchelter Bio-Gerste.

Dem *Stoffwechsel* nützt vor allem das konsequente Weglassen von Zucker. Gute Omega-3-Öle aus Hanf, Leinsaat und Walnüssen helfen ihm auf die Sprünge, auch der von Anthony William so sehr popularisierte Sellerie.[143] Natürlich hilft auch moderate Bewegung im Sauerstoffgleichgewicht in frischer Luft mit tieferer Atmung, am besten im Wald, was noch erhebliche Abwehrsteigerung hinzubringt.

Unsere *Nieren* filtern nicht nur das Blut und konzentrieren den Urin, um Wasser zurückzuhalten und Gifte auszuscheiden, sie steuern auch Wasser- und Salz- sowie den Calcium-Haushalt und unsere Blutsalze (Elektrolyte). Das beste Calcium bekommen wir aus grünem Gemüse, das problematischste aus Milchprodukten, die ich wie Zucker zu meiden rate. Das ist gar kein Problem, denn wir erhalten genug aus Grünkohl, Brokkoli, Spinat, Fenchel,

Nüssen. Für die Nieren ebenso wichtiges Magnesium erhalten wir aus buchstäblich allen grünen Pflanzen, denn es ist das zentrale Atom im grünen Pflanzenfarbstoff Chlorophyll. Besonders reich daran sind aber auch Samen, Nüsse, Trocken- und Hülsenfrüchte.

Die *Leber* ist ein Wunder an Regeneration, selbst eine wegoperierte Hälfte wächst relativ rasch nach. Die Schulmedizin kann wenig helfen, die Naturheilkunde verfügt dagegen über eine Fülle von Heilpflanzen wie Löwenzahn (Taraxacum), Schöllkraut (Chelidonium) homöopathisch (C30, ansonsten giftig), Mariendistel (Carduus marianus), die mit ihrem Alkaloid Silymarin die Leber unterstützt.

Auch das oft erwähnte Quercetin aus Zwiebeln und Fisetin aus Erdbeeren und anderen Früchten helfen der Leber und dem langen Leben. Hinzu kommt Selen aus Sesam, Nüssen, Linsen, Kohl, Zwiebeln und inzwischen Nahrungsergänzungsmitteln.

Vom Zauber der Synergien

Synergien beschreiben das Zusammenspiel von Einzelkräften, die sich gegenseitig verstärken: Das Ganze ist eben mehr als die Summe seiner Teile. Was bei schulmedizinischen Pharmaka schlimmste Folgen haben kann, ist in umgekehrter Weise auch wundervolle Unterstützung bei vielen der erwähnten Gesundheitsmaßnahmen.

Einige Übungen erlauben etwa, parallel die (Aus)atmung zu verlängern, was Entspannung und den archetypisch weiblichen Ruhe- und Regenerationspol ins Spiel bringt, der heute so oft zu kurz kommt. Zusätzlich erleichtert das die Übungen und insgesamt das Leben, weil es die Balance zwischen Yin- und Yang-Energie stärkt. Da uns die meiste moderne Arbeit inzwischen in den Yang-Pol und damit die sympathikotone Innervationslage des Fight-and-flight-Modus zwingt, ist es so wichtig, dem Gegenpol der Regeneration und Erholung Raum und Zeit zu schenken. Wir können das Alter überhaupt als archetypisch weibliches Gegengewicht zur jahrzehntelangen einseitigen Betonung des archetypisch männlichen Arbeitslebens ansehen.

Überall begegnen wir der Polarität: Wir haben ein willkürliches und ein unwillkürliches oder Eingeweide-Nervensystem. Letzteres ist wiederum der Polarität entsprechend unterteilt in den erwähnten aktiven, archetypisch männlichen Sympathikus und den eher passiven, weiblichen Parasympathikus oder Vagus. Dieser ist für Erholung und Regeneration, für Versorgung, Ernährung und Vermehrung zuständig, die natürlich auch einiger Aktivität bedarf. Sie entspricht dem weißen Punkt im schwarzen Yin-Feld des Tai-Chi-Symbols ☯ (siehe oben). Unsere Lungen sind voller parasympathischer Nerven, weswegen wir über sie so sehr gut in diesen Entspannungspol gelangen.

Da Sinnlichkeit und Sexualität zur Vermehrung gehören, sind sie in der Regel von sanfter parasympathikotoner Innervationslage bestimmt und von entsprechender Atmung begleitet. Lediglich bei einer neuen Eroberung kann der Sympathikus überwiegen wie auch beim Orgasmus, was sich dann entsprechend an schnellerem Atem zeigt.

Nach dem dritten der Schicksalsgesetze liegt im Anfang schon alles (begründet), also in der Evolution. Deshalb sind wir im Grunde gute Menschen, denn so haben wir begonnen. Diese Einsicht möchte *Corona als Weckruf* in uns wachrufen. In unserer Entwicklungsgeschichte haben wir die längste und meiste Zeit parasympathikoton verbracht und viel geschlafen und ausgeruht wie indigene Völker bis heute.

Das hat sich erst recht spät in unserer Entwicklungsgeschichte mit der Domestizierung des Feuers, der Erfindung von Waffen und der Jagd geändert. Heute, in Zeiten des Turbo-Kapitalismus überwiegt der Sympathikus sehr. Aber ist das wirklich sympathisch und gut für uns und unsere Gesundheit? Letzteres muss ich als Arzt klar verneinen. Chillen ist insofern eine sehr gesunde Gegenbewegung der Jugend, sie belebt damit ein uraltes Muster.

Vor Jahren waren Work-Life-Balance-Seminare in der Wirtschaft angesagt, zielten aber meist letztlich auf Schwindel. Tatsächlich ging es darum, den Pol der Regeneration für noch mehr Leistung und zur Förderung des operativen Ergebnisses zu instrumentalisieren. Außerdem postulierten sie einen Gegensatz zwischen Arbeit und Leben.

Ein schöneres Ziel wäre wie gesagt, die Arbeit mit Sinn zu erfüllen und zu einem integralen Teil des Lebens zu entwickeln. Wer einen Gegensatz zwischen Arbeit und Leben konstruiert, erweist sich und denjenigen, die er mit diesem Missverständnis ansteckt, einen schlechten Dienst. Wobei es nicht immer leicht ist, die Arbeit zu genießen und den archetypisch weiblichen Ruhe- und Regenerationspol einzubauen. Mir gelingt das gut bei meinen Schreibmeditationen, und im Alter sogar auch besser beim Vortragen. Wir brauchen also statt »Entweder-oder« vielmehr »Sowohl-als-auch«. Synergien schaffen das mit überraschend wundervollem Ergebnis.

Wer fastet, tut viel für seine Gesundheit insgesamt und das Immunsystem insbesondere. Mit Wanderungen verbunden, hilft es im Hinblick auf Kondition und Muskulatur der Durchblutung und der Beweglichkeit auf die Sprünge. Beides zusammen aber bringt noch viel mehr, als die Summierung der Übungen vermuten lässt. Führen die Wanderungen zudem in den Wald, kommen nachweislich heilsame Effekte des Waldbadens (Shinrin yoku) hinzu, wie wir gesehen haben. Vom verlängerten Ausatmen werden sie noch mehr gesundheitlich unterstützt. Wer dann zusätzlich geeignete Strecken barfuß geht, bekommt en passant und gratis von Mutter Erde Elektronen geschenkt, die wie Antioxidanzien wirken. Singen beim Wandern ist gesund, und viele lieben und tun es. So kommt ein wundervoller Gesamteffekt von Synergien zustande, der wohl verantwortlich ist für die große Beliebtheit unserer Fasten-Wander-Wochen.

Die schönsten Synergien lassen sich aber auch leicht ruinieren. Im Alter etwa ist es wundervoll, das eigene »Innere Kind« mit den Enkeln in Kontakt zu bringen, das führt zu zauberhaften generationsübergreifenden Beziehungen, von denen Eltern nur träumen. Aber viele Groß(e)ltern werden dieser Größe nicht gerecht, weil sie sich von ihren Kindern, den Eltern der

Enkel, als Oma und Opa und günstige Babysitter missbrauchen lassen.

Handwerker müssen ebenfalls für *ihr* Alter einstehen und manchmal kämpfen, weil die ganze Verwandt- und Nachbarschaft schon darauf wartet, dass sie endlich Zeit haben, gratis für sie weiter zu schuften. Es gehören immer zwei dazu: ein Ausnutzer und einer, der sich ausnutzen lässt. Andererseits ist weiterhin gebraucht zu werden so wichtig.

Der Langlebigkeits-Code – Forever young

Langlebigkeit oder neudeutsch Longevity war für (Einfluss)reiche immer ein Thema. Schon mittelalterliche Potentaten ließen (vergeblich) Alchemisten nach dem Stein der Weisen forschen, um damit Unsterblichkeit zu erreichen.

Abgesehen von einigen indischen Legenden bezüglich Avataren und unglaublichen Altersangaben im Alten Testament gibt es keine Hinweise, dass es je geglückt sei, geschweige denn Belege für unendliches Leben. Selbst die mythische Gestalt des Methusalem, Opa von Sintflut-Noah, soll nach immerhin knapp tausend (969) Jahren dann doch gestorben sein (Gen 5, 21–27). Isaak war laut Genesis am Ende 180 (Gen 21–28). Die Mythen sind unsterblich, aber ihre Helden sind allesamt gestorben, bei den Germanen sogar die Götter in Ragnarök, der Götterdämmerung.

Auch die Anhänger der physischen Unsterblichkeit aus neuerer Zeit um Leute wie Leonard Orr, der in den Sechzigerjahren die Atemtechnik »Rebirthing« entwickelte, zeichneten sich im Gegenteil eher durch auffällige, deutlich sichtbare Anzeichen besonders frühen Alterns wie komplette Arteriosklerose-Ringe im Auge aus.

Aber die uralte Idee des Jungbrunnens ist bis heute lebendig. Es wäre zu schön und bequem, nur ein Bad zu nehmen und ihm runderneuert und verjüngt zu entsteigen. Das gilt für den alten Mythos vom Jungbrunnen und den neuen vom sogenannten MedBed, der »Quantenfrequenz-Medizin mit wissenschaftlichem

Nachweis« (https.//medbed.com/de). Das ist so neu, dass ich es noch nicht einmal selbst ausprobieren konnte, aber das können wir ja gleichzeitig tun.

Verjüngen meint – für mich – natürlich immer auch gesunden lassen. Das Leben um eine elende Zeit am Ende zu verlängern, wie es heute immer noch zu oft in der Schulmedizin passiert, ist eher ein abstoßender Gedanke.

Je früher wir uns mit unserer Endlichkeit abfinden, desto besser. Es gibt uns Kraft, lange gesund zu leben, auch erstaunlich viel länger als heute noch üblich.

Die Neuroplastizität des Gehirns und andere Großchancen

Nach der wissenschaftlich längst erforschten Neuroplastizität, von der schon die Rede war, ist gesichert, wie leicht sich unser Gehirn jung und anpassungsfähig an sich verändernde Umstände erhalten lässt. Damit nähern wir uns einem uralten Menschheitstraum: *Forever young*. Wenn auch der ganze Körper da nicht mitkann, unser Gehirn mit dem Herzen als sein wichtigster Teil ist annähernd unbeschränkt regenerationsfähig. Auch im hohen Alter bleibt es bereit, sich in alle möglichen geforderten und geförderten Richtungen zu entwickeln. Das heißt, wir haben jederzeit alle Chancen, uns und unseren Lebensweg zu verändern, alte Pfade zu verlassen und neue Wege zu gehen. Ideal, wenn wir mit der Begeisterung kleiner Kinder im Leben auf Entdeckungsreise gehen. Es wird so zur großen Chance und kann es sehr viel länger bleiben, als wir bis vor Kurzem glaubten. Die Wiederbelebung des »Inneren Kindes« kann einerseits viel Freude bringen und uns andererseits vor Demenz schützen. Bredesens bereits erwähnte Studie zeigt: Sogar wo es schon spät ist, können wir uns noch aus dieser Falle retten.[144] Wer wie ein pädagogisch unbehindertes, relativ frei aufwachsendes Kind lebt, kann sein Leben spielerisch erfahren, frei gestalten und kaum verspielen. Da die Neuroplastizität für den Hippocampus, unser »Biografiegehirn«, uneingeschränkt gilt, ist die Vermeidung der Alzheimerfalle durch Vorbeugung gut möglich. Aber die Hoffnung geht noch weiter: Da das dafür zuständige Gehirnareal, solange wir leben, veränderbar ist, muss es auch möglich sein, Einfluss auf unseren Lebensweg zu nehmen. Das heißt, eingefahrene Wege können wir jederzeit verlassen und neue wählen, insofern auch ganz neu beginnen.

Darauf gründet sich die noch junge psychotherapeutische Erfahrung, es sei nie zu spät, sich eine glückliche Kindheit zu gönnen. Mit dieser Einstellung wird das Leben zu Spiel und Chance.

Sogar für den übrigen Organismus und seine Regeneration bis hin zur Runderneuerung werden die Aussichten besser. Mit der neuesten Forschung zum Fasten offenbart der bereits zitierte Prof. Dr. Valter Longo Fasten als Jungbrunnen für unser Immunsystem. So lässt es sich größtenteils von Stammzellebene aus erneuern. Was die alten »Fastenpäpste« immer wussten, ist nun von Longo bewiesen: Alte Zellen werden dabei geschwächt und ausgemustert, gesunde gestärkt und neue verstärkt gebildet. Das heißt, auch unser Immunsystem ist zu weitgehender Mauserung und jederzeitigem Neustart fähig.[145]

Wer seinen Organismus derart erneuert und mit Stammzellhilfe wieder neu beginnt, erlebt eine Art körperliche Regression auf Kleinkindniveau. Fastenzeiten werden damit gleichsam zu Hoch-Zeiten der Neuroplastizität und wir wieder (neu) wie die Kinder – sogar auf Körperebene. Wobei – wie immer – die seelische hier führend und entscheidend ist.

Tatsächlich gibt es sogar noch eine weitere Hoffnung. Angeblich sind mit ebenjenem sogenannten MedBed Astronauten nach langen zehrenden Zeiten im All wieder in Form gebracht worden.

Dabei soll eine Art holografische Kopie aus jüngeren Jahren produziert werden, die dann über den aktuellen Zustand gespielt wird. Nach den Erkenntnissen der Quantenphysik können Ereignisse aus der Zukunft in die Gegenwart wirken. Nur unser auf die Zeitachse programmierter Geist kommt da (noch) nicht mit. Als Psychotherapeut weiß ich, dass ich tatsächlich meine Vergangenheit reparieren kann, um in der Gegenwart frei davon zu werden. Als Reinkarnationstherapeut weiß ich, dass man auch in die Zukunft vorausblenden kann. Das würde ich allerdings nicht machen, denn die Seelen werden damit in der Regel nicht fertig.

So ein MedBed ist jedenfalls auf der Seelen-Bilder-Ebene vorstell- und anwendbar. In Form geführter Meditationen können wir es schon einmal in Betrieb nehmen und zu umfassender Reparatur und gern auch nachhaltiger Verjüngung nutzen.

Der Weg zu gesunder Langlebigkeit

In ihrem strikt an der Schulmedizin orientierten Buch *Verjüngung ist möglich* zitiert Nina Ruge als Spezialisten Prof. Dr. Martin Smollich: »Wenn es um Langlebigkeit geht, dann gibt es für keine andere Intervention so einhellige Daten bei allen Spezies – von der Fruchtfliege bis zum Säugetier – wie für die Kalorienrestriktion. Für die menschliche Ernährung würde das heißen: Regelmäßig Fasten ist vermutlich das Beste, was man für Langlebigkeit tun kann.«[146] Das ist auch logisch, denn Fasten ist seit Jahrhunderten bestens bewährt zur Entschlackung. Nach dem bereits erwähnten Umweltmediziner und Gynäkologie-Professor Volker Zahn bringt es auch die tiefstgehende Entgiftung, nach Valter Longo die nachhaltigste Zellerneuerung. Außerdem aktiviert Fasten die Zellkraftwerke der Mitochondrien und verlängert die Telomere. Somit erfüllt es die wesentlichen Kriterien für gesunde Langlebigkeit. Die Liste seiner positiven Auswirkungen auf unsere Organe und Krankheitsbilder ist so lang, sie würde hier den Rahmen sprengen. Wissenschaftlich ist unter anderem belegt, dass es – wie pflanzliche Vollwertkost – den CRP-Wert senkt und damit den Altersentzündungen oder neudeutsch dem Inflammaging entgegenwirkt.

Ohne gesunde Ernährung und Pausen im Sinne von Fasten wird eine relevante und vor allem gesunde Lebensverlängerung wie gesagt kaum gelingen, ohne ausreichend Vitamin D aber auch nicht. Aber ob es dann noch NAD^+, NR, NMN oder doch – wozu ich sehr neige – einfach nur deren allerdings nicht patentierbaren Grundstoff Niacin braucht, lässt die Wissenschaft noch offen.

Entscheidend und wissenschaftlich abgesichert ist die breite Basis der Pyramide: der Lebensstil. Auf der nächsten Stufe, bei Nahrungsergänzungen, wird es schon schwieriger und im Bereich der boomenden Longevity-Medikamente in der Pyramidenspitze problematisch, spekulativ und unsicher.

Andererseits keimt heute vielerorts Hoffnung auf, und die kommt auch aus wissenschaftlichen Laboren. Die Langlebigkeitsforschung boomt enorm und nährt die Hoffnung auf Zaubermittel.

Sicher wirksam ist, was unseren kleinsten Einheiten, den Zellen, hilft, zu entgiften, zu entschlacken, sich mit Energie zu versorgen, zu erneuern und gegebenenfalls ihre DNS zu reparieren.

In den bereits genannten Blauen Zonen mit vielen über Hundertjährigen finden wir Menschen, die relativ karg und weit überwiegend pflanzlich-vollwertig essen, die, statt in Rente zu gehen, weiter körperlich – meist in ihren Gärten oder ihrer kleinen Landwirtschaft in der Natur – arbeiten und sich dabei viel bewegen. Das verlängert das Leben am deutlichsten und erhält gute Gesundheit am besten. Blaue Zonen finden sich vor allem abseits vom modernen Fortschritt und seinen angeblichen Segnungen.

Wissenschaftlich zeigt sich: Die Länge der Telomere, der Enden der Chromosomen, korreliert mit dem erreichbaren Zellalter. Fasten und pflanzlich-vollwertige *Peace-Food*-Kost können sie nicht nur erhalten, sondern sogar wieder verlängern. Auch passende moderate Bewegung ist hilfreich.

Wissenschaftler wissen inzwischen, dass unseren Zellkraftwerken, den Mitochondrien, den in grauer Vorzeit an- und eingestellten Bakterien, bezüglich Lebenszeitverlängerung noch mehr Bedeutung zukommt. Auch da sind es vor allem Hunger durch Nahrungsverzicht und pflanzlich-vollwertige Kost, wie auch Bewegung, die Mitochondrien aktivieren.

Nach meiner Erfahrung hängt unser Energieniveau, für das die Zellkraftwerke sorgen, entscheidend von der Begeisterung fürs eigene Leben und seinen Sinn ab. Erst danach kommen Ernährung und moderate Bewegung im Sauerstoffgleichgewicht in frischer Luft und gesunde, regelmäßige Regenerationszeiten.

Harvard-Professor David Sinclair malt in seinem Buch *Das Ende des Alterns*[147] ein erstaunliches Bild eines sehr langen Lebens auch mittels verschiedenster Pharmaka von NMN über Metformin bis zum Antibiotikum Rifamycin. Sein Favorit ist NMN, ein Abkömmling des Niacins oder Vitamins B_3.

Besonders beeindruckt mich aber, dass Sinclair unsere beschriebenen einfachen Lebensstrategien als noch wirksamer einschätzt, die alle auf unsere kollektive Vergangenheit Bezug nehmen. So schwärmt er geradezu vom Hungergefühl bei Fasten und Kurzzeitfasten und berichtet, wie er persönlich stets aufs Frühstück verzichte und manchmal noch das Mittagessen weglasse. Ein Harvard-Professor und Spezialist für Langlebigkeit, der Kurzzeitfasten wie auch richtiges Fasten als beste Möglichkeiten (an)-erkennt, Langlebigkeit zu fördern!

Valter Longo propagiert wie gesagt ebenfalls Fasten als Möglichkeit, unsere Lebensspanne auszudehnen. Er wendet es auch persönlich an, wie er mir in einem langen Gespräch anvertraute. Nur hielt er es für US-Amerikaner für zu herausfordernd.

Fasten ist unser »Sowohl-als-auch«, da es die Telomere verlängert, die Mitochondrien fördert und die Bildung neuer Stammzellen anregt. Egal, was noch wirksamer ist, diese drei zusammen sind am wirkmächtigsten und schaffen wundervolle Synergien.

Die Wege zu Langlebigkeit fasst Sinclair unter wissenschaftlichen Ausdrücken wie »Mtor«, »AMPK« und »Sirtuinen« zusammen. Andere Forscher favorisieren andere Stoffe. Allen gemeinsam ist, sie beruhen auf Überlebensstrategien, die Organismen, Pflanzen und Menschen befähigen, widrigen Umständen zu trotzen. Was gegen den Untergang hilft, regt auch Langlebigkeit an. Oder wie der Volksmund weiß: »Was uns nicht umbringt, macht uns stark.« Die erwähnten Stoffe fördern die Langlebigkeit, weil sie Situationen von Mangelernährung, Kälte, letztlich von Herausforderungen nachahmen.

Pflanzen produzieren dann Stoffe, um ihre Aktivitäten zurückzufahren und schwierige Zeiten, das heißt Stress, gleichsam in einer Art (künstlichem) Koma oder Winterschlaf zu überstehen. Man denke an Eisbären oder Igel, die sich lieber verkriechen und den Winter verschlafen, als zu verhungern oder zu erfrieren. Das sind ihre Überlebensstrategien.

Wir können (Kurzzeit)fasten oder fordernde Bewegungsprogramme nutzen. Aber es spricht auch nichts dagegen, viele Erdbeeren zu genießen wegen des enthaltenen Fisetins, Brokkoli und Avocados, um unser eigenes NMN zu bilden, und roten Traubensaft oder seine vergorene Version im Hinblick auf Resveratrol. Um nachweisbare Wirkung zu erzielen, bräuchte es aber zwölf Flaschen Rotwein pro Tag, was einige (kaum) abschrecken dürfte. Wobei jedoch vieles dafür spricht, dass auch ein genossenes Glas pro Tag hilft.

Der Haken ist, es handelt sich hierbei oft um Gifte oder Schadstoffe, die dem Körper die Signale erteilen, sich seiner Haut zu erwehren. Hildegard von Bingen diagnostizierte Erdbeeren immerhin als »Küchengifte«, und bei Rotwein gilt nach Paracelsus: Die Dosis entscheidet über Gift oder Pharmakon.

Das heißt, wer gesund und glücklich lang leben will, sollte sich und seinen Organismus fordern und dabei fördern, statt sich jede Herausforderung zu ersparen.

Bei genauer Betrachtung zeigt sich, wie nah sich Schulmedizin und Naturheilkunde eigentlich sind. Aspirin gewinnen wir aus Weidenrinde, Curcumin aus Kurkuma, Colchicin aus der Herbstzeitlose, Crataegus aus Weißdorn, Digitalis aus dem Fingerhut, Convallaria aus Maiglöckchen, Wodka aus Kartoffeln und Alkohol aus allen möglichen Pflanzen. Da stellt sich natürlich die Frage, ob wir uns diese aufwendigen und verteuernden Zwischenschritte nicht einfach schenken und uns pflanzlich bunt, vielfältig und abwechslungsreich und obendrein genussvoll ernähren. Am besten natürlich von Pflanzen aus dem großen, aber auch herausfordernden Garten von Mutter Natur, die ihren Geschöpfen nicht immer alles erleichtert, damit sie stark, widerstands- und überlebensfähig und alt werden.

Hier geht es nicht um ein »Entweder-oder«, sondern um ein »Sowohl-als-auch«.

Ist es insofern nicht sinnvoll, sich für ein gesundes, glückliches langes Leben auch von der Wissenschaft helfen zu lassen und im Alter einige günstige Pflanzen auf den Speisezettel zu setzen? Wenn Mäuse, die beim Fasten Resveratrol bekamen, noch deutlich länger lebten, könnten wir das heute nutzen, ohne zu Alkoholikern zu werden, indem wir uns das meiste Resveratrol aus dunklen Trauben genehmigen, ohne vorherige Vergärung.

Metformin aus dem blauvioletten französischen Flieder und der Geißraute, bisher vor allem als Diabetesmittel bekannt, hat darüber hinaus verblüffende Gesundheitswirkungen neben der Lebensverlängerung. Es wird zu einer Art Superstar im Hinblick auf Langlebigkeit, weil es das auch beim Fasten gebildete Enzym AMPK entwickelt, das seinerseits immer mehr zum Enzym der Langlebigkeit avanciert. Ähnliches bezüglich Aktivierung des Enzyms AMPK ist von der Berberitze zu berichten beziehungsweise ihrem Inhaltsstoff Berberin, was auch den Nieren nützt. Aber was spricht gegen regelmäßiges Fasten, das diesen Effekt sehr sicher, sehr deutlich und nachweislich gesund bewirkt? Chilischoten enthalten Capsaicin und wurden in China wissenschaftlich der Förderung von Langlebigkeit überführt.

Die Wissenschaft wird in Zukunft noch viel mehr solche Stoffe aus Pflanzen extrahieren. Aber wir könnten auch einfacher schon jetzt all die in der Volksmedizin der Völker für das Thema Langlebigkeit bekannten Pflanzen ins Auge fassen. So, ist zu hoffen, wird die Schulmedizin allmählich die Naturheilkunde »entdecken«. Die Ethno-Medizin könnte da vorangehen.

Wir können für gesunde Lebensverlängerung infrage kommende Pflanzen auch bezüglich der gerade entdeckten arche- oder, wie die Forscher sagten, ageotypischen vier Kriterien finden: Alles, was Immunsystem, Stoffwechsel, Leber und Nieren fördert, hilft auch, das Leben gesund zu verlängern. Wer unter den vier Möglichkeiten seinen ganz persönlichen Schwachpunkt herausgefunden hat, kann seine Auswahl begrenzen, denn zu diesen vier Punkten gibt es eine riesige Zahl geeigneter natürlicher Heilmittel. Allein zur Unterstützung des Immunsystems habe ich gleich zur ersten Corona-Welle fast hundert studienbelegte Möglichkeiten im Büchlein *Schutz vor Infektionen* versammelt.[148]

Persönlich bevorzuge ich entschieden, mit einer Ausnahme, die Einnahme vieler dieser Mittel schlicht über die ganzen Pflanzen, die nach meiner und der Erfahrung der Naturheilkunde sogar besser wirken. Auch hier gilt: Das Ganze ist besser als die

Summe seiner Teile. Bei der Auswahl rate ich, auch auf persönliche Vorlieben und Abneigungen zu achten. Tatsächlich sind mir Chilischoten viel zu scharf und Knoblauch nicht angenehm, also lasse ich diese sehr gern weg.

Hier noch einige der speziell zur Förderung der Langlebigkeit infrage kommenden Pflanzen mit Angabe ihrer von der Wissenschaft gefundenen Ingredienzien:

- *Quercetin* ist ein gelbes, aus Zwiebeln, Äpfeln, Kapern und Eichen stammendes Chemotherapeutikum, erfolgreich gegen Krebs eingesetzt wie auch gegen sogenannte seneszente Zellen. Diese haben die Apoptose, ihren überfälligen Selbstmord, verhindert und kreisen im greisen Organismus ihn schädigend als eine Art Untote. Quercetin gehört zu den Senolytika, die diese Zellen selbst bei nur gelegentlicher Einnahme ausschalten. Und was sollte uns hindern, reichlich Äpfel und Zwiebeln zu genießen?
- *Knoblauch* mit den untersuchten Anteilen Allicin und Thiolen ist der Volksmedizin in vieler Hinsicht lange bekannt. Seine lebensverlängernde Potenz wird zunehmend auch wissenschaftlich anerkannt. Er lässt sich natürlich essen, außer wenn dir Geruch und Geschmack widerstreben … Dezenter gibt es ihn auch in Pillen.
- *Spermidin* ist in allen Zellen aller drei Arten vorhanden, also auch menschlichen, und kann, sobald wir mehr Energie brauchen, die sogenannte Autophagie fördern, das Recyceln von alten, verbrauchten oder kranken Zellen. Dazu kommt es besonders beim Fasten, bei schwerem Stress wie Flucht (Bewegung) und Krankheit. Es verbessert bei Menschen auch nachweislich die Gedächtnisleistung. In Brokkoli, vielen Pilzen und Weizenkeimen natürlich vorkommend, ist Spermidin auch gut essbar.
- *Heidel-*, *Blau-* oder *Schwarzbeeren* enthalten Anthocyane, die durch Ausschalten freier Radikale entzündungshemmend und

Erbgut und Gefäße schützend wirken. Auch andere dunkelblaue bis violette Früchte können das.

- *Sternanis* enthält Shikimisäure, die gegen Viren hilft und viele weitere gesundheitliche Wirkungen hat wie die Förderung von *Gluthation*, das die Zellen vor Schäden schützt. Sternanis ist Bestandteil klassischer indischer Currygerichte und des Glühweins, also leicht über schmackhafte Gerichte zu haben.
- Das unaussprechliche *Epigallocatechingallat* aus grünem Tee hat sich bezüglich Krebs und Langlebigkeit ausgezeichnet.
- In *Ginseng* enthaltene Gingenoside und Gingerol bringen den Stoffwechsel in Gang.
- *Brokkoli*, so oft erwähnt, verdient noch einen eigenen Absatz. Er reduziert nicht nur Lungen-, Brust-, Darm- und Magenkrebs und wahrscheinlich das generelle Krebsrisiko, er fördert auch den Stoffwechsel über seinen Anteil an Omega-3-Fettsäuren, wirkt gegen Bakterien, Viren und Pilze gleichermaßen, enthält so viele wichtige Mineralien wie Magnesium, Zink, Eisen, Selen und fördert insofern Haut- und Knochengesundheit und gesundes Älterwerden. Selbst die Sehkraft verbessert er über enthaltene Carotinoide. Seine Sulforaphane wirken stark antioxidativ.

Die Sirt-Diät

Beim Thema »Langlebigkeit« kommen auch immer häufiger wegen Förderung von Fettverbrennung, Muskelaufbau und Verlangsamung der Alterung die Sirtuine 1 bis 7 ins Spiel bis hin zur in den USA ultramodernen, von angesagten Influencern propagierten Sirtfood-Diät.

Bei den Sirtuinen handelt es sich um eine Familie multifunktionaler Enzyme, die genetisch hoch konserviert in allen Lebewesen vorkommen. Die meisten einfachen Organismen – wie

Bakterien – besitzen nur eines oder wenige, Hefen haben vier und der Mensch sieben verschiedene dieser Enzyme.

Die Sirtuine 1 und 3 sind besonders wichtig für unsere Nierengesundheit. Sie sind in allen möglichen gesunden Lebensmitteln enthalten, die wir schon genannt haben. Warum also nicht gleich mit gesundem Essen statt teuren Diäten starten, zumal dieses mit so anmachenden Dingen wie sehr schwarzer Schokolade – zartbitter, ohne Milch und über 80 Prozent Kakao – lockt?

Auch für Walnüsse, Kurkuma, Erd-, Blau- und Himbeeren, Datteln, Orangen und Mandarinen, die Dauerbrenner Brokkoli, Sellerie, Grünkohl, aber auch Rucola, Kapern, Tomaten, Chicorée, Petersilie wie auch Buchweizen und Soja und als Getränke Grüntee und selbst Kaffee und Rotwein spricht vieles, wie auch für Olivenöl (extra vergine). Knoblauch, Zwiebeln und Chili sind wieder Geschmackssache.

Sie alle enthalten Sirtuine, die über verschiedene wissenschaftlich schon teilweise geklärte Wege ein gesundes und glückliches Altern fördern. Solche Diäten sind auch wunderbar mit pflanzlich-vollwertiger Kost sowie mit dem Kurzzeitfasten zu verbinden.

Eine Wissenschaftlerin geht voraus – und wird sehr gesund uralt

Die wirklich große Vorreiterin für ein Feld gesunder Langlebigkeit ist die russische Ärztin und Neurochirurgin Galina Schatalova. Sie hinterließ uns eine auf fünf Säulen fußende Philosophie natürlicher Gesundheit. Bei ihr dreht sich alles um eine – wie sie betont – artgerechte vegane Ernährung, regelmäßige intensive Bewegung, gesunde Atmung, Abhärtung zur Aktivierung der Abwehrkräfte und geistig-seelische Gesundheit. Könnte uns irgendwie vertraut vorkommen.

Als Militärärztin, Mitglied der russischen Akademie der Wissenschaften, Chefin der medizinischen Auswahlkommission der sowjetischen Kosmonauten und deren Ernährungsberaterin sammelte sie jahrelang Erfahrungen. Ihr Konzept nannte sie »System natürlicher Heilung«. Es war revolutionär einfach und völlig natürlich. In der ersten Hälfte des letzten Jahrhunderts entwickelt, führt es die Mehrzahl unserer modernen Krankheitsbilder auf den Verlust der Harmonie mit der Natur und die daraus folgende krankmachende Lebensform zurück.

Ihr System der fünf Säulen bietet die von ihr selbst und vielen Anhängern gut erprobte Möglichkeit, unsere Lebenszeit bei erhaltener Gesundheit und Leistungsfähigkeit deutlich zu verlängern. Sie selbst wurde bei kalorienreduzierter Ernährung und enormen sportlichen Leistungen 95 Jahre alt. Ich bin überzeugt, hätte sie an einer US-amerikanischen Renommier-Universität gelehrt, wäre sie heute weltbekannt und ihre Methode in aller Munde. Aber als Russin verschwanden ihre bahnbrechenden Erkenntnisse erst hinter dem Eisernen Vorhang und dann hinter mühsam erneuerter und durch den Ukraine-Krieg befeuerter Russen-Feindlichkeit.

Galina Schatalova ging davon aus, der Grund, warum der Mensch nur einen Bruchteil seiner tatsächlich möglichen Lebenszeit erreiche, liege in unnatürlicher Lebensweise. Ihre Berechnung der potenziell möglichen Lebensspanne ist bestechend einfach und überzeugend: BiologInnen wissen, die Zeit von der Geburt eines Tieres bis zu voller Reife beträgt ein Siebtel seiner Lebenszeit. Bei Menschen, die biologisch auch zu den Säugetieren gehören, dauert es von der Geburt bis zur abgeschlossenen Adoleszenz ungefähr 22 Jahre. Mit 7 multipliziert ergibt das eine Lebenszeit von 154 Jahren.

Schatalova betonte, wie viel Lebenszeit und Gesundheit wir verspielen durch unnatürliche Lebensweise und denaturierte Nahrung. Sie bestätigte ihr Konzept geradezu unermüdlich durch heroische Selbstversuche. Dass wir täglich zwischen 1200 und 1700 Kalorien benötigen, widerlegte sie mehrfach eindrucksvoll. Bei natürlicher veganer Ernährung frei von denaturierten Nahrungsmitteln reichten nach ihrer Erfahrung zwischen 250 bis 400 Kalorien pro Tag. Ihre spektakulären Experimente zur Feststellung des Nahrungsbedarfs unter extremer Belastung zwischen 1983 bis 1990 sorgten für einige Schlagzeilen. 1983 absolvierte sie mit einer Gruppe einen 500-Kilometer-Extrem-Marathon in nur sieben Tagen bei einer Energiezufuhr von lediglich 800 bis 1200 Kalorien täglich. Die TeilnehmerInnen lebten von Saft, Honig, Gemüse, Salat, Kräutern, Nüssen, ansonsten nur von Roggenmehlfladen und gekochten Bohnen. 1984 folgte ein Supermarathon von 450 Kilometern in nur fünf Tagen. Das waren jeweils täglich mehr als zwei Marathonläufe oder 90 Kilometer. Während einer 23-Tage-Bergwanderung bekamen die TeilnehmerInnen täglich lediglich 50 Gramm Buchweizen und 100 Gramm getrocknete Früchte. Auf vier Wanderungen durch die zentralasiatische Wüste beschränkte sie die Nahrungsaufnahme auf weniger als 600 Kalorien pro Tag bei etwa 50 Kilometer Tagespensum – und das auf lockerem Sand in kontinentalem Wüstenklima. Dass die TeilnehmerInnen dabei kein Gewicht verloren, wertete sie als Beleg für ihre Theorie minimalen Kalorienbedarfs.

Die wissenschaftliche Kritik war massiv, aber Schatalova war ihr eigener bester Beleg durch ihre Gesundheit und ihr stattliches Lebensalter.

In *Philosophie der Gesundheit* schreibt sie: »Sagen Sie bitte, kann man eine Gesellschaft vernünftig nennen, wenn jede ihrer neuen Errungenschaften auf dem Weg des ›Fortschritts‹ zu einer Verschlechterung der Gesundheit der Menschen selbst und der

Natur insgesamt führt, deren Teil die Menschen immer waren und sein werden?«[149]

Eine weitere Feststellung klingt sehr modern: »Deshalb kann man vom Beginn einer Ära der Vernunft erst dann sprechen, wenn gleichzeitig mit dem wissenschaftlich-technischen Fortschritt der Prozess der Befreiung der Menschheit von Krankheiten ebenso dynamisch einhergeht und darüber hinaus die Reinigung ihrer Lebensumwelt von Verschmutzung und Vergiftung.«

Und als Resümee: »Aber man kann die Natur weder aufteilen noch betrügen. Und solange wir nicht lernen, sie zu achten, ihre Interessen zu wahren und uns ihren Gesetzen zu unterwerfen, ist alles Gerede über eine Ära der Vernunft für mich gelinde gesagt verfrüht.«

Besonders ihr Buch *Wir fressen uns zu Tode*[150] ist in unserem Zusammenhang beachtenswert.

Schatalovas Erfahrungen decken sich fast vollkommen mit meinen. Ihre erste und für sie wichtigste Säule der Ernährung mit artgerechter veganer Kost läuft exakt auf *Peace Food* hinaus wie auch ihre Betonung saisonaler, regionaler und vor allem frischer Gemüse und wildwachsender Kräuter. Lediglich bei der Kalorienreduktion auf 250 bis 400 Kilokalorien pro Tag geht sie weiter, wobei ich auch phasenweise ohne Einbußen mit so wenig Kalorien lebte und mich gut fühlte. In zwei Fastenzeiten von vierzig Tagen kam ich gut zurecht und erlebte keine Einbußen an Kraft, aber einen erstaunlichen Zuwachs an geistiger Klarheit und spirituellen Erfahrungen. Bei meinem längsten Fasten von neun Wochen verlor ich über die ersten vier Wochen Gewicht. In den letzten fünf Wochen nahm ich gar nicht mehr ab, obwohl ich damals sogar noch sportlich aktiv war.

Schatalovas zweite Säule ist die Atmung mit Betonung der Bauchatmung. Die Meinung der modernen Medizin von einer normalen Atemfrequenz von achtzehn bis zwanzig Atemzügen pro Minute teilte sie nie, sondern empfahl eine Atemfrequenz von vier bis fünf Zyklen pro Minute bei tiefer Bauchatmung. Auch dem entsprechen meine eigenen, auf den ebenfalls russischen Arzt Buteyko zurückgehenden Erfahrungen. Der lange Atem der Sieger ist auch der langlebiger, provozierend gesunder Menschen. Mir persönlich ist wie gesagt noch der »verbundene Atem« besonders wichtig.

Schatalovas dritte Säule ist die der Bewegung und vor allem des Laufens beziehungsweise Gehens. Sie meint damit, was wir heute Walken nennen, das sie für natürlicher als Joggen hält. Es sei die ursprünglichste Form menschlicher Fortbewegung. Auch da dürfte sie richtigliegen. Denn ganz sicher sind unsere sammelnden Vorfahren weder gerannt noch gejoggt, sondern haben sich im Sauerstoffgleichgewicht eher trottend bewegt. Alles andere hätte zu viel der damals ebenso knappen wie kostbaren Energie verbraucht.

Auch wenn sie rät, das Ausatmen gegenüber dem Einatmen deutlich zu verlängern, stimmen wir völlig überein. Des Weiteren empfiehlt sie Yoga, wie es integraler Bestandteil unserer Fasten- und anderer Selbsterfahrungswochen ist.

Als vierte Säule spielt Abhärtung in ihrem System natürlicher Gesundung eine große Rolle. Sie empfiehlt Luftbäder und Wasseranwendungen, wie sie Bestandteil der TamanGa-Natur-Kur sind.

Lediglich die bei ihr an fünfter Stelle rangierende geistig-seelische Gesundheit steht bei mir entschieden an erster Stelle.

Was die entscheidende Bedeutung der Eigenverantwortung angeht, besteht wieder völlige Übereinstimmung. Auch Schatalova betont, alles liege in unseren eigenen Händen. Ihre Mittel sind so überzeugend einfach und uns mittlerweile vertraut: einfach weniger und besser essen, einfach weniger und tiefer atmen, einfach öfter und mehr gehen, einfach weniger bequem verweichlichen und tapferer abhärten, sich einfach mehr an Mutter Natur orientieren und einfach mehr Selbstverantwortung ins Leben bringen!

Die »Pille« für ein gesundes langes Leben

Wer sich all die von Schatalova und den Professoren Sinclair und Longo vorgeschlagenen einfachen und auf unsere frühen sammelnden Vorfahren zurückgehenden Möglichkeiten nicht zutraut, bleibt auch nicht völlig *mittel*los. Beides lässt sich aber auch wundervoll kombinieren und mit dem entsprechenden Synergie-Effekt nochmals verbessern.

Wenigstens ließe sich auf eine Grundversorgung mit allen notwendigen Spurenelementen setzen. Und wenn sich mittlerweile die Spezialisten unter den Wissenschaftlern einig sind, dass im Mittelpunkt der Langlebigkeit die Zellkraftwerke der Mitochondrien stehen, eröffnet sich hier eine Chance. Meine Erfahrungen zeigen: Natürliche Quellen wirken fast immer besser als künstliche. Die pharmakologische Isolation von Einzelbestandteilen bringt nur Konzernen mehr, weil sich Naturstoffe und ganze Pflanzen nicht patentieren und finanziell ausschlachten lassen. Da viele der gehypten Langlebigkeitsempfehlungen auf Einzelstoffe hinauslaufen, die aus Niacin, dem Vitamin B_3, stammen, empfehle ich gleich dieses. Dass es in hohen Dosierungen manchmal einen sogenannten Flush auslöst, eine wieder vergehende Röte, schreckt mich dabei nicht, sondern zeigt, dass es wirkt. Zum Glück hat es aber auch ganz nahe Verwandte mit sehr ähnlichen Eigenschaften wie Nicotinamid-Ribosid, aber ohne Flush-Neigung. Auch dieses ist in meiner engsten Wahl. Hinzu kommen bewährte Naturstoffe. Und die gibt es im erwähnten Senevit vom selben internationalen Damen-Trio wie Amorex – eine ist aus Österreich, eine aus der Slowakei, eine aus Zypern. Senevit enthält über seine Basis Vitamin B_3 (Nicotinamid-Ribosid als nebenwirkungsfreie Niacin-Variante) neben anderem noch die Anti-Aging-Flavonoide Quercetin und Fisetin, Resveratrol und K-Vitamine für die Gefäße, leberunterstützendes Silymarin sowie immunkraftstärkendes Selen.

Zusätzlich werde ich weiter pflanzlich-vollwertig und bunt im *Peace-Food*-Sinne essen und beispielsweise, statt Curcumin mit Piperin einzunehmen, reichlich mit Kurkuma und parallel Pfeffer würzen, mir viele rote frische Trauben oder ihren Saft gönnen, aber den Rotweinfans auch die vergorenen. Aber wie gesagt: Bitte nicht versuchen, die notwendige Menge Resveratrol über Rotwein zu erreichen, das brächte statt Langlebigkeit Leberzirrhose und Hirnschäden ...

Das Buch bringt die zurzeit bewährtesten Möglichkeiten, die weitestgehend über pflanzliche Kost zu verwirklichen sind, zusätzlich nehme ich lediglich Amorex, Omega3-DHA, EPA und Senevit. Ersteres, weil ich als Veganer jedenfalls das richtige B_{12} brauche und andererseits auch die Vorstufen vom Wohlfühlhormon Serotonin und vom Belohnungs- und Glückshormon Dopamin, aber auch Vitamin D und B_6, um mich an meine nächtlichen Träume besser zu erinnern. Senevit, weil ich es für ein gesundes, glückliches Älterwerden für hilfreich halte und nicht so einfach durch Essen bekomme und weil ich – mit 71 und schon älter als fast alle meine Ahnen – noch gern bleiben würde, wenn Gesundheit und Lebensglück passen.

Zum guten Ende: Mit dem Leben fertigwerden

Aussöhnung mit Freund Hein oder Gevatter Tod

Wer mit seinem Tagwerk gut fertigwurde wie der Bauer alter Zeit, war am Abend rechtschaffen müde und konnte gut und leicht einschlafen. Nehmen wir den Tag wieder als kleinste Einheit des Lebens, und bedenken wir, dass unser Leben auf eine Kette von Tagen hinausläuft, landen wir neuerlich beim Lebensabend: so wie der Abend des Tages, so auch der des Lebens. Das mag zum x-ten Mal die Bedeutung des Feierabends verdeutlichen: Wer jedes Tagesende feiert, kann auch am Ende in einer großen Feier mit feierlichem Höhepunkt oder in seiner eigenen Würde ganz still für sich gehen. Insofern ist alles daranzusetzen, am Ende mit dem Leben fertiggeworden zu sein.

Wer seinen Ruf hörte, die Be*ruf*ung darin fand und (s)einen Be*ruf* daraus entwickelte, wird sich ins Leben gerufen und zu seiner Auf*gabe* berufen gefühlt haben. Wer so seine Be*gab*ungen als *Gaben* erkannte, die er mit Hin*gabe* und von Herzen *geben* konnte, konnte ein erfülltes Leben leben – erfüllt von Freude und Dankbarkeit, sich selbst und anderen gegenüber.

Wer zudem im Laufe des Lebens seinen Gegenpol entdeckte, oder seine bessere Hälfte, den Prinzen oder die Prinzessin, ist auf bestem Weg, mit dem Leben fertigzuwerden. Er wird die Schatten der vier Elemente in ihre Lichtseiten wandeln und ausgelassen auf allen zwölf Lebensbühnen mit ihren *»Heilsamen Tugenden«* tanzen (siehe Anhang).

Der Lebensweg wird zur Glücksspirale, und Umdrehung für Umdrehung nähern wir uns der Mitte, dem Punkt der Vollendung weit oberhalb im Himmel der Entwicklung und Erleuchtung.

Natürlich ist der Lebensweg nicht nur Glücksspirale, sondern zu ihm gehören auch die dunklen Täler des Schattenreiches. Wobei entscheidend wichtig ist, immer das Ziel im Auge zu behalten, das, wofür es sich zu leben lohnt, das persönliche Ziel oder Ikigai der Japaner.

All deren Erkenntnisse wie Wabi-Sabi, Akzeptieren, was ist, mit Selbstmitgefühl, Zen mit seiner Achtsamkeit, Einfachheit und Stille, Kaizen, als Weg der kleinen Schritte stetiger Verbesserung. Und schließlich Yuimaru, die Gemeinschaft mit anderen, aus der wir kommen und wachsen können und die wir wieder brauchen als Grundlage für die Selbstverwirklichung der Individuation.

Alle Traditionen, Religionen und Lebensphilosophien sind sich einig über die Existenz solch eines letzten und höchsten Zieles. Hätten wir das nicht, müssten wir es schleunigst erfinden, denn es allein gibt unserem Leben Sinn und ermöglicht Vollendung.

Dass die moderne Industriegesellschaft an seine Stelle die Geld-Welt-Religion mit der alleinigen Praxis Konsum setzte, macht so vielen so vieles am Ende so schwer. Stehen sie doch unerfüllt und mit verwaistem Herzen vor einem Berg ein Leben lang zusammengerafften, letztlich wertlosen Besitzes, der sie besessen machte und sich nun als Müll entlarvt. In Verzweiflung versuchen viele dann, ihr Leben dadurch zu verlängern, dass sie sich über Testamente in das ihrer Nachkommen einschleichen, um da übergriffig weiterzuwirken und hineinzupfuschen. Und rufen doch nur postum deren Abscheu hervor. Lieber mit noch warmen Händen schenken.

Wie einfach und erhebend wäre es, im Tod statt des Feindes einen Freund zu erkennen wie früher. »Freund Hein« nannten ihn noch unsere Vorfahren oder auch »Gevatter Tod«, also einen Verwandten, aus der Familie, der uns nahesteht. Der wunderbare Film »Die Bücherdiebin«[151] kann uns seine wahre Natur enthüllen, wenn wir erleben, wie er Liesel durch ein langes schweres und schließlich erfülltes Leben begleitet und nie bedroht, sondern immer beschützt. In »Ein vollkommener Tag«[152] ist es die Vorstellung von Gevatter Tod, die Rob Lowe vor seinem explodierenden Ego rettet und wieder ins Leben finden lässt.

Der Ausdruck »Sensenmann«, der alles Überflüssige abschneidet, jagt heute vor allem Schrecken ein. Dabei ist er ein Helfer, der uns lediglich hilft abzutrennen, was wir versäumten, freiwillig los- und hinter uns zu lassen. Noch liebevoller bewacht der Hüter der Schwelle diesen letzten Übergang und behütet uns davor, überflüssigen Ballast mit auf die nächste Stufe zu schleppen und uns diesen letzten Übergang zu be- und erschweren. Ballast(stoff) gehört in den Darm, das Totenreich des Körpers, statt in die Seelenwelt.

Abschied nehmen als letzte Loslassübung

Zu den Themen des Loslassens und Abschiednehmens sind alle Filme der zehnten Lebensbühne aus dem Buch *Hollywood-Therapie* geeignet. Der Reihe nach geschaut, können sie dieses Thema wie auch das der Zeit(-Film-Reihe) zu einer Art Selbsttherapie in Eigenregie wandeln.

Mein 2019 verstorbener Freund Bert Hellinger ließ, als er schon auf die neunzig zuging und gerade von schwerer Krankheit nochmals zurückgekehrt war, bei seinen letzten Auftritten einen scheinbar leeren Stuhl neben sich auf die Bühne stellen. Gefragt, was der zu bedeuten habe, versicherte er mir, der sei für den Tod, dem er schon so nahe gewesen sei. Der sei immer neben uns. Der bereits genannte Film »Die Bücherdiebin« zeigt das einfühlsam.

Tatsächlich ist es gut und ausgesprochen hilfreich, sich das immer klar vor Augen zu halten. Die Tempelritter schliefen allnächtlich in ihrem Sarg, um diese letzte Station, dieses Ziel, nie aus den Augen zu verlieren und immer bereit zu sein. Im Kärntner Malta-Tal bekommt man zum Fünfzigsten nach altem Brauch (s)einen Sarg. Im Lied »Auf der Mölltal-Leitn« singen Kärntner einem auf ihre melancholische Art und Weise den Lebensweg vor. Wo man schlussendlich in einem hölzernen »Schragn« hinuntergetragen, auf der »Sunnaseitn« noch ein letztes Mal verweilen darf. Gesegnet, wer dann auf ein besonnenes Leben zurückblicken kann.

In uralter Zeit hatten viele Völker Totenbücher wie das tibetische, ägyptische oder das der Mayas. Auch in unserer Kultur gab es die Philosophia perennis, eine Bildersammlung zum Tod. Die Letzte Ölung, eigentlich Krankensalbung und Zeichen der Hoffnung, hat die katholische Bevölkerung längst zu einem Totenritual umgemodelt. Es ist fester Bestandteil katholischer Tradition, wenn auch nicht Lehre.

Mich hat Bert Hellingers zweiter Stuhl angeregt, bei anstehenden Entscheidungen zu bedenken, was mir auf dem Totenbett leidtun wird und was mich hindern könnte, dereinst in Frieden loszulassen. Deswegen entschied ich, Anfang 2020 im siebzigsten Lebensjahr, mich nicht herauszuhalten aus der Corona-Auseinandersetzung und in Frieden den Lebensabend in Zypern zu genießen, sondern dafür einzustehen, was ich in einem langen Arztleben gelernt und erfahren habe, und laut und deutlich Zeugnis davon abzulegen. Niemals vorher bin ich auch nur annähernd so diskriminiert und herabgesetzt worden wie dafür. Aber unter dem letzten Aspekt ging es gar nicht anders und wird mir sicher helfen, ohne Selbstvorwurf in dieser Angelegenheit gehen zu können, wenn meine Zeit gekommen ist.

Im Allgemeinen fordern Mediziner, wenn es zu Ende geht, dazu auf, die eigenen Angelegenheiten zu *ordnen*. Das ist aber keine Sache des Abschieds, sondern des Lebens.

Um Ordnung in (s)ein Leben zu bringen, muss man nicht in einen Orden eintreten wie früher durchaus üblich. Noch heute werden Nonnen und Mönche in den geordneten Verhältnissen hinter Klostermauern ihres Ordens uralt. Über Hundertjährige sind da keine Seltenheit, wie besagte Nonnenstudie zu Alzheimer nebenbei enthüllte.

Heute gilt es für die meisten von uns, andere Wege des Ordnens zu finden. Die Spielregeln des Lebens in Gestalt der Schicksalsgesetze sind immerhin eine Möglichkeit, schon mal auf einen grünen Zweig zu kommen. Die große Ordnung rechtzeitig zu erkennen – also möglichst früh im Leben –, ist der einfachste und beste Weg. Sich ihr freiwillig zu unterstellen ermöglicht ein Ende frei von Hektik und einen Abschied in Ruhe – darüber hinaus noch als Vorbild für Zurückbleibende.

Ordnung ist etwas Zauberhaftes, wie wir früh- und rechtzeitig auf unserem Schreibtisch oder in unserem Arbeitszimmer lernen und genießen können. Ein aufgeräumter Tisch beruhigt und erleichtert gleichermaßen. Eine geordnete Wohnung oder – wie man früher sagte – »ein bestelltes Haus« kann das in noch größerem Umfang und erlaubt jederzeitigen geordneten Rückzug. Ein geordnetes Leben ist ein besonderer Schatz. Ihn schon lange Zeit vor dem Ende zu genießen können wir als unser Recht in Anspruch nehmen und uns zum Abschied schenken. Da gilt: Es gibt ein Leben vor dem Tod.

Wir sterben und leben weiter

In guten dreißig Jahren Schatten- oder Reinkarnationstherapie wurde mir das (Weiter)leben der Seele nach dem Tod zur Gewissheit. Im kleinen Buch *Von der großen Verwandlung. Wir sterben ... und werden weiterleben*[153] habe ich darüber geschrieben. Wobei der Gedanke bei uns gründlich missverstanden ist. Menschen des Ostens geht es gerade nicht darum, immer wieder geboren zu werden. Dort ist das Ziel im Gegenteil, möglichst rasch mit den vom Leben gestellten Aufgaben fertig und frei davon zu werden. Aber für so sehr dem Diesseits verhaftete westliche Menschen ist der Gedanke des Weiterlebens tröstlich. Im letzten Übergang dürfen auch sie dieses Missverständnis durchschauen. Wir dürfen Klassen wiederholen – auch beruhigend und schön.

Die Essenz der Traditionen und Religionen läuft darauf hinaus, sich nach dem Tod des Körpers als Seele weiter der Aufarbeitung und damit dem Fertigwerden mit dem Leben zu widmen. Tibeter wissen, wir wandeln im Kreise unserer Bilder durch die sogenannten Bardo-Zustände. Ihre Lamas begleiten die Seelen auf dieser Reise durch unbewältigte offen gebliebene Bilderreiche.

Auch unsere Tradition kennt Requien als Begleitmusik für diesen Übergang, und im Katholizismus sind Totenmessen üblich, um Seelen den Weg zu ebnen. Begriffe wie »Fegefeuer« und »Hölle« sind uns wohl noch vertraut, aber mit Schrecken überhäuft. Dabei verkennen sie die reinigende Kraft des Feuers. Diese wurde in den entsetzlichen Jahrhunderten der katholischen Inquisition so abscheulich missbraucht, dass jener entspannte Zugang auf lange Sicht versperrt ist. Jedenfalls geht der Entwicklungsweg mit seinen Lernerfahrungen weiter. Auch unter diesem Aspekt ist es wichtig, möglichst viel schon im Leben zu klären. Und vergessen wir nicht: Wenig beglückt so wie Lernen.

Das Leben im Körper ist eine lange, lebenslange Kette von Lern- und besonders im Alter zugleich Lehrmöglichkeiten, und diese setzt sich für die Seele im Jenseits fort. Dieser Wahrheit weitgehend entfremdeten westlichen Menschen der Moderne schenkt der Film »Hinter dem Horizont«[154] mit Robin Williams eine verblüffend gute Darstellung jenseitiger Seelen-Bilder-Welten. Sie stimmt vollkommen mit unseren Erfahrungen mit Schatten- beziehungsweise Reinkarnationstherapie überein. Uns übertrieben farbig erscheinende Bilder der Seelenlandschaften des Jenseits sind nicht etwa kitschig, sondern Ausdruck der nach dem körperlichen Tod noch viel brillanteren Wahrnehmung mit den Augen der Seele. Das gilt auch fürs Horchen und Lauschen der Sphären-Harmonie und all die anderen Sinne, vom sechsten ganz zu schweigen. In dieser von den beiden Täuschern, Raum und Zeit, befreiten Welt sehen wir alle mit den Augen der Liebe, was wir mit denen des Herzens üben konnten. Der im wahrsten Sinne des Wortes für uns Moderne *wunder*volle Film ist insofern eine be- und verzaubernde neue Version des in Vergessenheit geratenen Totenbuches der Philosophia perennis, der ewigen beziehungsweise zeitlosen Philosophie oder Liebe zur Weisheit.

Je weiter uns die Wiederverzauberung der Welt mit den geschilderten Möglichkeiten schon zu Lebzeiten gelingt, desto besser für uns und unsere Vorbereitung des Abschieds von dieser Ebene.

Das Alter ist jedenfalls die Lebenszeit, sich von der Illusion der Unendlichkeit irdischen Lebens zu lösen, sich seiner Endlichkeit zu stellen und sich ihr bewusst zu nähern. Wo immer Religionsstifter von Unsterblichkeit sprechen, meinen sie ganz selbstverständlich die der Seele.

Wer an dieser unumstößlichen Wahrheit auch nur die leisesten Zweifel hat, möge sich auch noch den bereits genannten satirischen Film »Das brandneue Testament« gönnen. Neben viel

Erhellendem nimmt er auch den streng patriarchalen Charakter des tradierten Christentums auf die Schippe. Dabei wird im Aramäischen, der Sprache Jesu, für Gott der Ausdruck »Abwun« verwendet, der gar keine Geschlechtsbindung hat und sowohl Mutter wie Vater bedeutet. Vor allem aber enthüllt der Film die Illusion der physischen Unsterblichkeit. Als Gottes Tochter Éa – auch solche aus katholischer Sicht »Blasphemien« scheut der Film keineswegs – den Menschen ihre Sterbedaten schickt, ist spannend mitzuerleben, wie sich sofort alles im Leben ändert.

Das einzige wirklich Sichere in unserem Leben ist sein Ende auf körperlicher Ebene, der Tod als (Er)lösung – und dass nichts bleibt, wie es ist, sondern gilt: Alles ist und bleibt im Fluss.

Je rechtzeitiger wir uns damit aussöhnen, desto besser. Das Alter ist jedenfalls die vorletzte Möglichkeit dafür und die letzte gute Gelegenheit und Zeit.

Nun lenkt gar nichts mehr ab vom Thema der angebrochenen Zeit, die in jedem Fall mit dem letzten Stündlein endet. Auch wenn wir das noch so engagiert verdrängen, schlägt es ausnahmslos jedem von uns zu seiner Zeit. Umfärben dagegen und chirurgische Bastelstunden helfen nicht wirklich, sondern sind vor allem peinlich. Das hat, wer wirklich gelebt hat, gar nicht notwendig. Es gibt da gar keine Not, sondern einen Übergang in eine neue Dimension, neudeutsch: einen Relaunch.

Dank

Mein Dank geht an Caroline Colsman für die Idee, an Christiane für wichtige Impulse, an Claudia für Anregungen, Kritik und Korrekturen und die ganze Zeit, Natascha für Korrekturen und Christina, meiner Privatlektorin, für Verbesserungen und Anregungen und Herrn Lay für das Lektorat des Verlages.

Anhang

Tipps für die Praxis

Der kleine alltägliche Jungbrunnen für nebenbei

Trotz der Fülle an Anregungen zur Selbstheilung, die du bisher in diesem Buch gefunden hast, gibt es noch einige an sich kleine im Gesamtgefüge, aber ebenso hilfreiche wie wichtige Mosaiksteinchen, die ich dir nicht vorenthalten möchte. Das Wort »Selbstheilung« hat hier einen doppelten Sinn. Zum einen sind es Vorschläge, die du jeweils selbst und ohne fremde Hilfe angehen kannst. Zum anderen vertraue ich schon lange darauf und habe sie mit persönlichen Tipps und Tricks angereichert.

Yoga fürs Gesicht

Statt Falten wegzuspritzen, verwandele sie in Lachfalten. Lachfalten sind die Täler des Glücks in unserem Gesicht, und dieses ist unsere Fassade und zugleich Spiegel und Abbild unseres Lebens. Lachfalten animieren auch andere zum Lächeln. Und über sich selbst wenigstens zu schmunzeln oder zu lächeln und manchmal lauthals zu lachen ist eine wundervolle Kur, gerade auch nach einem anstrengenden Leben. Die Falten der Strenge durch solche des Lachens zu ersetzen ist eine wundervolle Alterschance und -aufgabe, ohne aufzugeben. Vieles ist gut aufzugeben und anderes neu zu entdecken. Wer im Leben nichts zu lachen hatte, mag vieles einfach übersehen haben. Du kannst es jetzt entdecken. Vielleicht hast du nicht die entsprechenden Filme geschaut oder diese Quelle des Lächelns und sogar des Lachens einfach gänzlich übersehen. Dann ist jetzt höchste Zeit, sie zu entdecken und dir viele schöne Feierabende zu schenken mit Filmen, die dein Gesicht und deine Seele verzaubern und befreien und dich lachen machen. Nebenbei kannst du so der elften Lebensbühne – »Freiheit und neue Wege« – auf (ent)spannende Art und (manchmal) weise näher kommen.

Der russische Arzt Mirsakarim Norbekov beschreibt in seinem Buch *Eselsweisheit*[155] seine verblüffenden Erfahrungen im Kloster des Lächelns. Anfangs fand er den Zwang zum Lächeln lächerlich und verging sich gegen dieses Gebot. Mit der Zeit aber begann diese Art »Yoga fürs Gesicht« zu wirken: Das Lächeln stahl sich auf sein Gesicht und sorgte für anhaltend gute Stimmung.

Wie wäre es mit einem Versuch, bei dir zu Hause für eine Woche ein Haus des Lächelns einzuführen, gleichsam als Ritual und um aufmerksam zu erleben, ob sich etwas tut und was das gegebenenfalls bewirkt, erst außen, dann aber in dir selbst? Wie das zweite der Schicksalsgesetze, das der Resonanz, sagt: »Wie oben so unten, wie außen so innen.«

Einfach und wirksam ist mit dem eigenen Bermuda-Dreieck zu beginnen: Wo auf dem Weltmeer ganze Schiffe spurlos verschwinden, kann im Gesicht die beste Stimmung ersatzlos untergehen. Dieses gefährliche Dreieck spannt sich zwischen beiden Augenbrauen und der Nasenwurzel auf und ist ebenso berüchtigt wie bekannt als Grab guter Stimmung. Hier können sich Gräben in die Tiefe fressen und eine kritische Haltung zum Leben ent*falten* und geradezu zementieren. Gelingt es andererseits, hier Offenheit einziehen zu lassen, ist vieles, wenn nicht alles (entspannt) möglich.

Als Übung reicht es, die Augen weit zu öffnen und die Brauen nach oben und auseinanderzuziehen, und schon wird Weite in diesem magischen Dreieck entstehen und bald Offenheit einkehren. Ein Versuch, in dieser Haltung kritische Gedanken zu wälzen, fällt richtig schwer. Andererseits entsteht spontan ein Gefühl von weiter Offenheit fürs Leben – und besonders deines.

Jetzt braucht es nur häufige Übung, und Zwischendurch-Gelegenheiten gibt es wie Sand am Meer. Wo sich schon eine tiefe Falte an dieser Stelle eingraviert hat, ist nur mehr Übung notwendig – allerdings ist dann auch die Erleichterung noch erlösender, wenn du diesen Graben zuschüttest und hier weite Offenheit einkehren lässt.

Lach-Yoga ist eine weitere Möglichkeit. Yoga ist überhaupt gut und wundervoll im Alter. Es ist nie zu spät, den Kopfstand zu lernen und solcherart die Welt auf den Kopf zu stellen. Ein Perspektivenwechsel kann Wunder wirken und bringt ganz nebenbei einen Überfluss an Blut und Lebensenergie zur *Haupt*sache. Oder bei der Stellung »Hund« des Yoga der Welt die Zunge herauszustrecken kann auch spät im Leben noch sehr erleichtern und ist sogar rückwirkend wirksam.

Wandern mit Stöcken für Kondition und gesunde Rücken

Wanderungen in der Natur stärken wohl nicht nur, aber besonders auch im Wald unser Immunsystem. Außerdem bieten sie für »Geh-Gespräche« die nach meinen Erfahrungen beste, weil gesündeste und anregendste Umgebung. Es ist keine Frage, bessere Durchblutung des Bewegungsapparates wirkt sich auch nach ganz oben bis in die Hauptsache aus.

Zügig, aber im Sauerstoffgleichgewicht angegangen, geht am meisten und am besten. Sauerstoffgleichgewicht bedeutet wie gesagt, genug Luft durch die Nase zu bekommen und nicht auf Mundatmung oder gar Hecheln auszuweichen. Dieses sogenannte aerobe Gleichgewicht ist sechzehnmal effektiver als anaerobe, auf Sauerstoffschuld hinauslaufende Atmung.[156]

Die Pulsfrequenz, bis zu der sich der Organismus gut mit Sauerstoff versorgen lässt, ist leicht zu finden: Du brauchst nur von 180 dein eigenes Lebensalter abziehen. Bei mir mit meinen 71 Jahren liegt also die gesunde obere Pulsrate bei 109.

Bei dieser gesunden Ausdauerbelastung lässt sich obendrein gut die Ausatmung verlängern, etwa wenn wir bis 4 zählend einatmen und bis 7 oder noch weiter ausatmen, und zwar für 11 Minuten, und diesen 47/11- oder einen noch anspruchsvolleren Rhythmus mit der Zeit als unseren anerkennen.

Wer dabei Nordic-Walking-Stöcke verwendet und diese Technik lernt, was leicht ist und rasch geht, kann nicht nur seine Arm-, sondern vor allem seine langen Rückenmuskeln an diesen offensiven Spaziergängen beteiligen. Diese zu trainieren ist wiederum besonders im Alter ein Segen. Es hilft uns, schmerzfrei, aufrecht und aufrichtig weiter durchs Leben zu gehen. So sind die Bürden und Lasten, die wir uns freiwillig und bewusst aufgeladen haben, mit Würde zu tragen. Was uns von anderen aufgebürdet wurde, können wir bei solchen Gelegenheiten besonders gut erkennen und manches bewusst absetzen. Denjenigen, die uns das aufgeladen haben, diesen (Selbst)befreiungsakt mitzuteilen ist das i-Tüpfelchen bezüglich Aufrichtigkeit. Nebenbei fordern und fördern wir so engagiert mit so viel bewusstem Muskeleinsatz unser Herz-Kreislauf-System, was zu guter Kondition führt. Diese ist umso besser, je weniger wir stehen bleiben und stagnieren und desto mehr wir uns bewegen – auf allen Ebenen. Aber natürlich spricht auch viel für eingestreute Regenerations- und Ruhepausen zum Genuss der Landschaft und unserer Lebendigkeit.

Ein fester Bauch für die gute Verdauung

Direkte Muskelübungen sind im Alter gar nicht mehr entscheidend, sondern passen besser in die partnerschaftliche Akquisitionsphase. Fitness des Herzmuskels bleibt aber doch entscheidend für unser Wohlgefühl. Zusätzlich empfehle ich moderates Bauchmuskeltraining, denn feste Bauchdecken bringen viele Vorteile mit sich und gerade ins fortschreitende Leben. Wo der Bauch fest, das heißt der Musculus rectus abdominis in guter Form und Verfassung ist, kann der Verdauungstrakt nicht nach vorne oder gar in einen Großtrommelträgerbauch ausweichen.

F. X. Mayr, der Begründer der gleichnamigen Kur, bezeichnete ihn so drastisch und riet sehr von seiner Entwicklung ab. Bei einem solchermaßen outgesourcten Verdauungstrakt kann das Zwerchfell, unser Hauptatemmuskel, das Darmkonvolut nicht mehr bei jedem Atemzug sanft massieren. Das aber ist so wichtig für gute Verdauung und Anregung der Peristaltik und damit die zweite Aktivierung des Erdrhythmus neben den Ballaststoffen.

Wer Freude hat, draußen in freier Natur an einem dafür geeigneten Platz mit ein paar einfachen Hilfsmitteln aus der Natur seine Muskulatur in Form zu halten, sei dazu ausdrücklich ermutigt. In TamanGa bauen wir dafür gerade ein schönes Areal im Wald, um eine weitere Synergie zu schaffen und auch *mitgenommene* Männer zu motivieren.

Detox zu Hause

Fasten bietet das beste, weil umfassendste und nachhaltigste Detox-Programm, um Giftstoffe auszuleiten und bei bewusstem Fasten sogar auf Dauer loszulassen. Denn zu jedem körperlichen gehört auch ein seelischer Knoten; und erst den zu lösen wird das Problem nachhaltig lösen. Das lässt sich mit gutem Wasser und Heilkräutertees wundervoll unterstützen wie in TamanGa erleb-, genieß- und erlernbar. Auch die hier mit Erfahrung, Kompetenz und vor allem mit Liebe zubereitete immer basische und folglich entsäuernde *Peace-Food*-Kost ist eine nachhaltige Detox- und Heilmethode.

Meine persönlich liebste Detox-und-Fitness-Mischung läuft auf eine Synergie aus spannendem Lesestoff, abhärtenden Kaltwasserrunden, die Durchblutung anregenden Heißwasserperioden, gutem, selbst angebautem gepflücktem Tee und entsprechend behandeltem Wasser hinaus.

Das ist fast überall gut möglich: Eine durch »Nachschenken« entsprechend heiße Badewanne ist keine Hexerei, und dann braucht es nur kaltes Wasser draußen – auch einfach eine kräftige Dusche. Im Garten ein Minipool ist keine teure Hexerei, es gibt sie inzwischen quasi zum Mitnehmen. Oder nur eine Tonne. In so einer soll schon Diogenes sehr gute Ideen und wahrscheinlich Synergien erlebt haben.

Der Zauber des Bürstens und mehr

Sich selbst freiwillig mit einer festen Bürste jeden Morgen und Abend vom Scheitel bis zu den Fußsohlen abzubürsten ist viel besser, als sich vom Chef in der Firma im übertragenen Sinne »abbürsten« zu lassen. Es gibt keine mir bekannte Methode, die so rasch und leicht praktisch alle Reflexzonen so nachhaltig bearbeitet und langfristig so guttut. Es hilft verblüffend bei Gelenkschmerzen, wobei ich anschließend noch Einreiben mit Kokosöl empfehle. Ebenso strafft es die Haut, fördert ihre Durchblutung und über die Reflexzonen die Versorgung aller Organe mit Energie, aber auch Auf- und Erwachen und geistige Frische.

Über Jahre habe ich das empfohlen. Aber erst seit in TamanGa auf jedem Nachttisch die von mir ausgewählte – zugegeben anfangs wegen harter Naturborsten etwas unsympathische – Bürste liegt, hat sie die verdiente breite Anwendung gefunden.

Bürste immer von außen nach innen. Beginne mit Strichbewegungen an einem Fuß, und arbeite dich dann nach oben: mit strichartigen Bewegungen über das Bein bis zum Gesäß. Es folgt das andere Bein. Als Nächstes bürstest du auf die gleiche Weise Arme, dann Bauch, Brust und Rücken.

Kleinigkeiten für große Veränderungen

27 Pluspunkte zum Aufleben vor dem Ableben

1. Sich von Lust statt Laune motivieren lassen. Was Freude und Spaß bringt, wirkt am besten. Begeisterung ist nicht nur, aber auch fürs Gehirn der beste Dünger.
2. Auch das kleine Gefühl, etwas (Gutes) für sich und andere zu tun, ist schon hilfreich.
3. Statt den Lift benutzen, Treppen steigen und vielleicht manchmal zwei Stufen auf einmal.
4. Rolltreppen meiden, die bringen nichts ins Rollen, sondern fördern das (Ein)rosten.
5. Wenigstens beim Telefonieren spazieren gehen – auch im Büro: ein bisschen Bewegung und bessere Gespräche!

6. Vor dem Melden am Telefon den Beckenboden-Muskel, wie beim Unterbrechen des Wasserlassens – nach Bernhard Ludwig[157] –, fünfmal zusammenzwicken.
7. Wenn schon Fernsehen, dabei wenigstens Beckenbodenmuskeln üben. Das lässt sich kaum übertreiben. Es mindert und verhindert sogar auf lange Sicht Ungemach wie beim Lachen überlaufende Blasen und schenkt mehr Freude beim Sex.
8. Gute Filme statt Alzheimer fördernde Fernsehprogramme.
9. Kauen, was das Zeug hält – auf Essen und/oder Gummi.
10. Essen muss schmecken – Geschmack kann sich entwickeln.
11. Bei Morgen- und Abendtoilette auf einem Bein stehen – Balance üben – oder auf einer günstigen Weiterentwicklung des Powerplates stehen.
12. Dabei beim Waschen in einem Aufwasch über die Fußreflexzonen alle Organe anregen und Osteoporose verhindern.
13. Natürliche Ausdauerbewegung im Sauerstoffgleichgewicht, aber schon kurze Strecken laufen bringt etwas.
14. Bei passender Gelegenheit springen, statt bei unpassender stürzen!
15. Die Kästen mit dem reifen Quellwasser, etwa eines der sieben von St. Leonhards, selbst- und rückenschonend aus den Oberschenkeln heraus heben und (aufrecht) tragen wie auch andere schwere Sachen beim Einkaufen.
16. Zu Fuß zur Arbeit gehen – oder wenn schon fahren, dann öfter mit dem Fahrrad: gut für Bein- und Herzkraft sowie die Balance.
17. Garten- und Hausarbeit mal statt kraftsparend gerade im Gegenteil als Kraftübung nutzen.
18. »Putz-Yoga« mit Dehnen und Strecken, um die letzten obersten Fliesen zu erreichen und von Schmutz zu erlösen wie dich selbst – und alles im Gleichgewicht.

19. Beim Aufstehen nicht an Stuhllehne abstützen, ohne Armunterstützung aufstehen – in jeder Hinsicht.
20. Tanzen für Rhythmus, Bewegung, als Resonanz- und Partnerübung, zum Spaß. Es gibt zahlreiche Tanzkurse ohne Altersbegrenzung.
21. Erledige dein Trinken (circa 2 Liter) von gutem reifem Quellwasser weitgehend am Vormittag. Bau dir die Menge ein paar Tage in Gläsern deines Kulturraumes auf. Also in Bayern zwei Maß, Weintrinker sechzehn Achtelgläser. Schnapsdrosseln: bitte selbst zählen.
22. Vor dem Einschlafen lieber ein altmodisches Buch als vom Bildschirm ein E-Book lesen. Bücher aus Papier strahlen kein problematisches Blaulicht aus, haben aber ihre eigene Strahlkraft und – wissenschaftlich abgesichert – eine ganze Reihe Vorteile.
23. Der Blaulichtanteil vieler Geräte lässt sich (am Abend) abschalten.
24. Sich bilden und viele wundervolle Bilder im Album der Seele sammeln. Geringe Bildung erhöht das Demenzrisiko um 60 Prozent. Gute Bildung mittels vieler Bilder gibt dem Gehirn ungleich bessere Reserven.
25. Vor dem Einschlafen den Tag Revue passieren lassen und dabei für den nächsten lernen – Anleitung im Film »Alles eine Frage der Zeit«.
26. So viel Zeit wie möglich in der Natur und im Wald genießen.
27. Sich mit Menschen umgeben, die dich positiv stärken, mit denen du gerne Zeit verbringst und mit denen zu sprechen dich fordert und fördert.

Überflüssiges und Überzeugendes

Einfach wirkende Gesundheitswerkzeuge, die mit kleinem Einsatz Großes bewirken können, haben es heute erstaunlich schwer. Obwohl Bürsten inzwischen viele Gelenkoperationen erst aufgeschoben und dann aufgehoben hat, erscheint es doch vielen zu banal und altertümlich.

Aufwendige Hilfsmittel, die Tausende Euro kosten und passive Behandlungen ermöglichen, die gesundheitlich weniger bringen, stehen höher in der Gunst. Wärmeanwendungen mittels Infrarot und über Elektrotechnik vermittelte Durchblutungsanregung, entsprechendes Muskeltraining über Elektroden statt aktive Bewegung, die beides besser kann, und andere teure, der Trägheit und Bequemlichkeit geschuldete Geräte sind harte Konkurrenz für auf Eigenverantwortung (auf)bauende Möglichkeiten.

Dabei bin ich durchaus kein grundsätzlicher Gegner von solchem Luxus. In TamanGa finden sich an vielen Plätzen in der Natur Schwebewiegen, deren genussvolle Nutzung wir für unsere Fastenden nicht mehr missen möchten. Sie sind so ideale Orte, um sich wiegend der Lebensrhythmen bewusst zu werden und sich anschließend gewogen zu sein.

Es gibt sogar extra einen Raum in TamanGa für die so wirksamen Brainlight-Sessel, für die ich selbst Programme entwickle. Es ist schon ein Erlebnis, von solch einem Sessel sanft aufgehoben und vermessen zu werden, damit die Massagen auch wirklich passen und sitzen, während das Brainlight-System mit Licht- und Tonreizen für Synchronisation der Gehirnwellenmuster sorgt, während du dich entspannt geführten Meditationen hingibst. Die habe ich so auf diese Reize abgestimmt gesprochen, dass sie gut mit beiden synchronisiert zu den Massagen des Körpers und den Anregungen seiner Zentrale passen.

Gern und täglich nutze ich auch den Tesla-Oszillator, um mein Trinkwasser, aber besonders die Wasserwelt meines Körpers in hexagonale Schwingungen zu versetzen. Besonders den direkten Effekt auf die Zirbeldrüse und ihre Melatoninproduktion, die für guten Schlaf so wichtig ist, möchte ich nicht mehr missen. Wie dargestellt, ist guter Schlaf Voraussetzung für gesundes Altern, weil wesentliche Regenerationsprozesse nur in Tiefschlafphasen stattfinden wie etwa die Durchspülung des Gehirns auf der Grundlage des relativ neu entdeckten glymphatischen Systems. Aber ich »bewelle« mit dem mir bewährten Gerät auch täglich meine Thymusdrüse hinter dem Brustbein. Sie steht im Zentrum der Abwehr und stellt bei den meisten, allmählich durch Fettzellen ersetzt, ihre Funktion irgendwann ein. Da sie uns vor Entzündungen schützt und deren Verhinderung für gesundes Altern entscheidend ist, brauchen wir sie für gesunde Lebendig- und Langlebigkeit aber deutlich länger. Sprachkreative US-Amerikaner sprechen wie gesagt von »Inflammaging«, weil Entzündungen *(inflammation)* und Altern *(aging)* so eng verbunden sind. Sie prägten auch das Kofferwort »Diabesity«, das Diabetes und Übergewicht *(obesity)* verbindet und ebenfalls eine – ähnlich leicht vermeidbare – Altersgefahr in einen Begriff presst.

Trotz solch grandioser Entwicklungen, die wir dem Erfindergenie großer Geister verdanken, liebe ich und vertraue auch vor allem auf die einfachen und so wirksamen, in der modernen Konsumwelt sehr unterschätzten Möglichkeiten. Den dafür notwendigen persönlichen Einsatz in Eigenregie und -verantwortung brauchen wir für ein langes und gesundes Leben sowieso. Außerdem baue ich auf alles, was uns Mutter Natur so großzügig gratis anbietet. Aber auch, was Kulturen hervorbrachten, kann so wesentlich sein – wie Yoga für die wundervolle Qualität bei gesundem, glücklichem Älterwerden.

Verzeichnisse und Übersichten

Die Übersichtsartikel

Die zwölf Lebensbühnen oder Urprinzipien

Die Spielregeln des Lebens und die zwölf Lebensbühnen habe ich schon an anderer Stelle ausführlich erläutert.[158] Deswegen folgt hier nur noch mal eine verkürzte Zusammenfassung.

Unter den Spielregeln des Lebens verstehen wir erstens das Gesetz der Polarität, nachgeordnet ist das Gesetz der Resonanz oder Affinität und als drittes das Gesetz des Anfangs (»Jedem Anfang wohnt ein Zauber inne« [Hermann Hesse]). Die drei Gesetze sind schon eine verlässliche Grundlage, um die Welt zu durchschauen und Ordnung ins unübersehbare Chaos der Erscheinungsformen zu bringen. Schon unsere frühen Vorfahren versuchten sie zu mildern durch Untergliedern der Welt in überschaubare Einheiten wie beim Kaizen. Die Polarität von Yin und Yang, weiblich und männlich, war wohl immer bekannt. Nur mit Yin und Yang ließ sich aber noch keine verlässliche Ordnung und keine ausreichende Differenzierung schaffen. Insofern wurde das weibliche Yin energetisch weiter in seine Elemente Wasser und Erde, das männliche Yang in Feuer und Luft unterteilt. Jedes der vier hat wiederum eine konstruktive und destruktive Seite. Mit diesen vier Kriterien ließ sich bereits besser differenzieren, aber das reichte noch nicht. Unsere Vorfahren unterteilten also jedes Element weiter in drei Entwicklungsstufen. Das Fruchtwasser des Anfangs, das verschlingende Wasser der Sümpfe und die unendliche Weite der Ozeane oder beim Feuerelement die lodernden Stichflammen des Anfangs, das strahlende Feuer der Sonne und die innere Glut. Drei Entwicklungsstufen bei vier Elementen ergibt 3 mal 4 gleich zwölf Lebensbühnen oder -prinzipien:

1. Egoismus und Aggression,
2. Besitz und Werte,
3. Kommunikation und Austausch,
4. Empfindsamkeit und Gefühl,
5. Lebensfreude und Ausstrahlung,
6. Einordnung und Vernunft,
7. Begegnung und Beziehung,
8. Veränderung und Wandlung,
9. Erkenntnis und Sinn des Lebens,
10. Recht und Ordnung,
11. Freiheit und neue Wege sowie
12. Loslassen und Demut.

Die zwölf Heilsamen Tugenden

Die zwölf Heilsamen Tugenden, über die ich schon an anderer Stelle ausführlich geschrieben habe,[159] korrespondieren mit den »zwölf Lebensbühnen«. Hier sind sie noch einmal aufgezählt:

1. Tapferkeit,
2. Verwurzelung,
3. Austausch, Kommunikation,
4. Fürsorge,
5. Kreativität,
6. Dankbarkeit,
7. Beziehungsfähigkeit,
8. (Ver)wandlungsbereitschaft,
9. Toleranz und Sinnfindung,
10. Beschränkung,
11. Unabhängigkeit sowie
12. (Ur)vertrauen und Allverbundenheit.

Veröffentlichungen des Autors und Kontakt

Bücher

Neuerscheinungen 2022

Spielfilmtherapie – was Filme über Krankheit und Heilung verraten (mit M. Dahlke), Edition Einblick, www.heilkundeinstitut.at • Heilsame Tugenden – In zwölf Schritten zur Heilung des Körpers und zur Entwicklung der Seele • Mein Buch der Selbstheilung (beide GU) • Mind Food – Wie wir unsere mentale Gesundheit gegen Manipulation und Brainwash des Systems stärken • Angst frisst Seele (beide Scorpio)

Neuerscheinungen 2021

Corona als Weckruf – Warum wir doch noch zu retten sind (GU) • Glücklich mit mir selbst (Terzium) • Immunbooster vegan – Vegane Ernährung kurz und knapp (Knaur Leben).

Grundlagenwerke

Die Schicksalsgesetze – Spielregeln fürs Leben, 2009 • Das Schatten-Prinzip: Die Aussöhnung mit unserer verborgenen Seite, 2010 • Die Lebensprinzipien: Wege zu Selbsterkenntnis, Vorbeugung und Heilung (mit M. Dahlke), 2011 (alle Arkana).

Krankheitsdeutung und Heilung

Krankheit als Symbol (C. Bertelsmann), 2018 • Krankheit als Sprache der Seele, 2008 • Krankheit als Weg (mit T. Dethlefsen), 2000 • Das Alter als Geschenk • Frauen-Heil-Kunde (mit M. Dahlke und V. Zahn), 2003 • Wenn wir gegen uns selbst kämpfen, 2015 • Schattenreise ins Licht: Depressionen überwinden, 2014 • Krankheit als Sprache der Kinderseele, 2010 • Herz(ens)probleme, 2011 • Das Raucherbuch, 2011 (alle Arkana) • Verdauungsprobleme (Knaur 2001) • Seeleninfarkt – Zwischen Burn-out und Bore-out, 2013 (Scorpio).

Gesundheit und Ernährung

Peace Food, 2011 • Peace Food Keto-Kur, 2018 • Peace Food – Das vegane Kochbuch, 2011 • Vegan für Einsteiger, 2014 • Peace Food – Vegan einfach schnell, 2015 • Das große Peace-Food-Buch, 2019 (alle GU) • Mein Individualgewicht – Zur Wohlfühlfigur finden, ohne Hungern, Frustessen und falschen Verzicht, 2020 (Arkana) • Das Geheimnis der Lebensenergie in unserer Nahrung, 2015 • Das Lebensenergie-Kochbuch – Vegan und glutenfrei (beide Arkana) • Schutz vor Infektionen – Immunkraft steigern – natürlich und nachhaltig • Meine besten Gesundheitstipps 2.0, 2020 (beide Terzium) • Endlich wieder richtig schlafen – Das Selbstheilungsprogramm, 2014 • Notfallapotheke für die Seele, 2020 (beide Goldmann) • Immunbooster vegan – Vegane Ernährung kurz und knapp, 2021 (Knaur Leben) • Krebs – Wachstum auf Abwegen, 2020 • Körper-Geist-Seele-Detox, 2019 (beide Arkana) • Jetzt einfach atmen, 2019 • Jetzt einfach fasten, 2019 • Jetzt einfach meditieren, 2018 (alle ZS) • Vegan schlank, 2015 (www.heilkundeinstitut.at) • Medizin und Menschlichkeit – Ein Gespräch über neue Wege der Heilung, 2020 (Crotona).

Filmtherapie

Die Spielfilm-Therapie – Was Filme über Krankheit und Heilung verraten, 2022 • Die Hollywood-Therapie – Was Filme über uns verraten, 2018 (beide mit M. Dahlke, beide Edition Einblick, www.heilkundeinstitut.at).

Fasten

Das große Buch vom Fasten, 2019 (Arkana) • Bewusst Fasten, 2016 (Urania) • Kurzzeit-Fasten, 2018 (Südwest) • Ganzheitliche Wege zu ansteckender Gesundheit, 2011 • Das kleine Buch vom Fasten, 2011 (beide www.heilkundeinstitut.at).

Krisenbewältigung

Die Liste vor der Kiste, 2014 (Terzium) • Von der großen Verwandlung, 2011 (Crotona) • Wenn Sex und Liebe sich wieder finden, 2017 (Goldmann).

Meditation und Mandala

Jetzt einfach meditieren, 2018 (ZS) • Mandalas der Welt, 2012 (Goldmann) • Mandala-Malblock, 1984 (www.heilkundeinstitut.at) • Weisheitsworte der Seele, 2012 (Crotona).

Roman

Habakuck und Hibbelig – Das Märchen von der Welt, 2004 (Allegria).

Nützliche Adressen

Informationen zu Seminaren, Ausbildungen
Alle Informationen zu Ruediger Dahlkes Seminaren, Ausbildungen und Vorträgen www.dahlke.at, office@dahlke.at

TamanGa, Ruediger Dahlkes Lebensgarten, Urlaubsoase und Seminare in der Südsteiermark, (25 Minuten vom Airport Graz), Seminare, Selbsterfahrung und Fasten mit Dr. Ruediger Dahlke und vielen weiteren Veranstaltern oder einfach paradiesischer Urlaub als Privatgast www.tamanga.at, office@tamanga.at

Für Psychotherapien
Heil-Kunde-Zentrum Johanniskirchen, Schornbach 22, D-84381 Johanniskirchen, Tel.: +49 8564 819,
www.heilkundezentrum.de

Internet-Community
Ruediger Dahlke immer und überall online nah sein – mit vielen Übungsvideos und geführten Meditationen zum Downloaden zu den Themen dieses Buches:
www.dahlke4you.com

Webshop
www.heilkundeinstitut.at – von Ruediger Dahlke empfohlene Bücher, Filme, CDs und Gesundheitsprodukte.

Homepage der Stiftung Green Ethiopia
www.greenethiopia.org – Diese Organisation wird einen Baum für jedes verkaufte Buch pflanzen.

Anmerkungen

1 Rainer Maria Rilke: *Briefe an einen jungen Dichter*, Insel, Leipzig 1929. (Diesen Brief schrieb Rilke am 16.7.1903 in Worpswede bei Bremen.)
2 Nina Ruge: *Verjüngung ist möglich*, GU, München 2021.
3 David Servan-Schreiber: *Das Antikrebs-Buch*, Goldmann, München 2022.
4 Französisch-belgisch-luxemburgische Komödie aus dem Jahr 2015.
5 Auch in diesem Buch werde ich eine Reihe von Filmen, die sich mit der zweiten Lebenshälfte und speziell dem Alter beschäftigen, zumindest andeuten und empfehlen. Vgl. Ruediger Dahlke und Margit Dahlke: *Hollywood-Therapie. Was Spielfilme über unsere Seele verraten*, Edition Einblick, 2018 (Bd. 1), www.heilkundeinstitut.at. Bd. 2: dies.: *Die Spielfilmtherapie. Was Filme über Krankheit und Heilung verraten*, Edition Einblick, 2022, www.heilkundeinstitut.at.
6 Vgl. »TamanGa. Wieder ganz bei dir sein«, https://www.tamanga.at/ [abgerufen am 10.2.2022]. TamanGa heißt »Garten Gamlitz« oder »Ganesha«, der Begriff *tamaṅga* bedeutet im Sanskrit so viel wie »Plattform«.
7 Vgl. Ruediger Dahlke: *Die Schicksalsgesetze. Spielregeln fürs Leben. Resonanz, Polarität, Bewusstsein*, Arkana, München 2009.
8 Vgl. Thorwald Dethlefsen und Ruediger Dahlke: *Krankheit als Weg. Deutung und Be-deutung der Krankheitsbilder*, Goldmann, München ^{32}1990; Ruediger Dahlke: *Krankheit als Symbol. Ein Handbuch der Psychosomatik. Symptome, Be-Deutung, Einlösung*, C. Bertelsmann, München ^{22}2014.
9 Vgl. Ruediger Dahlke: *Peace Food. Wie der Verzicht auf Fleisch und Milch Körper und Seele heilt*, GU, München 2011.
10 Vgl. Ruediger Dahlke: *Das Schatten-Prinzip. Die Aussöhnung mit unserer verborgenen Seite*, Arkana, München 2010.
11 Vgl. zum Beispiel http://www.christian-schubert.at/ [abgerufen am 10.2.2022].
12 Vgl. Ruediger Dahlke und Margit Dahlke: *Die Lebensprinzipien. Wege zu Selbsterkenntnis, Vorbeugung und Heilung*, Arkana, München ^{6}2011.
13 Johannes Huber: *Das Gesetz des Ausgleichs*, edition a, Wien 2000.
14 »EU-Vergleich. Deutschland hat zweithöchste Prävalenz bei Depressionen«, ÄrzteZeitung, 11.12.2019, https://www.aerztezeitung.de/Medizin/Deutschland-hat-zweithoechste-Praevalenz-bei-Depressionen-404931.

html [abgerufen am 6.4.2022]. »Psychosen: Inzidenz schwankt international sehr stark«, ÄrzteZeitung, 7.12.2017, https://www.google.com/search?client=firefox-b-d&q=Psychosen-H%C3%A4ufigkeit+in+Deutschland [abgerufen am 6.4.2022].

15 »Deutliche Zunahme. Corona und die Psyche: Wie mit einer Depression umgehen?«, *Zeit Online*, 19.10.2021, https://www.zeit.de/news/2021-10/20/corona-und-die-psyche-wie-mit-einer-depression-umgehen?utm_referrer=https%3A%2F%2Fwww.google.com%2F [abgerufen am 6.4.2022].

16 »Harold und Maude«, eine »schwarze Komödie« aus dem Jahr 1971.

17 Ruediger Dahlke: *Mind Food. Wie wir unsere mentale Gesundheit gegen Manipulation und Brainwash des Systems stärken*, Scorpio, München 2022.

18 US-amerikanisches Filmdrama aus dem Jahr 1995.

19 Vgl. Bernhard Ludwig: *Anleitung zur sexuellen Unzufriedenheit*, Goldmann, München 2008.

20 Amerikanische Filmkomödie aus dem Jahr 2015.

21 Deutscher Film aus dem Jahr 2018.

22 Ruediger Dahlke: *Corona als Weckruf. Warum wir doch noch zu retten sind*, GU, München 2021.

23 »Zu guter Letzt« (orig. »The Last Word«), US-amerikanische Filmkomödie aus dem Jahr 2017.

24 US-amerikanischer Spielfilm aus dem Jahr 2007 (orig. »The Bucket List«).

25 Vgl. Dahlke: *Die Schicksalsgesetze*, a. a. O.

26 Vgl. auch https://www.dahlke-heilkundezentrum.de/index.php/9-psychotherapie/48-reinkarnationstherapie [abgerufen am 7.2.2022].

27 Vgl. Ingrid Fischer-Schreiber et al. (Hg.): *Lexikon der östlichen Weisheitslehren*, O. W. Barth, Bern/München/Wien 1986, S. 183 f.

28 Nach dem italienischen Ingenieur, Ökonomen und Soziologen Vilfredo Federico Pareto (1848–1923). Vgl. zum Beispiel Gerold Blümle: »Paretos Gesetz«, *Wirtschaftswissenschaftliches Studium* 8 (1), 1979, S. 17.

29 Vgl. Gerald Hüther: *Würde. Was uns stark macht – als Einzelne und als Gesellschaft*, Pantheon, München, [7]2019.

30 US-Historienfilm aus dem Jahr 2003.

31 Rutger Bregman: *Humankind. A Hopeful History*, Little, Brown and Company, New York/Boston/London 2020. Dt.: *Im Grunde gut. Eine neue Geschichte der Menschheit*, Rowohlt, Hamburg 2020.

32 Vgl. Dahlke: *Das Schatten-Prinzip*, a. a. O.

33 Ein psychischer Reifungs- und Wandlungsprozess, zu dem nach Jung auch die Auseinandersetzung mit dem »Schatten« sowie die Beziehung zu den Seelenbildern von Anima und Animus und die Begegnung mit dem Selbst als Zentrum der ganzen Person gehören. (Die Anima ist das weibliche Seelenbild im Manne, der Animus das Pendant im Seelenbild der Frau.) Vgl. Helmut Hark (Hg.): *Lexikon Jungscher Grundbegriffe*, Walter, Olten und Freiburg im Breisgau 1988.

34 Claus Günzler, Ulrich Luz und Johann Zürcher (Hg.): *Albert Schweitzer. Vorträge, Vorlesungen, Aufsätze*, C. H. Beck, München 2003 (1917/18).
35 Französische melancholische Filmkomödie um die Themen »Alter«, »Einsamkeit« und »Sinnkrisen« aus dem Jahr 2014.
36 Byron Katie (mit Stephen Mitchell): *Lieben, was ist. Wie vier Fragen Ihr Leben verändern können*, Arkana, München 2002.
37 Andrea Löhndorf: *Kintsugi. Die Kunst, schwierige Zeiten in Gold zu verwandeln*, Scorpio, München 2020.
38 Céline Santini: *Kintsugi. Wie uns Bruchstellen im Leben stark machen. Der japanische Weg zur Resilienz*, Kailash, München 2018.
39 Britischer Spielfilm aus dem Jahr 2012.
40 Vgl. Antoine de Saint-Exupéry: *Der Kleine Prinz*, Karl Rauch, Düsseldorf 1956.
41 Karen Duve: *Anständig essen. Wie ich versuchte, ein besserer Mensch zu werden. Ein Selbstversuch*, Galiani, Berlin, [5]2011.
42 Vgl. Ruediger Dahlke: *Glücklich mit mir selbst. Alleinsein als Quelle von innerer Kraft und Kreativität*, Terzium, Allschwil 2021.
43 David Steindl-Rast: *Orientierung finden. Schlüsselworte für ein erfülltes Leben*, Tyrolia, Innsbruck, 2021.
44 Vgl. Barbara Zehnpfennig (Hg.): *Platon: Symposion*, F. Meiner, Hamburg 2000.
45 Vgl. Ruediger Dahlke: *Krebs. Wachstum auf Abwegen. Mit ganzheitlichem Programm zur Aktivierung der Selbstheilungskräfte*, Arkana, München 2019.
46 Caldwell B. Esselstyn: *Essen gegen Herzinfarkt. Das revolutionäre Ernährungskonzept*, Trias, Stuttgart 2014.
47 Vgl. Claus Leitzmann und Markus Keller: *Vegetarische und vegane Ernährung*, Eugen Ulmer, Stuttgart [4]2020.
48 Vgl. T. Colin Campbell und Thomas M. Campbell: *China Study: Pflanzenbasierte Ernährung und ihre wissenschaftliche Begründung*, Systemische Medizin, Bad Kötzting 2015.
49 Vgl. Ruediger Dahlke (unter Mitarbeit von Eva Gassmann): *Mein Individualgewicht. Zur Wohlfühlfigur finden – ohne Hungern, Frustessen und falschen Verzicht*, Arkana, München 2020.
50 Vgl. Ruediger Dahlke: *Kurzzeitfasten. Mit Esspausen gesünder, länger und schlanker leben*, Südwest, München 2018.
51 Dale E. Bredesen: *Die Alzheimer-Revolution. Das erste Programm, um Demenz vorzubeugen und zu heilen*, mvg, München 2018.
52 Vgl. zum Beispiel Inge Brinkmann: »Studie zur Demenzvorbeugung belegt erstmals: Der geistige Verfall lässt sich aufhalten – mit multimodaler Therapie«, *Medscape*, 26.3.2015, https://deutsch.medscape.com/artikelansicht/4903462 [abgerufen am 10.2.2022].
53 Vgl. Ruediger Dahlke: *Das Alter als Geschenk. Über die Kunst, in einer verrückten Welt den Verstand zu bewahren*, Arkana, München, [4]2018.

54 Vgl. Dr. med. Michael Nehls: *Alzheimer ist heilbar. Rechtzeitig zurück in ein gesundes Leben*, Heyne, München 2015.
55 Vgl. Ruediger Dahlke: *Peace Food Keto-Kur. Länger jung und gesund*, GU, München 2018.
56 Vgl. Dr. med. Kurt Mosetter und Anna Cavelius: *Zuckerkrankheit Alzheimer. Warum Zucker dement macht und was gegen das Vergessen hilft*, Riemann, München 2016.
57 Vgl. Saint-Exupéry: *Der Kleine Prinz*, a. a. O.
58 US-amerikanische Filmkomödie aus dem Jahr 2000.
59 Vgl. »The Nun Study«, University of Minnesota, 25.3.2005, https://www.healthstudies.umn.edu/nunstudy/ [abgerufen am 16.2.2022].
60 Vgl. Bredesen: *Die Alzheimer-Revolution*, a. a. O.
61 Joachim Schaffer-Suchomel: *Nie waren wir uns so nah. Wie ich meinen demenzkranken Vater noch einmal ganz neu kennenlernte, als ich ihn pflegte*, mvg, München 2017; Arno Geiger: *Der alte König in seinem Exil*, Carl Hanser, München 2011.
62 Vgl. zum Beispiel Helga Einecke: »Erste Alzheimer-Patientin. Die Akte Auguste Deter«, *Süddeutsche Zeitung*, 20.7.2015, https://www.sueddeutsche.de/wirtschaft/erste-alzheimer-patientin-die-akte-auguste-deter-1.2573958 [abgerufen am 16.2.2022].
63 Deutscher Spielfilm aus dem Jahr 2014.
64 Wladimir Lindenberg: *Mit Freude leben*, Ernst Reinhardt, München 1979.
65 Vgl. Mary T. Newport: *Alzheimer vorbeugen und behandeln. Die Keto-Kur. Wie ein natürliches Fett die Erkrankung aufhält*, VAK, Kirchzarten bei Freiburg, [2]2013.
66 US-amerikanisch-kanadisch-britisches Fantasy-Drama aus dem Jahr 2015.
67 US-amerikanisch-kanadisch-chinesisches Filmdrama aus dem Jahr 2006.
68 Vgl. Dahlke: *Mind Food*, a. a. O.
69 Vgl. Ruediger Dahlke: *Die Liste vor der Kiste. Mit Glück und Erfüllung im Herzen, wenn das Lebensschiff sein Ziel erreicht*, Terzium, Allschwil 2014.
70 Britische »Dramödie« aus dem Jahr 2016.
71 Vgl. Oscar Wilde: *Das Bildnis des Dorian Gray*, dtv, München, [25]2010 (orig. London 1891). Sowie den gleichnamigen deutsch-italienischen Film aus dem Jahr 1969.
72 Zitiert nach https://beruhmte-zitate.de/zitate/2079406-mark-twain-ich-hatte-mein-ganzes-leben-viele-probleme-und-sor/ [abgerufen am 17.2.2022].
73 Edward N. Lorenz: »Predictability: Does the flap of a butterfly's wings in Brazil set off a tornado in Texas?«, Science 320, 2008, S. 431.
74 Vgl. Michael Ende: *Momo oder Die seltsame Geschichte von den Zeit-Dieben und von dem Kind, das den Menschen die gestohlene Zeit zurückbrachte*, Thienemann, Stuttgart, [19]2005 (1973).
75 Zitiert nach https://genius.com/Leonard-cohen-hallelujah-lyrics und https://www.youtube.com/watch?v=0_Mtl9x4cmg [abgerufen am 17.2.2022].

76 US-amerikanischer Spielfilm aus dem Jahr 2007.
77 Richard Kayser: »Die exakte Messung der Luftdurchgängigkeit der Nase«, *Arch Laryngol Rhinol* (Berl.), 8 (101), 1895.
78 US-amerikanischer Film aus dem Jahr 1985.
79 »Bollywood«-Film aus dem Jahr 2005.
80 Britischer romantischer Spielfilm aus dem Jahr 2011.
81 Deutscher Spielfilm aus dem Jahr 2021.
82 Vgl. Dahlke: *Die Liste vor der Kiste*, a. a. O.
83 Vgl. beispielsweise »Karl Lauterbach spricht Klartext zum Intensivbetten-Skandal«, | Hart aber Weise #27, *Bild*, 17.6.2021, https://www.youtube.com/watch?v=8U1pUDE9HYY [abgerufen am 7.4.2022]).
84 Vgl. Eben Alexander: *Blick in die Ewigkeit. Die faszinierende Nahtoderfahrung eines Neurochirurgen*, Ansata, München 2013.
85 Alfred Ziegler: *Bilder einer Schattenmedizin*, Spiegel, Zürich 1987.
86 Vgl. Dahlke: *Das Schatten-Prinzip*, a. a. O.
87 Vgl. Sebastian Junger: *Tribe. Das verlorene Wissen um Gemeinschaft und Menschlichkeit*, Blessing, München 2017.
88 Vgl. Bregman: *Humankind*, a. a. O.
89 Vgl. Bronnie Ware: *5 Dinge, die Sterbende am meisten bereuen. Einsichten, die Ihr Leben verändern werden*, Goldmann, München 2015.
90 Französisch-deutscher Spielfilm aus dem Jahr 2011.
91 Vgl. Dahlke: *Glücklich mit mir selbst*, a. a. O.
92 Erste Strophe des allegorischen Liebesgedichts »Gefunden« aus dem Jahr 1813, eine Hommage an Goethes Frau Christiane, geb. Vulpius. Zitiert nach https://www2.klett.de/sixcms/media.php/229/316014_soi_08_01.pdf [abgerufen am 19.2.2022].
93 Vgl. zum Beispiel Sina Arauner: »Shinrin yoku: Die heilsame Wirkung des Waldbadens«, *Japandigest*, 20.6.2018, https://www.japandigest.de/reisen/natur/shinrin-yoku/ [abgerufen am 19.2.2022].
94 Stefan Zweig: *Sternstunden der Menschheit. Vierzehn historische Miniaturen*, Fischer, Frankfurt am Main 1964 (letzte Fassung).
95 Jürgen Fliege: *Männer wachsen im Garten. ... wo das stille Glück wartet. Ein Ratgeber für eine erfüllte zweite Lebenshälfte*, tao.de (Kamphausen), Bielefeld 2015.
96 Ware: *5 Dinge, die Sterbende am meisten bereuen*, a. a. O.
97 Vgl. zum Beispiel Jon Kabat-Zinn: *Gesund durch Meditation. Full Catastrophe Living. Das vollständige Grundlagenwerk*, O. W. Barth, München 2011.
98 US-amerikanische Filmkomödie aus dem Jahr 1993.
99 US-amerikanischer Fantasyfilm aus dem Jahr 2008.
100 Britische romantische Tragikomödie aus dem Jahr 2013.
101 Britische Komödie aus dem Jahr 2011.
102 Filmkomödie aus dem Jahr 2014.
103 Schweizer Spielfilm aus dem Jahr 2006.
104 US-amerikanisches Filmdrama aus dem Jahr 2012.

105 US-amerikanischer Film aus dem Jahr 2015.
106 US-amerikanische Filmkomödie aus dem Jahr 2018.
107 Schwedischer Film aus dem Jahr 2019.
108 US-amerikanischer Fernsehfilm aus dem Jahr 1999.
109 Französisch-belgisches Filmdrama aus dem Jahr 2004.
110 Französische Tragikomödie aus dem Jahr 2015.
111 Vgl. Ruediger Dahlke: *Kurzzeitfasten. Mit Esspausen gesünder, länger und schlanker leben*, Südwest, München 2018. Siehe auch »Studien-Sammlung: Fasten Studien« auf kurzzeit-fasten.dahlke.at [abgerufen am 20.2.2022].
112 Siehe zum Beispiel »Dioxine/PCB: Zu 92 % in tierischen Produkten«, Swissveg 2020, https://www.swissveg.ch/giftstoffe?language=de [abgerufen am 20.2.2022].
113 Dahlke: *Peace Food Keto-Kur*, a. a. O.
114 Vgl. Dr. med. William W. Li: *Richtig essen, länger leben. Eat to Beat Disease*, Heyne, München 2020.
115 »Bollywood«-Film aus dem Jahr 2005.
116 Vgl. Valter Longo: *Iss dich jung. Wissenschaftlich erprobte Ernährung für ein gesundes und langes Leben*, Goldmann, München 2018.
117 Vgl. Dan Buettner: *The Blue Zones, Second Edition: 9 Lessons for Living Longer From the People Who've Lived the Longest*, National Geographic, Washington, D. C., 2012.
118 Vgl. zum Beispiel »Adventist Health Study 2«, https://www.alprofoundation.org/files/04_Garry-Fraser.pdf [abgerufen am 20.2.2022].
119 Lebensmittelverband: »Mehr als jeder zweite Erwachsene in Deutschland ist mit Vitamin D unterversorgt«, 4.11.2021, https://www.lebensmittelverband.de/de/aktuell/20211104-jeder-zweite-erwachsene-in-deutschland-ist-mit-vitamin-d-unterversorgt [abgerufen am 7.4.2022]. Rokitan GmbH: »Vitamin D3 – Schutz vor schweren COVID-19-Verläufen«, 2022, https://rokitan.com/studien-vitamin-d/schutz-vor-schweren-covid-19-verlaeufen/ [abgerufen am 7.4.2022].
120 Vgl. zum Beispiel Hugo Schulz: *Rudolf Arndt und das Biologische Grundgesetz*, Greifswald, Bamberg 1918.
121 Geert A. Buijze, Inger N. Sierevelt, Bas C. J. M. van der Heijden et al.: »The Effect of Cold Showering on Health and Work: A Randomized Controlled Trial«, *PLOS ONE*, 15.9.2015, https://journals.plos.org/plosone/article?id=10.1371/journal.pone.0161749 [abgerufen am 20.2.2022].
122 Vgl. Kabat-Zinn: *Gesund durch Meditation*, a. a. O.
123 Vgl. zum Beispiel Sara C. Mednick et al.: »The Restorative Effect of Naps on Perceptual Deterioration«, Nature Neuroscience 5, 2002, S. 677–681, doi: 10.1038/nn864 [abgerufen am 20.2.2022].
124 »Atemgedicht«, zitiert nach Johann Wolfgang Goethe: *West-östlicher Divan. Mit allen Noten und Abhandlungen (Henricus Großdruck)*, hg. v. Theodor Borken, BoD (Books on Demand), Norderstedt 2019 (entstanden 1814–1819, Cotta, Stuttgart und Tübingen 1819).

125 Vgl. James Nestor: *Breath – Atem. Neues Wissen über die vergessene Kunst des Atmens*, Piper, München 2021.
126 Vgl. Weston Price: *Nutrition and Physical Degeneration*, Price-Pottinger Nutrition Foundation, Lemon Grove, CA, [8]2009. Das Wissen aus diesem Buch hat Albert von Haller veröffentlicht in seinem Buch *Gefährdete Menschheit. Ursachen und Verhütung der Degeneration*, Reprint, Hippokrates, Stuttgart, [10]2001.
127 Vgl. Nestor, a. a. O.
128 Vgl. zum Beispiel Syed S. Mahmood, Daniel Levy, Ramachandran S. Vasan und Thomas J. Wang: »The Framingham Heart Study and the Epidemiology of Cardiovascular Disease: A Historical Perspective«, *The Lancet* 383 (9921), 2014, S. 999–1008.
129 Vgl. Nestor, a. a. O.
130 Vgl. zum Beispiel https://shop.kosys.de/wooyce/ [abgerufen am 20.2.2022].
131 Vgl. zum Beispiel Alexandra David-Néel: *Magier und Heilige in Tibet*, Arkana, München 2005 (1929).
132 Vgl. Nestor, a. a. O.
133 Andrew Weil: *Spontanheilung. Die Heilung kommt von innen*, Bertelsmann, München 1995.
134 Vgl. »Luvos Heilerde – 100 Jahre«, o. D., https://www.luvos.de/Heilerde/Adolf-Just-Wiederentdecker-der-Heilerde/Jungborn [abgerufen am 21.2.2022].
135 Vgl. zum Beispiel International Agency for Research and Cancer (WHO): »EPIC Study«, https://epic.iarc.fr/about/background.php [abgerufen am 21.2.2022]. (EPIC steht für European Prospective Investigation into Cancer and Nutrition.)
136 Sebastien Elis, YingJie Wu, Hayden-William Courtland et al.: »Increased Serum IGF-1 Levels Protect the Musculoskeletal System but Are Associated with Elevated Oxidative Stress Markers and Increased Mortality Independent of Tissue IGF1 Gene Expression«, *Aging Cell* 10 (3), 2011, S. 547–550.
137 M. Stier-Jarmer et al.: »Effekte der Kneipp-Therapie: Ein systematischer Review der aktuellen wissenschaftlichen Erkenntnisse (2000–2019)«, *Complementary Medicine Research* 28, 2021, S. 146–159, https://www.karger.com/article/FullText/510452 [abgerufen am 7.4.2022].
138 Vgl. Fereydoon Batmanghelidj: *Sie sind nicht krank, Sie sind durstig! Heilung von innen mit Wasser und Salz*, VAK, Kirchzarten 2003.
139 Friedrich Nietzsche: »62. Ecce homo«, in ders.: *Die fröhliche Wissenschaft*, C. G. Neumann, Leipzig 1887. Zitiert nach http://www.nietzschesource.org/#eKGWB/FW-Vorspiel-62 [abgerufen am 21.2.2022].
140 Dänisch-schwedisch-niederländischer Spielfilm aus dem Jahr 2020.
141 Z. Ahadi et al.: »Personal Aging-Markers and Ageotypes, Revealed by Deep Longitudinal Profiling«, *Nature Medicine* 26 (1), 2020, S. 83–90.
142 Ruediger Dahlke: *Schutz vor Infektionen. Immunkraft steigern – natürlich und nachhaltig. Unter besonderer Berücksichtigung von Covid-19 und Impfproblematik*, Terzium, Allschwill 2020.

143 Vgl. zum Beispiel Anthony William: *Selleriesaft. Der ultimative Superfood-Drink für deine Gesundheit*, Arkana, München 2019.
144 Vgl. Bredesen: *Die Alzheimer-Revolution*, a. a. O.
145 Vgl. Longo: *Iss dich jung*, a. a. O.
146 Ruge, a. a. O.
147 Prof. Dr. David A. Sinclair: *Das Ende des Alterns. Die revolutionäre Medizin von morgen*, DuMont, Köln 2020.
148 Dahlke: *Schutz vor Infektionen*, a. a. O.
149 Galina Sergejewna Schatalova: *Philosophie der Gesundheit*, Goldmann, München 2009.
150 Galina Sergejewna Schatalova: *Wir fressen uns zu Tode: Das revolutionäre Konzept einer russischen Ärztin für ein langes Leben bei optimaler Gesundheit*, Goldmann, München 2002.
151 Amerikanisch-deutsches Filmdrama aus dem Jahr 2013.
152 US-amerikanischer Familienfilm aus dem Jahr 2006.
153 Vgl. Ruediger Dahlke: *Von der großen Verwandlung. Wir sterben ... und werden weiterleben*, Crotona, Amerang 2020.
154 Amerikanisch-neuseeländisches Filmdrama aus dem Jahr 1998.
155 Mirsakarim Norbekov: *Eselsweisheit. Der Schlüssel zum Durchblick oder Wie Sie Ihre Brille loswerden*, Arkana, München 2006.
156 Nestor, a. a. O.
157 Ludwig, a. a. O.
158 Vgl. Dahlke: *Die Schicksalsgesetze*, a. a. O.
159 Vgl. Ruediger Dahlke: *Heilsame Tugenden. In zwölf Schritten zur Heilung des Körpers und zur Entwicklung der Seele*, GU, München 2022.

Register